がん漢方

国際医療福祉大学 学長／慶應義塾大学医学部 名誉教授　**北島政樹** 監修
北里大学薬学部　**今津嘉宏** 編

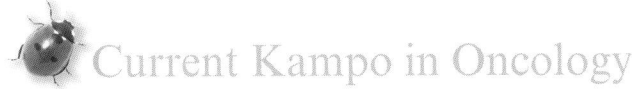

Current Kampo in Oncology

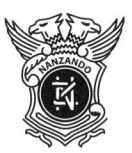

南山堂

執筆一覧

安達　勇	静岡がんセンター緩和医療科 参与
網谷真理恵	鹿児島大学大学院医歯学総合研究科心療内科
伊東俊雅	東京女子医科大学病院薬剤部 副薬剤師長・がんセンター緩和ケア室
井上美貴	東京日立病院 内科
今津嘉宏	北里大学薬学部 薬学教育研究センター社会薬学部門 非常勤講師
岩垣博巳	国立病院機構福山医療センター 副院長
恵紙英昭	久留米大学医学部先進漢方医学講座 准教授
太田惠一朗	湘南鎌倉総合病院 副院長・オンコロジーセンター長
大野敬祐	小樽掖済会病院外科 部長
大野　智	早稲田大学先端科学・健康医療融合研究機構 客員准教授
沖本二郎	川崎医科大学附属川崎病院総合内科学1 教授・副院長
川原玲子	日本生命済生会付属日生病院麻酔・緩和医療科 部長
河野　透	札幌東徳洲会病院 先端外科センター センター長／旭川医科大学外科学講座消化器病態外科学分野 客員准教授
齋藤信也	岡山大学大学院保健学研究科 教授
済木育夫	富山大学和漢医薬学総合研究所病態生化学分野 所長・教授
佐々木一晃	小樽掖済会病院 院長／札幌医科大学大学院 臨床教授
佐藤英俊	佐賀大学医学部附属病院地域包括緩和ケア科 診療教授
柴田稔人	小樽掖済会病院外科 医長
鈴木順子	北里大学薬学部薬学教育研究センター社会薬学部門 教授
進藤吉明	中通総合病院消化器センター消化器外科 科長
園部　聡	佐賀大学医学部附属病院地域包括緩和ケア科 医員
德原　真	国立国際医療研究センター病院鏡視下手術領域外科 医長
日髙隆雄	黒部市民病院産婦人科 部長
星野惠津夫	がん研有明病院漢方サポート科 部長
森　清志	栃木県立がんセンター呼吸器内科化学療法部 部長
行実知昭	青梅市立総合病院精神科 医長

（五十音順）

監修のことば

　21世紀のがん医療に於いて，免疫治療，遺伝子治療ペプチドワクチンなどによる先進的医療が注目を浴びる時代に，「がん領域の漢方治療」という異なる視点からがん医療を論じる書籍「がん漢方」を企画した編者に敬意を表したい．従来，西洋医学はがん細胞を中心に攻撃し，漢方医学は宿主の免疫力を高めると認識されてきたが，両者を癒合させ効果を増強させるという考えが本書の根幹にあると想定される．

　両医学の癒合が論じられるのも，近年に至り，漢方における基礎・臨床研究によるエビデンスが蓄積され，二重盲検試験による信頼性の高い副作用調査や薬物動態試験が多施設共同研究として行われるようになったからである．さらに漢方薬の保険収載も信頼性と普及に貢献していると云える．保険収載に於いては元日本医師会会長武見太郎先生のご尽力の賜物と云われている．先生は常に「日本は外国の薬に頼るばかりで独自の薬が乏しい」と語られ，漢方を世界に発信することが夢であられた．まさに先生の夢が具現化し得たと云っても過言ではない．漢方は今や時代の潮流として研究成果が蓄積され，SurgeryやGastroenterologyなど海外のトップジャーナルに掲載され，毎年ASCO（米国臨床腫瘍学会）やDDW（米国消化器病週間）で発表されるようにもなった．その結果，海外での研究が推進され，シカゴ大学やUCLAなどでの共同研究も進行中である．このような時代背景のなかで，がん治療に於ける漢方の位置付けはどうなのであろうか．西洋・東洋医学を基本理念とした両者の欠如した効能を補い合う漢方は，抗がん薬に対する末梢神経障害，あるいは術後の体力低下や腸管運動障害など東洋医学で云う「気を補う補（気）剤」として評価されている．すなわち，免疫力やホルモン分泌を活性化し，抗がん薬の効果を高めている．特に補中益気湯，大建中湯，六君子湯，および牛車腎気丸が汎用され，わが国に於いては公的資金による研究成果も挙げている．一方，今や漢方はFDAの認可を受け，臨床治験も日米間で推進されている．米国の云う"補完代替医療"の範疇から完全に脱却したと云え，がん医療に於いて先進医療が展開されるなか，一条の光明となることを期待する．

2012年　夏

国際医療福祉大学 学長／慶應義塾大学医学部 名誉教授

北島政樹

序

　平成21年度厚生労働省がん研究助成金による「がんの代替医療の科学的検証に関する研究」班で行われた「がん診療に携わる医師および薬剤師の漢方治療と代替医療に関する意識調査」によれば，がん患者に対して漢方を処方したことがある医師は73.5％，その漢方薬の「処方意図がわかる」と回答した薬剤師は25.6％，「処方内容を患者に説明できる」と回答したのは19.3％でした．

　今回，がん治療に漢方医学を活用することを「がん漢方」と名付けました．「がん漢方」は，これまで経験学的に行われてきた漢方医学をがん治療において西洋医学と同じようにエビデンスに基づいた治療の選択肢として行うためのものです．

　がん治療における漢方薬の役割を明確にするために，がん治療と漢方医学のこれまでの歴史的関わりについて安達勇先生にまとめていただきました．基礎的研究によって解明された漢方薬の働きについては河野透先生にお願いいたしました．臨床の現場で漢方医学を活用するためのヒントを星野惠津夫先生に，薬学的側面からは伊東俊雄先生にお願いいたしました．さらに漢方医学をより理解しやすいように漢方理論をまとめました．

　漢方薬をそれぞれの病態に合わせて活用するために，周術期管理に関しては，齋藤伸也先生，佐々木一晃先生にお願いいたしました．がん化学療法の副作用対策には，太田惠一朗先生，沖本二郎先生，進藤吉明先生，森清志先生，日高隆雄先生にお願いいたしました．がん転移の抑制効果については基礎的研究を踏まえ済木育夫先生にまとめていただきました．

　がん診療における横断的マネジメントとして栄養管理にもふれ，緩和ケアについては，園部聡先生，川原玲子先生，恵紙英昭先生，大野智先生にそれぞれの領域における漢方薬の使い分けをまとめていただきました．在宅医療における漢方薬の活用方法について提案し，最後に副作用を中心として漢方薬を実際に使うときの注意事項を保険診療におけるルールも含めて解説させていただきました．

　医師，歯科医師，薬剤師，看護師などがん治療に携わるすべての医療関係者の方々に活用していただければ幸いです．

　2012年　夏

北里大学薬学部
今津嘉宏

目　次

第1章　がん領域の漢方治療に必要な基礎知識

① がん治療の歴史からひも解く「西洋医学と漢方医学」の有用性

1 がん医療の変遷 ……………………………………………………… 2
2 漢方医療が重要視されてきた背景 ………………………………… 5
3 がん緩和治療に漢方治療を併用する臨床的意義 ………………… 7
4 緩和医療における本治と標治による中西医融合療法 …………… 9
5 緩和ケアにおける漢方方剤の使用法 ……………………………… 11

② がん治療を支える漢方薬のエビデンス

1 高まる漢方薬のエビデンス ………………………………………… 16
2 六君子湯 ……………………………………………………………… 18
3 牛車腎気丸 …………………………………………………………… 20
4 半夏瀉心湯 …………………………………………………………… 21

③ 漢方医学的視点からみたがん患者が呈する基本的病態

1 わが国のがんの現況と漢方の役割 ………………………………… 26
2 がんの治療に漢方医学が必要な理由 ……………………………… 26
3 「癌証」の概念とその治療法 ………………………………………… 27
4 「補剤」とは何か ……………………………………………………… 28
5 西洋医学的抗がん治療と漢方「補剤」の作用点の違い ………… 29
6 「癌証」に対する補剤の適用法 ……………………………………… 29
7 がん患者に対する漢方薬の投与法 ………………………………… 31
8 がん患者の症状緩和における「次の一手」としての漢方薬 …… 32
9 漢方使用の著効例 …………………………………………………… 32

④ がん領域における漢方処方の組み立て方
―診察の基本から処方のコツまで―

1 どうして，漢方医学理論が必要なのか？ ・・・・・・・・・・・・・ 36
2 漢方の診察 ・・・・・・・・・・・・・・・・・・・・・・・・・・・・・・・・・・・・・・・ 37
3 漢方の診断 ・・・・・・・・・・・・・・・・・・・・・・・・・・・・・・・・・・・・・・・ 41
4 漢方の処方 ・・・・・・・・・・・・・・・・・・・・・・・・・・・・・・・・・・・・・・・ 44
5 瘀　血 ・・ 46

⑤ 西洋薬×漢方薬によるがん薬物療法の薬学的管理

1 漢方エキス剤の応用 ・・・・・・・・・・・・・・・・・・・・・・・・・・・・・・ 49
2 漢方薬と西洋薬との併用 ・・・・・・・・・・・・・・・・・・・・・・・・・・ 49
3 服薬指導とアドヒアランス ・・・・・・・・・・・・・・・・・・・・・・・・ 51
4 効果的な漢方薬の使用 ・・・・・・・・・・・・・・・・・・・・・・・・・・・・ 52
5 がん治療ならびにがんによる疼痛対策 ・・・・・・・・・・・・・・ 53
6 便秘・下痢対策 ・・・・・・・・・・・・・・・・・・・・・・・・・・・・・・・・・・ 54

第2章　がん治療をサポートする漢方薬とその使い方

① 術前投与による手術侵襲の緩和

1 侵襲と炎症 ・・・・・・・・・・・・・・・・・・・・・・・・・・・・・・・・・・・・・・・ 60
2 SIRSという概念 ・・・・・・・・・・・・・・・・・・・・・・・・・・・・・・・・・・ 60
3 手術侵襲によるSIRS ・・・・・・・・・・・・・・・・・・・・・・・・・・・・・ 61
4 SIRSの制御とステロイド，プロテアーゼ阻害薬 ・・・・・・ 62
5 CARSという概念とSIRS/CARSのバランス ・・・・・・・・・ 62
6 術後経過とSIRS/CARS ・・・・・・・・・・・・・・・・・・・・・・・・・・・ 63
7 SIRS/CARSの制御と漢方薬 ・・・・・・・・・・・・・・・・・・・・・・・ 64
8 手術と漢方薬 ・・・・・・・・・・・・・・・・・・・・・・・・・・・・・・・・・・・・ 64
9 がん患者の術前処置としての補中益気湯の投与 ・・・・・・ 66
10 補中益気湯の薬理作用とSIRS/CARSの制御 ・・・・・・・・・ 68

② 術後イレウスの予防

1 消化器外科手術後に発生する合併症 ･･････････････････････････ 71
2 大建中湯の効果と作用メカニズム ･･･････････････････････････ 71
3 大建中湯の使い方 ･･･ 73
4 漢方薬使用の著効例 ･･･････････････････････････････････････ 74

③ 術後の有害事象軽減

1 補剤による消化器がん術後の有害事象軽減や免疫系に対する効果 ･･･ 76
2 漢方薬使用の著効例 ･･･････････････････････････････････････ 78

④ フルオロウラシル系薬の副作用対策

1 がん薬物治療時の漢方治療の基本的な考え方 ･･･････････････････ 81
2 フルオロウラシル系薬剤 ･･･････････････････････････････････ 81
3 がん薬物治療の副作用軽減に用いられる代表的方剤 ･･････････････ 82

⑤ シスプラチン・カルボプラチンの副作用対策

1 シスプラチンとカルボプラチンの副作用 ･････････････････････ 86
2 シスプラチン腎障害に対する柴苓湯の効果 ･･･････････････････ 86
3 カルボプラチン骨髄抑制に対する十全大補湯の効果 ････････････ 87
4 シスプラチンによる悪心・嘔吐，食欲不振などの
   消化器症状に対する漢方薬の効果 ･･････････････････････････ 88
5 抗がん薬副作用軽減を目的とした漢方薬の服用時期 ････････････ 89
6 抗がん薬副作用軽減を目的とした漢方薬選択のポイント ････････ 89
7 漢方薬使用の著効例 ･･･････････････････････････････････････ 90

⑥ オキサリプラチンの副作用対策

1 オキサリプラチンと末梢神経障害 ･･･････････････････････････ 91
2 末梢神経障害とは ･･･ 91
3 オキサリプラチンによる末梢神経障害への対策 ･･･････････････ 92
4 なぜ牛車腎気丸？　その機序は？ ･･･････････････････････････ 92
5 症　例 ･･･ 93

⑦ イリノテカンの副作用対策

1 イリノテカンについて ………………………………… 96
2 イリノテカンに伴う下痢について ……………………… 96
3 イリノテカンに伴う全身倦怠感 ………………………… 98
4 漢方服用の投与タイミングと患者指導のポイント ……… 99
5 漢方薬使用の著効例 …………………………………… 101

⑧ タキサン系薬の副作用対策

1 タキサン系薬の位置づけ ……………………………… 103
2 パクリタキセルによる末梢神経障害のメカニズム ……… 104
3 パクリタキセルによる神経障害性疼痛の臨床経過と
    芍薬甘草湯の臨床効果 ………………………………… 104
4 芍薬甘草湯の作用メカニズム ………………………… 107
5 芍薬甘草湯の服用時の留意点 ………………………… 107
6 漢方薬使用の著効例 …………………………………… 107

⑨ がん転移の抑制効果

1 天然薬物への期待と基礎研究 ………………………… 110
2 漢方医学における証と証診断 ………………………… 111
3 漢方薬（補剤）および関連方剤 ……………………… 112
4 十全大補湯の経口投与によるがんの悪性化進展
    （プログレッション）の抑制 …………………………… 113
5 十全大補湯によるがん転移の抑制効果と その作用機序 …… 115
6 十全大補湯関連方剤の経口投与による
    がん転移の抑制効果と構成生薬の組み合せ ……………… 116
7 漢方方剤のハーモナイゼーション効果 ………………… 117
8 漢方方剤の効果発現は臓器選択性（反応の場）あるいは
    体質（系統差）が関係しているか？ …………………… 117
9 現行の治療と漢方方剤との併用による転移抑制効果の増強 … 118

第3章 漢方・補完代替医療による診療科横断的ながん患者のマネジメント

① 栄養管理に有効な漢方薬

1. 栄養アセスメント …………………………………… 124
2. がん患者の栄養アセスメント ……………………… 125
3. がん患者への栄養療法 ……………………………… 126
4. 栄養管理における漢方療法 ………………………… 126
5. 漢方薬使用の著効例 ………………………………… 129

② 緩和ケアに有効な漢方薬

1. 緩和ケアとは ………………………………………… 132
2. がん治療と緩和ケア ………………………………… 132
3. 緩和ケアと緩和医療 ………………………………… 133
4. 緩和医療と漢方 ……………………………………… 134
5. 緩和医療において使用される漢方 ………………… 134
6. 漢方薬使用の著効例 ………………………………… 137
7. 漢方薬内服の工夫 …………………………………… 140
8. 漢方薬をよりよく内服していただくために ……… 140
9. 漢方薬を処方するにあたって ……………………… 141

③ がんの経過に伴う症状へ有効な漢方薬

1. 緩和ケアチームにおける漢方製剤の使用状況 …… 142
2. 投与方法と特殊製剤 ………………………………… 146
3. 漢方薬使用の著効例 ………………………………… 149

④ メンタルケアに有効な漢方薬

1. 疫　学 ………………………………………………… 153
2. 診　断 ………………………………………………… 154
3. 精神症状に対する漢方薬 …………………………… 156
4. 漢方薬選択のポイント ……………………………… 162
5. 漢方薬使用の著効例 ………………………………… 162

⑤ 緩和ケアで期待される補完代替医療の科学的検証

1 補完代替医療とは ································· 165
2 補完代替医療の科学的根拠（エビデンス） ················ 168
3 コミュニケーションの重要性 ·························· 170

⑥ 漢方療法のリスクマネジメント

1 漢方薬および生薬製剤の安全性と副作用 ················ 176
2 漢方薬および生薬製剤の服薬指導時の注意点 ············ 178
3 漢方薬同士の併用について ·························· 179
4 併用禁忌，慎重投与，併用注意 ······················ 180
5 西洋薬との相互作用 ································ 181
6 保険診療におけるルール ···························· 182

⑦ 在宅がん患者のセルフメディケーションと漢方薬

1 「薬箱」をがん患者へ届ける ·························· 185
2 がん患者家族との連携について ······················ 186
3 「薬箱」には何を入れるのか？ ························ 187

漢方薬索引 ··· 194
事項索引 ··· 196

第1章

がん領域の漢方治療に必要な基礎知識

 がん治療の歴史からひも解く「西洋医学と漢方医学」の有用性

1 がん医療の変遷

　私は40年以上にわたりわが国のがん臨床の中枢で仕事をしてきた関係上，がん医療がどのようにして現在の患者を中心とした医療体制に移行されてきたかを体験することができた．それを簡略化して図1に示した．1962年にわが国のがん臨床と研究のメッカとして国立がんセンターが設立され，そこで行われた1970年代のがん医療は，外科や放射線治療を中心に徹底的にがん病巣を除去する拡大廓清による根治治療が各臓器がんにおいてなされていた．一方，世界に先んじて消化管を中心とした画像診断も急速な進歩を遂げ，二重造影から内視鏡による早期診断術を可能にさせ，次々と早期胃がんの報告がされるようになっていた．それを契機に，1983年に内視鏡による早期胃がん切除術 (EMR)，1993年には胸腔鏡による肺がん施術などより苦痛の少ない効果的な治療方法も開発されるようになった．

　1980年頃から患者の日常生活を考慮したQOL (quality of life) が提唱されるようになってきた．1984年の日本癌治療学会学術集会においては，病巣臓器や所属リンパ節の徹底的な廓清術による外科治療が検証され，患者の病期に合わせて臓器機能や神経温存術が種々工夫された治療法が提唱された．一方，抗がん薬治療においてもがん化学療法による延命効果が確認されるようになり，1989年頃には経験的な治療評価から，より実証性を重んじる無作為比較試験 (randomized comparative trial；RCT) が Japan Clinical Oncology Group (JCOG) のもとで臨床計画試験がなされるようになってきた．それに伴い患者の権利を保障する Good Clinical Practice (GCP) が医療法に規定され，がん医療は医療者の視点から患者を中心としたあり方が重視されるようになってきた．1995年の医療法改正で「インフォームド・コンセント (IC)」は「医療担当者の努力義務」と明記され，さらに，2000年の第4次医療法改正では「医療関係者の責務」のなかに「医療の担い手は，医療を提供するにあたり，適切な説明を行い，医療を受ける者の理解を得るよう努めなければならない」と記載された．とくにがん医療の先端を担うがんセンターにおいては「臨床試験治療研究 (治験)」を施行する際に，治験の背景・目的，治療方法，治療に伴う有害事象などを説明し，

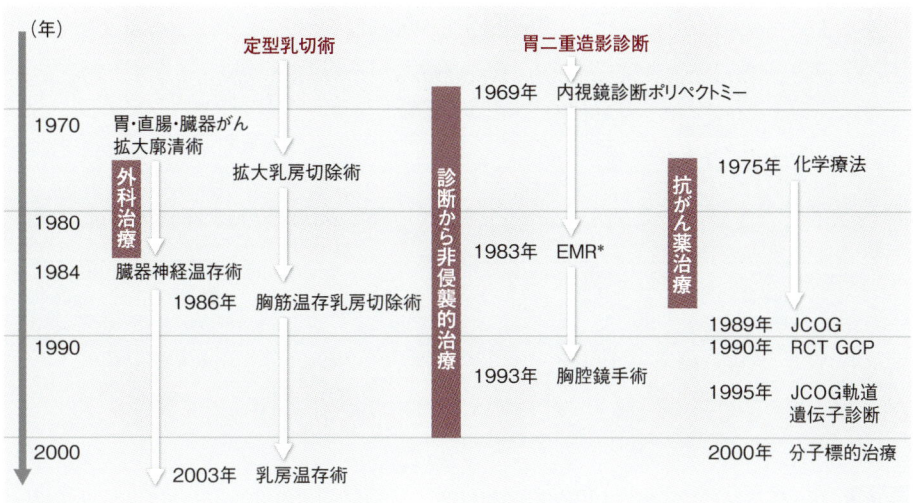

図1 わが国におけるがん医療の変遷
＊EMR：内視鏡的粘膜切除術

患者自身による選択と拒否する権利などが明記された計画書を作成して，患者に懇切丁寧に説明し，十分な納得のうえで治療が行われるようにICが求められてきた．

このような時代背景のなかで，石川七郎国立がんセンター病院長は1975年代頃に米国のmultidisciplinary team approachを「がんの集学的治療」と和訳し，1人のがん患者に対して外科医，腫瘍内科医，放射線医や診断治療医らがチームを組んで治療にあたる方式を提唱した．しかし，これは主治医の裁量で各専門医へ依頼する，いわゆる医師主導型のチーム医療であり，cureを目指したものであった．一方，2006年に「がん対策基本法」が施行され，がん医療はcureとcareを包括する医療が行われるようになってきた．とくに全人的ケアを目指す緩和ケアにおいてのチーム医療は，interdisciplinary team approachと称し，多職種専門家による協働チーム医療となってきた．チーム構成員は，para-medicalやco-medicalでもなく患者に対して平等な立場にあるmedical staffと称するようになった．また，調整役は必ずしも主治医ではなく，チームコーディネーターが患者家族にとって最良のケアゴールを目指すようになった．現在は，必要とされる各専門プロが介入する包括的な形態に発展してきている．さらに一歩進んで，がん統合医療(Integrative Oncology)という考え方も提唱されている．これは**図2**に示すようにがん患者に対してすべてのケアを統合するチーム医療，介護やCAM(complementary and alternative medicine)などを含め，がん治療にあたり，利用できる種々のシステムが存在し，これらを適切にナビゲートできる専門家が今後必要とされることを示している．本来は地域医療を担う「かかりつけ医」が患者1人ひとりをケアすることが望ましく，ナビゲートする専門家との連携ができる方向性が将来的に求められてきている[2]．

さて，われわれ日本人の生涯がんの罹患率は男性53％，女性41％となり，2人に

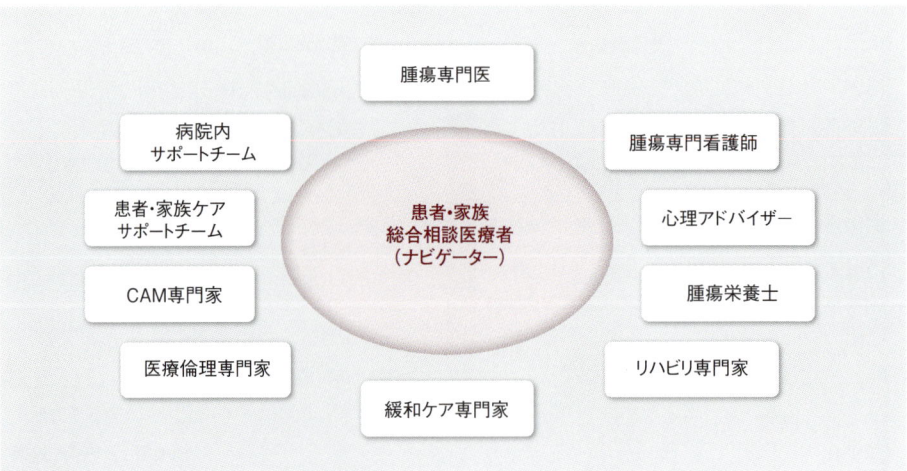

図2 がん医療における総合相談体制のあり方

1人はがんに罹患し，3人に1人はがんで死亡する時代となった．したがって，毎年登録されているがん罹患数は68万人，現在継続治療をしている患者は152万人となってきている．がんサバイバーを含めると600万人の潜在患者が存在していると推測され，がん疾患はすでに国民病となってきている．このようながん多発時代を迎えるなかでは，不治のがん患者に対する医療のあり方としてASCO (the American Society of Clinical Oncology) の学会では，Advanced Cancer Care Planning (ACCP) が提唱されている[3]．これは，重篤な疾病に罹患した患者・家族らの視点から人生の計画をがん医療チームらと話し合い，治療の選択肢と治療目標について理解するようにする，とくに患者・家族らの身体，感情，そして本人らの大切にしたいこと，日常生活に必要とされるケアを求めることができ，さらに疾病の経過を通して精神的サポートを受けられるようにする考え方である．

さらに緩和医療の領域では，がん患者が終末期の意思決定能力の低下に備えて，今後の治療・療養について患者・家族らとあらかじめ話し合うプロセス，Advanced Care Planning (ACP) を提唱している．これは，現在患者らが気がかりなこと，病状，今後の見通し，治療や療養への選択肢などを患者の価値観を重視して目標をたてることである．このなかには，Advanced Directiveすなわち事前の意思表示としての延命処置，蘇生処置の有無，代理人の設定，死後の家族らへの希望などが含まれる．とくに，病状の急変または末期状態で心停止・呼吸停止の場合には心マッサージ，気管内挿管，人工呼吸器，昇圧剤の投与などの蘇生処置を行わない (do not attempt resuscitate；DNAR) ことが含まれている．しかし，いつ，だれに，どのようなタイミングで，どの段階まで確認しておくべきかの判断には慎重になるべきである[4]．

現状のがん患者は，図3に示すようにがんの診断から治療過程，終末期にいたるまで包括的がん医療を提供されている．すなわち緩和ケアを中心とした漢方医療も含めた統合医療の方向性となってきている．この医療のあり方に関する考え方は漢方医療

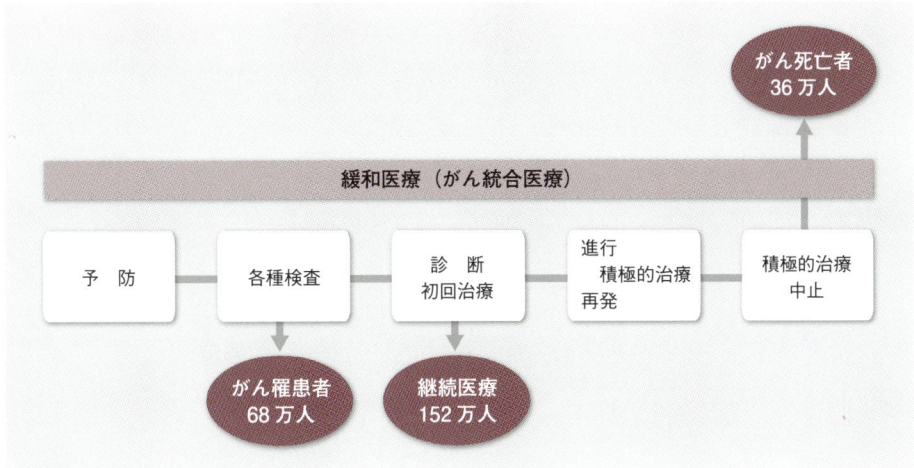

図3 がんの医療経過と緩和ケア

(国立がん研究センター,人口動態統計より)

の基本姿勢と相通じる点である[2]．

2 漢方医療が重要視されてきた背景

わが国における現代医療の歴史

図4に医療の歴史的変遷を示した．明治維新において西欧列強に追いつくべく富国強兵，殖産興業と風俗習慣，交通，経済，思想から学校制度にいたるまで急速に西洋化する国策がとられ，漢方などの伝統的医療は切り捨てられ，ドイツ医学を中心とした人為的な医学を取り入れる医制改革が行われた．医科大学では教授を中心とした医局体制と教育は基礎医学を重視した講座制が取り入れられた．戦後は米国の機能性と実証性を重視した臨床医学へと移行してきた．一方，疾病形態も感染症から慢性疾患，退行性代謝性疾患へと移行してきている．それに伴い，漢方医療の重要性が再認識されるようになってきた．1967年から表1に示したように漢方方剤，生薬などが保険薬価に収載されるようになり，とくに1986年に当時の武見太郎日本医師会会長の働きによって149方剤，903品目の薬価が収載され，現在にいたっている[5,6]．その後，表2に示すように1991年から漢方方剤の9品目(桂枝加芍薬湯，大黄甘草湯，六君子湯，小柴胡湯，芍薬甘草湯，小青竜湯，十全大補湯，釣藤散，八味地黄丸)の再評価が行われ，現在までに慢性肝炎に小柴胡湯[7]，過敏性鼻アレルギーに小青竜湯[5]，便秘症に大黄甘草湯[6]などが評価されている．ほかの6品目については，有効性は評価されているが正式な結果通知は出されていない[7]．

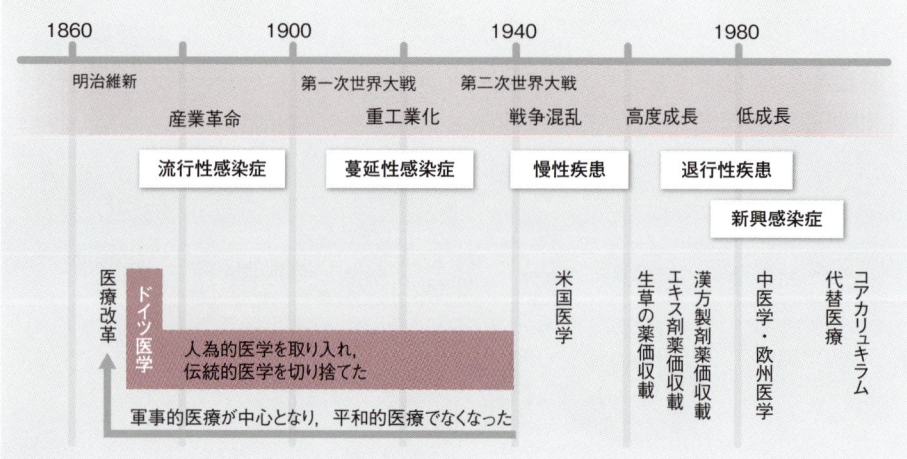

図4 わが国における現代医学の歴史的変遷

表1 わが国における漢方療法の歴史的変遷

1950年	細野史郎　漢方エキス剤の開発,日本東洋医学会設立
1957年	小太郎漢方製薬が漢方35エキス剤をOTCとして発売
1967年	葛根湯,五苓散,当帰芍薬散,十味敗毒散,ヨクイニン錠5方剤6品目薬価収載
1976年	43処方53品目が薬価収載
1981年	89処方151品目薬価収載
1985年	厚生省「漢方エキス製剤」取り扱い通達
1986年	149方剤,903品目が薬価収載
1991年	厚生省から8品目漢方方剤の再評価を指定
1995年	漢方方剤8品目の再評価結果を発表
2005年	EBM委員会報告,2010年320報構造化抄録作成

表2 漢方方剤の無作為化二重盲検,無作為化比較*による臨床試験

漢方方剤	疾患	症例数	効果
桂枝加芍薬湯	過敏性腸症候群	286例	有用
大黄甘草湯	便秘症	150例	有意差
六君子湯	dysmotility-like dyspepsia	300例	有意差
小柴胡湯	慢性活動性肝炎	220例	有意差
芍薬甘草湯	筋けいれん	126例	有意差
小青竜湯	アレルギー性鼻炎	217例	有意差
十全大補湯*	再発乳がん	130例	有用
桂枝加芍薬湯＋小柴胡湯	Epilesy	296例	無効
釣藤散	Vascular Dementia	139例	有意差
八味地黄丸	高血圧・脳血管障害随伴症	105例	有意差

■ がん医療における漢方療法の位置づけ

漢方方剤が臨床医学において評価されている背景には以下の①〜④がある．

① わが国特有の漢方療法が医療保険薬として薬価収載された背景は，生薬煎じ薬から漢方エキスの製法が格段に進歩したことがある．

② 西洋薬と同様に均一な成分の方剤が医療現場に供給が可能となった．

③ 複合薬の生理活性成分や薬理薬効の研究が進み，その効用が解明され，臨床への実証が勧められた．

④ 保険薬の再評価も行われ，類似する西洋薬との無作為比較試験が行われ，薬効評価が科学的に裏づけられてきている[11]．

一方，がん治療の進歩に伴い，疾病の慢性化，がん患者の高齢化，生活習慣病などの多様な疾患とその合併症が伴う疾病集合体が年々多くなってきた．また，社会環境の変化に伴い病因診断が困難な不定愁訴も多くみられるようなり，その結果，単剤単効の西洋薬のみでは全人的な治療が難しくなっている．漢方は一方剤で多様な対症療法が可能であることが評価されている．また，図3に示したように現在がん治療中の患者数は150万人以上となり，がん死亡者も36万人と増加してきている．その一方では，がん診療連携拠点病院における進行再発がん治療の標準化が進み，積極的な治療の限界性を早期に患者・家族に告げるようになった．しかし，患者にとってはなんらかの治療を望んでいることが多く，現実に約7割近い患者が実証性の乏しい民間療法剤を用いている現状にある．漢方はがんに伴う種々の症状緩和には有用であるので，ほかの実証性のない代替療法と異なり優れた臨床効果をもたらす治療法であるとも報告されている[12]．これらがんサバイバーにとって，大塚敬節が指摘した「希望こそ最善，最良の薬剤」となる．さらに「次の一手の医療」としての漢方療法の位置づけが再認識されてきた[13]．

薬物の有効性と安全性の評価は現在ではRCT，二重盲検によるメタ解析が基本となるが，図5に示すように漢方方剤には西洋薬に比較して各生薬がきわめて長い歴史を経た臨床経験に基づいて安全性と有効性が蓄積されてきており，西洋薬と同様の評価基準を用いるべきではないと考えられている．

■3 がん緩和治療に漢方治療を併用する臨床的意義

漢方療法は直接の腫瘍縮小効果を期待する治療法ではなく，現段階ではあくまでもがん治療の補完的または支持的治療の分野に属しており，漢方単独で抗腫瘍効果を望むのは難しいとされている．生体免疫力や患者QOL向上の有用性は高いこと，患者の訴えや病態は多様であることから，個々に応じた随症（証）治療で，個別的に，対症的に，流動的に用いるべきであり，したがって診断名から画一的に治療内容を決めるべきで

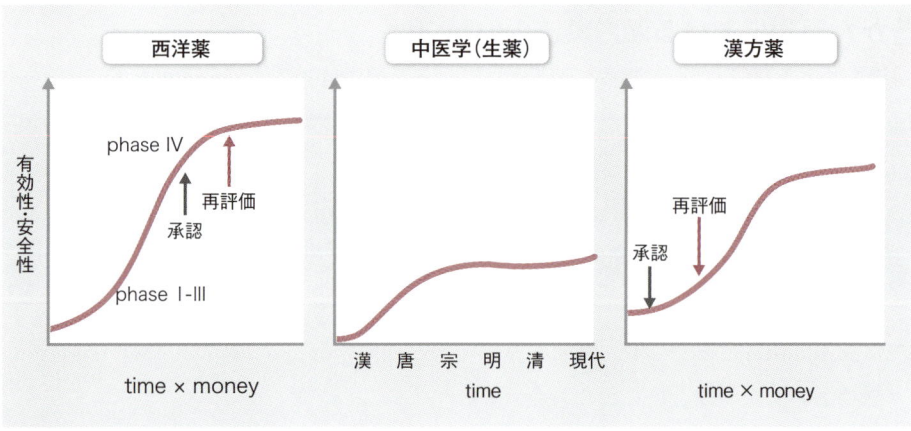

図5 漢方薬の情報の蓄積

はない.

　治療選択においては, 患者が現時点で表出している症状を虚実, 陰陽, 気血水, 寒熱, 表裏, 五臓, 六病位などの基本概念を通して認識し, 病態の特異性を示す症候をとらえた結果を総合して「証」を診断し, 治療の指針としている. それには, 生育歴, 体型, 全身状態, 問診, 望診, 切診の脈診・腹診と舌診などを参考にした総合診断が必要となる[14].

　漢方方剤の投与方法の際に注意すべきことは, 漢方薬はほとんどが経口剤なので, 胃や腸管の手術, がん性腹膜炎など既往患者の腸内細菌叢が変化し治療効果に影響を与えることである. 問診の際は口腔内, 食道, 胃, 腸などの外科的手術療法の既往があるか否かを把握する. 漢方方剤の投与は経口摂取が可能で, 嚥下障害のない患者に限定されることが多く, 緩和ケア病棟に入院する患者は, エキス顆粒剤を直接服用することが難しくなることが多い. 恵紙らの唱える氷漢方やゼリーヨーグルトなどへのふりかけなどの服用方法の工夫が必要となる[15].

　服用は食間や食前が好ましいとされているが, 明確なエビデンスはない. 活性成分が配糖体, 多糖類, アルカロイド, 油性成分などから構成されており, 配糖体は腸内細菌で代謝・吸収されるので空腹時がよい, アルカロイドは食後が吸収されやすいので食後がよい, 油性成分は空腹時がよい[16]. ただし胃潰瘍などの胃疾患がある場合には食後に服用する. また胃障害をもたらす地黄剤は食後がよい. 漢方方剤は投与後急速に効果が出現することが少なく, 多くの方剤はプロバイオティクス (probiotics) と称し, 腸内フローラバランスを改善することにより生態に有益な効果をもたらす. 生きたビフィズスや乳酸桿菌などの腸内細菌を良好に保つ有用菌がプロバイオティクスで, その働きを助けるのがビフィズス菌の増殖因子やオリゴ糖などのプレバイオティクスである. 腸内細菌はビタミン合成, 消化吸収, 感染予防, 腸管免疫と密接な関係を有し, 漢方方剤の代謝や吸収に関係している. したがって比較的長時間にわたり継

表3 生薬主要活性成分と副作用

生薬	主要活性成分	臨床症状
麻黄	エフェドリン	不眠，動悸，頻脈，興奮，血圧，発汗，排尿障害
甘草	グリチルリチン酸	低カリウム血症，ミオパシー，偽アルドステロン症
附子	アコニチン類	動悸，のぼせ，舌しびれ，吐気
大黄	センノシド，アントラキオン類	下痢，腹痛
芒硝	硫酸ナトリウム	下痢，浮腫
防已・木通	アリストロキア酸	腎機能低下，腎不全

続投与することが必要となる．服用は少なくとも2週間〜2ヵ月必要とされている．

また，化学療法や放射線療法の副作用への予防的投与も，治療1週間前に予備投与するとよりよい効果をもたらす．また，腸内細菌の菌相は個人差が大きいので，1つの方剤で効果がみられないときには，別の方剤を併用するか，ほかの薬剤に変更することも必要である．

漢方薬もほかの薬剤と同様に**表3**に示すように主要な活性成分エフェドリン，グリチルリチン，アコニチン類，センノシド，アントラキオン類，硫酸ナトリウム，アリストロキア酸などによる種々の有害反応がみられる．附子，麻黄，大黄，甘草（カンゾウ），芒硝，防已，木通などが含まれる方剤は注意すべき生薬である．また，多くの方剤に含まれる甘草などは重複投与する機会が多く，それに起因する偽アルドステロン症による低カリウム血症，浮腫に，また高齢者への麻黄製剤の重複投与にも留意する必要がある．ほかにかゆみ，発疹，食欲減退，下痢，便秘，まれには肝機能障害や間質性肺臓炎などの重篤な有害反応も出現することに留意すべきである．

4 緩和医療における本治と標治による中西医融合療法

緩和医療における漢方療法は，本治と標治による中西医融合療法（**図6**），すなわちがん体質の是正を行う本治と症状の緩和を行う標治を融合させる療法が基本であると考える．本治には消化機能を賦活させ，生体防御機能を回復させ，体力を補う作用をもつ漢方補剤を用いて，標治には即効性が求められるので，西洋薬を用いる治療が効果的である．補気剤としては人参を中心とした補中益気湯，六君子湯，四君子湯などを用いる．補血剤には四物湯，当帰飲子，七物降下湯などを用いる．気血両虚には十全大補湯，肺転移などの呼吸器症状には人参養栄湯，加味帰脾湯などを使用する．

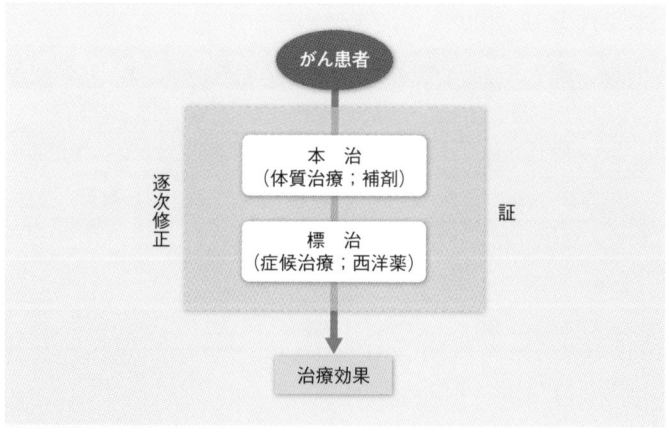

図6 がん患者における本治と標治（中西融合治療）

■全身衰弱の改善，体力維持を目標に用いる補剤の薬理的根拠

　斉木らのマウスを用いた研究において，四物湯や四君子湯など十全大補湯系は①マクロファージの活性化により，T細胞を介した抗転移効果，②マクロファージが直接エフェクター細胞として抗腫瘍作用を発揮することにより肝転移抑制効果を発揮していた．したがって，十全大補湯は四物湯と四君子湯に黄耆と桂皮を加えて，がん転移抑制効果と補血剤の四物湯が重要な役割を果たしている．また，四物湯を含まない補中益気湯は，むしろNK細胞を介しての肝転移抑制効果を実証している．一方，人参養栄湯は肺転移抑制効果が高いことが報告されている．このように，各生薬を単独に投与してもその効果はみられないことから，漢方複合生薬の成分によるハーモナイゼーション効果によるものであると結論している．私たちの経験においても固形がんで肺転移は人参養栄湯，肝転移は十全大補湯の有用性が高いことを経験している[17, 18]．

■六君子湯の薬理的根拠

　終末期がん患者にとっては，悪液質によるるい痩が予後因子となる．最近の定義では，体重が6ヵ月間で5％減少，体重減少が2％以上でもBMIが20以下であること，またはサルコペニア（男性＜$7.26kg/m^2$，女性＜$5.54kg/m^2$）とされている[19]．

　病因は，がんによるサイトカイン・ストームにより満腹ホルモンであるレプチン様シグナルを介して視床下部にある神経ペプチドである視床下部神経ペプチド（NPY），アグーチ関連ペプチド（AgRP）を抑制して食欲不振，基礎代謝量が増加することで，体重減少や脂肪組織の酸化亢進をもたらし，骨格筋の異化亢進とタンパク質合成低下などにより筋肉量の喪失を起こすとされている．一方，上園らは六君子湯には空腹ホルモンであるグレリンは胃などの末梢から分泌されて食欲増進系ペプチドのNPYやAgRPなどを活性化させるグレリンシグナルを活性化する作用と同時に，胃迷走神経末端に存在するグレリン受容体（GHS-R）の感受性をも直接増強作用させる中枢と末

梢のデュアルアクションによると報告している[20]．これは，六君子湯の蒼朮に含まれるアトラクチロジンがグレリン結合を上げて，胃などの内因性グレリン分泌を増加させ，グレリン受容体への結合を増進させる作用，陳皮や甘草のフラボノイド類のヘスペリジンが5-HT$_{2b/2c}$受容体に拮抗し，グレリン分泌阻害を解除する[21]ことによる．したがって，六君子湯の作用機序は①食道クリアランス改善，②胃貯留能の改善，③胃排出能の改善，④グレリン分泌促進，⑤グレリン受容体に作用し，シグナルを促進，が明らかにされていることから，がん関連食思不振症候群（CACS）の治療薬として期待されている．

図1（p.17）に示したように抗がん薬投与によって小腸EC細胞からのセロトニン（5-HT）分泌が促進され，5-HT$_{2b/2c}$受容体が刺激されてグレリン分泌を阻害し，食欲低下をきたしているが，六君子湯はこの分泌阻害を解除するので，食欲と嘔吐改善に寄与していることが推測される[22]．

5 緩和ケアにおける漢方方剤の使用法（表4）

がんの疾患によって特有の治療法が存在するのではなく，がんの進行に伴う全身状態の変化，とくに漢方医療で重視されている「証」を参考に臨床症状に合わせて漢方エキス方剤を選択する．

腫瘍の進行，増大に伴い全身倦怠感・疲労感，食欲不振，るい痩，全身衰弱，免疫不全などの出現頻度が高くなる．静岡がんセンターの緩和医療科外来で使用されている方剤を表4にまとめて示した．地黄剤，人参湯類，参剤，柴胡剤や附子剤などが代表的

表4 緩和医療科外来で使用方剤の頻度（250人）

漢方方剤	%	漢方方剤	%
人参養栄湯	14	大建中湯	2
十全大補湯	4	桂枝加芍薬湯	3
補中益気湯	4	潤腸湯	4
六君子湯	8	牛車腎気丸	11
八味地黄丸	4	芍薬甘草湯	8
白虎加人参湯	4	炮附子	7
小建中湯	1	防已黄耆湯	3
柴苓湯	6	桂枝加竜骨牡蠣湯	3
茵蔯蒿湯	3	当帰飲子	2
柴朴湯	3	酸棗仁湯	3
五苓散	1	抑肝散	0.5

（静岡県立静岡がんセンター）

である.全身状態の衰弱度が進行するにしたがい,補気剤に補中益気湯,補血剤に小建中湯,十全大補湯,人参養栄湯などを使い分けるとよい[23].

■消化器機能回復

胃・腸管機能調整や胃の機能不全には六君子湯がよく用いられるが,虚証の患者には小建中湯を適応する.腸管麻痺などの機能改善には大建中湯が有効である[24].また,過敏性腸症候群(IBS;irritable bowel syndrome)のように下痢と便秘が交互に出現する機能性異常には桂枝加芍薬湯が有用である[25].化学療法による悪心・嘔吐には半夏厚朴湯,二陳湯,竹茹温胆湯などが有効なことがある[26].術後の胃腸の回復期に六君子湯,消化機能が落ちているときは人参剤を用いる.新陳代謝が低下している場合には附子剤が含まれる真武湯などを用いる.

まだ体力があり肝硬変を認めない肝機能障害時には通常小柴胡湯が用いられるが,緩和医療では柴朴湯,黄疸があるときには茵蔯蒿湯,腹水や浮腫を合併している場合には柴苓湯,茵蔯五苓散,竜胆瀉肝湯を用いることが多い.消化器がん,泌尿器系がん,婦人科がんの終末期には腹膜転移によるがん性腹膜炎や腹水の治療に難渋することが多い.柴苓湯,五苓散などは長期にわたり使用可能である.とくに肝細胞がんの終末期にみられる肝不全に伴う難治性腹水には有効性が高い.一方,柴苓湯は小柴胡湯と五苓散の合方剤で,消化器がん,泌尿器系がん,婦人科がんの終末期には腹膜転移によるがん性腹膜炎や腹水の治療に難渋する症例での有効性が報告されている.さらに肝細胞がん終末期にみられる肝不全の伴う難治性腹水には有効性が高い[27].

■睡眠障害,不安症状

不眠,精神不安定,怒りやすいなどを合併しているときには酸棗仁湯,抑肝散,帰脾湯や加味帰脾湯などを用いる[28].

■更年期障害や末梢循環不全,卵巣機能不全

がん患者には加齢以外に,抗がん薬治療や精神的ストレスによって卵巣機能不全が多くみられる.代表的方剤として加味逍遙散,当帰芍薬散,桂枝茯苓丸などが併用される.一方,終末期に近い患者には自律神経機能不全や末梢循環不全に陥っていることが多く,瘀血診断基準を参考にして駆瘀血剤である当帰芍薬散,加味逍遙散や桂枝茯苓丸などの代表的な方剤がある.

■抗がん薬に伴う有害事象に対する方剤(表5)

表5に,緩和ケアチームでよく遭遇する抗がん薬治療に伴うさまざまな関連症状に対して有効性が報告されている代表的な漢方方剤を示した.

半夏瀉心湯は抗がん薬に起因する口内炎に対して用いられ[30],三嶋秀行はがん化学

表5 抗がん薬に伴う有害事象に期待できる方剤

半夏瀉心湯	イリノテカン療法への下痢予防（三木，Narita, 1993），口内炎（Kono, 2009）
牛車腎気丸	末梢神経障害への効果（西川，2000）
芍薬甘草湯	パクリタキセルに伴う筋肉痛としびれ（野田，1994），術後痛（西村，2011）
六君子湯	化学療法食欲不振，吐気／嘔吐（Takeda, 2008，清家） 誤嚥性肺炎の予防（藤谷；綜合（リハビリ），2007）
大建中湯	麻痺性単純性腸閉塞改善・予防（Kono, 2009）
抑肝散	不眠，感情不安定（Egashita, 2008）
補中益気湯	カペシタビンのHFSへの予防効果（池田，2011）

療法に伴う副作用に対してこれの効果を検証し[31]，実際の投与結果は室野重之[32]らによって報告されている．使用方法は含嗽，粘膜への塗布，内服などがあるが，機序はプロスタグランジンE_2の増加抑制による抗炎症作用や組成生薬の黄連由来のベルベリンの抗菌作用などが推測されている．

そのほかに本書の第2章において述べられているように，術前後における腸管運動障害，抗がん薬誘発性下痢，こむら返り，嘔気や食欲不振や抑うつ症状などに対応する緩和ケアとして有用性が種々報告されている．

また3，4期の卵巣がん化学療法使用中の患者46人を十全大補湯併用群と非併用群を200ヵ月にわたり観察した結果，併用群でOS，PFSに生存率の上昇が認められていた[33]．

■がん疼痛

緩和医療科を受診する8割は除痛治療患者である．強い疼痛にはオピオイド製剤が中心となるが，Numeric Rating Scale（NRS）5以下の軽度疼痛が対象になる．その場合の基本は，①寒冷刺激による疼痛増強では，当帰，呉茱萸湯，附子などを含む温性鎮痛剤（芍薬甘草湯や加工附子を含む牛車腎気丸，真武湯，八味地黄丸など），②血行障害や微小循環障害には駆瘀血剤，③体液異常には利水剤（五苓散，防已黄耆湯，柴苓湯），④心因性のときには気剤，柴胡剤，理気剤，抑肝散，⑤体力減退が伴うときには人参，黄耆，当帰を含む補剤などの漢方法剤を用いる．とくに附子は図7に示すように疼痛閾値を高めることで鎮痛効果を発揮する作用がある．このように本治に漢方方剤を用い，標治に鎮痛補助剤を用いるとがん疼痛の鎮痛にはより効果的になる．とくに高齢者の軽度のがん性疼痛に対しては第1選択薬であると考える[34〜36]．

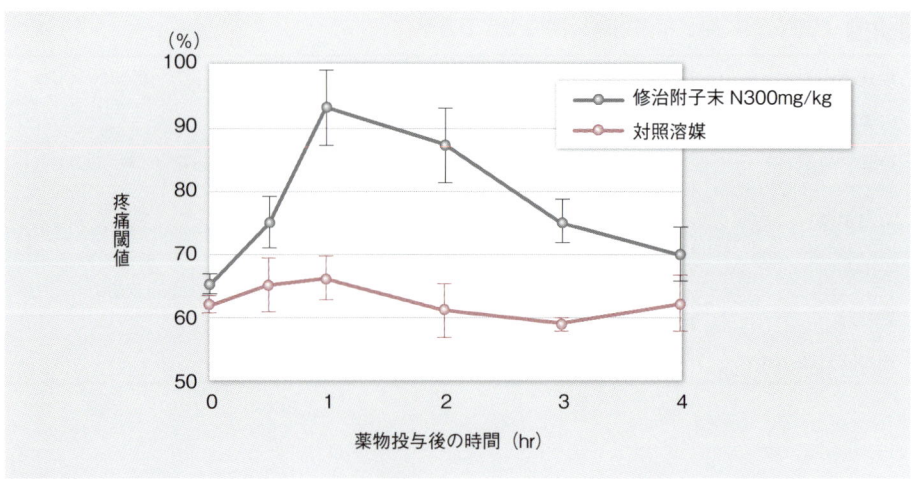

図7 反復低温ストレス法による痛覚閾値低下に対するツムラ修治ブシ末Nの効果

　わが国におけるがん治療の歴史の変遷過程を経て，現在のがん医療はcureとcareを包括した多職種による恊働的なチーム医療が指向されるようになってきた．さらに最近ではがん統合医療のあり方も模索されてきている．とくに，複雑化するがん医療の体系のなかでは患者・家族らに対する積極的なケアプランニングについても要求されてきている．その観点から，従来からある漢方医療は全人的側面を重視した医療体系であることから再評価されるようになってきた．一方，がん疾患は種々の症状を呈することが多く，多様な臨床スキルを用いることで個々の患者に対応した治療が求められてきている．その意味からも漢方医療は1つの治療選択肢として心得ておくべきである．現在常用される医療用漢方は実に149方剤，903品目が存在し，うち保険医療適応エキス製剤はどこでも使用可能で，薬効も煎じ薬に匹敵すると評価されている．これらすべてを使いこなすには相当の専門知識と経験が必要となる．本項には有用性の高い漢方方剤のキードラッグのみを羅列したが，第2章以降において各専門医からの薬理作用，臨床応用方法を参照してもらいたい．今後，がん医療に携わる薬剤師や医療者による実証研究にますます期待したい．

（安達　勇）

参考文献

1) 安達　勇：がん患者側からみた国立がんセンターの足跡．加仁：36：45-47, がん研究振興会出版, 東京．2009.
2) ドナルド エイブラムス, アンドルーワイル：がんの統合医療．監訳：伊藤壽記, 上島悦子, メディカルサイエンスインターナショナル, 東京, 2010.
3) Advanced Cancer Planning A Guide for Health and Social Care Staff. National End of Life Care Programme Web site. Available at：http://www.endoflifecareforadults.nhs.uk/assets/down-loaads/pubs-Avance-Care-Planning-guide.pdf, 2010.
4) AMA, "Five" in Advanced Care Planning：A Practical Guide for Physicians, 2001.
5) 菊谷豊彦, 鈴木五郎：対談「漢方製剤薬価収載30周年」．漢方の臨床, 53：1469-1487, 2006.
6) 秋葉哲生：医療用漢方製剤の歴史．日東医誌, 61：881-888, 2010.
7) 馬場駿吉, ほか：小青竜湯の通年性鼻アレルギーに対する効果—二重盲件試験．耳鼻咽喉科臨床, 88：388-405, 1985.
8) 三好秋馬, ほか：新たな判定基準によるツムラ大黄甘草湯エキス顆粒（医療用）(TJ-84) の便秘症に対する臨床効果．消化器外科, 22：314-328, 1996.
9) 多施設二重盲検試験による慢性活動性肝炎に対する小柴胡湯の臨床効果．肝胆膵. 25：551-558, 1992.
10) 上之園秀基：漢方エキス製剤の臨床評価の現状指定．臨床評価, 29：119-127, 2001.
11) 寺澤捷年, ほか, 編：EBM漢方．医歯薬出版, 東京, 2003.
12) Hyodo I, et al.：Perceptions and Attitudes of Clinical Oncologists on Complementary and Alternative Medicine. Cancer, 97：2861-2868, 2003.
13) 星野惠津夫：KAMPO Square, 149号．No.47インタビュー, 2011.
14) 寺澤　年：「証」入門漢方医学．p30-33, 南山堂, 東京, 2002.
15) 惠紙英昭：がん患者の精神的苦痛に対する漢方治療．第24回日本疼痛漢方研究会学術集会, KAMPO Square, 149号, 2011.
16) 大野修嗣：漢方エキス製剤の服用方法．漢方医薬学雑誌, 17：29-32, 2009.
17) Giovanni Mantovani, Clelia Madeddu：Cancer cachexia：medical management, Supportive Care in Cancer. 18：1-9, 2010.
18) 斉木育夫：漢方薬（補剤）は癌の悪性進展および転移を抑制するか？．臨床検査, 47：389-394, 2003.
19) Kenneth Fearon, et al.：Definition and classification of cancer cachexia: an international consensus. Lancet Oncology, 12：489-95, 2011.
20) 上園保仁：グレリンシグナルへの多彩な関与．Medicament News, 2076, p17-19, 2012.
21) 浅川明弘：癌性悪液質と漢方．第24回に本疼痛漢方研究会学術集会, KAMPO Square 149号, 2011.
22) 乾　明夫：六君子湯研究の現状と臨床応用に期待されるもの．第13回日本神経消化器病学会スポンサーシンポジウム2, 2012.
23) 安達　勇：緩和医療における漢方治療の位置づけ．緩和医療学, 5：229-234, 2003.
24) 原沢　茂, ほか：運動不全型の上腹部愁訴に対するTJ-43六君子湯の多施設共同市販後臨床試験—二重盲検群間比較試験法による検討．医学のあゆみ, 187：207-229, 1998.
25) 佐々木大輔, ほか：過敏性腸症候群に対する桂枝加芍薬湯の臨床効果．臨床と研究, 75：1136-1152, 1998.
26) 村越　誉, ほか：塩酸イリノケカン投与時の下痢に対する半夏瀉心湯の臨床効果の検討．産婦人科漢方研究のあゆみ, No.14：114-118, 1990.
27) 荒川泰行ほか：肝硬変—腹水の改善について—, 日医雑誌, 17：597-600, 1997.
28) Koh Iwasaki, et al.：A randomized observer-blind, Controlled trial of the traditional Chinese medicine Yi-Gan San for improvement of behavioral and psychological symptoms and a activities of daily living in dementia patients. J Clin Psychiatry, 66：248-252, 2005.
29) Masato T, et al.：The effects of Gosyajinnkigan, a herbal medicine, on subjective symptoms and vibratory threshold in patients with diabetic neuropathy. Diabetic Research and Clinical Practice, 26：121-128, 1994.
30) Toru Kono, et al.：Topical Application of Hangeshashinto (TJ-14) in the Treatment of Chemotherapy-induced Oral Mucositis World J Oncol 1：232-235, 2010.
31) 三嶋秀行：第49回に本癌治療学会学術集会, 2011年10月28日, 名古屋市.
32) 室野重之：頭頸部癌化学放射線治療における口内炎に対する半夏瀉心湯の使用経験, 第27回日本耳鼻咽喉科漢方研究会学術集会, 2011.10.22, 東京.
33) 丹羽憲司：卵巣癌治療における十全大補湯の長期予後に対する影響, 第31回産婦人科漢方研究会学術集会, 2011年9月4日, 徳島.
34) 嶋田　豊, ほか：高齢者の手足腰の痛み, 脱力感, しびれ, 冷えに対する八味地黄丸の効果．日本東洋医学雑誌, 48：437-443, 東京, 1998.
35) 林　泰史, ほか：腰部脊柱狭窄症に対する八味地黄丸の有用性．Geriatric Medicine, 32：585-591, 1994.
36) 世良田和幸：難治性疼痛に対する漢方治療の意義．第24回に本疼痛漢方研究会学術集会, KAMPO Square, 149号, 2011.

② がん治療を支える漢方薬のエビデンス

1 高まる漢方薬のエビデンス

　現在，わが国では毎年10万人以上の大腸がん患者が発見されている．世界でもっとも内視鏡が普及し技術的レベルがきわめて高いわが国においても早期がんとして発見される割合は25％程度であり，75％は進行した大腸がんで発見され，その半分近くは肝転移や肺転移などで化学療法を受けることが必要となる[1]．ここ10年間で大腸がんの化学療法は飛躍的に進歩し，以前なら余命6ヵ月と告げられた切除不能大腸がんでも実に5倍に相当する3年程度まで延命が可能となってきている．

　その推進力となっているのがオキサリプラチンとイリノテカンというがん細胞を殺すことができる抗がん薬である．最近，注目を集めている分子標的薬はがん細胞の増殖に関連する因子（腫瘍血管や上皮成長因子受容体など）に対する抑制効果を目的とした薬であり，直接的な殺作用はない．今後10年間は新たな殺作用を有する抗がん薬は登場しないとも言われている．

　オキサリプラチンはわが国で発見されたものであるが，残念なことに仏国や米国で臨床開発が行われ世界に広まった．イリノテカンは米国で中国原産の喜樹（camptotheca acuminate）から抽出，単離された植物アルカロイドの誘導体だが，第Ⅱ相臨床試験において，出血性膀胱炎と骨髄抑制などの副作用が発現することから開発中止となった．その後，わが国で毒性を軽減した誘導体の開発に成功し，世界に先んじて臨床開発された抗がん薬である．植物をベースにした医療が古代から世界中で盛んに行われてきたが，このように成分を特定し，薬効を明らかにすることで世界的に使用される薬として成功した1例である．わが国伝統の植物薬である漢方薬がイリノテカンと同じように世界的に使用される薬となる可能性が出てきたことを示唆している．

　米国では医療費削減と合成薬剤の限界から植物をベースにしたハーバルメディシンに対して門戸を開こうとしている．また自ら年間1億ドル以上の巨額の研究費を拠出し，全米トップの大学や研究所を中心にしたエビデンス構築が行われつつある．しかし，残念ながら西洋医学的発想の原点である単一成分による効果検証を行うというスタイルではポジティブなデータを得ることができないでいた．その結果，議会でこれ

まで予算拠出に賛成してきた議員が反対票を投じるまでなった．そこで米国FDAは，これまで決して認めようとしなかった合剤に対して初めて臨床治験薬として大建中湯（TU-100）を認可し，米国内で大建中湯を用いた臨床治験を行うことを認めたのである．FDAは5年以上前から日本の高度に発達した医療のなかでわが国の伝統的薬剤である漢方薬が薬として標準化され，保険薬として西洋薬と同じように処方されている点に注目していたと言われている．

FDAが植物薬に対してもっともハードルを高くした点は安全性と品質の均一性である．次に求めてきたのは薬効機序に関する基礎研究であり，これはこれまで西洋医学的な立場から理解ができなかった作用機序に関して，成分レベルで多くの新知見を得ることができたためである（図1）[2〜5]．また，漢方薬として初めて大建中湯の薬物動態が明らかとなり，多くの有効成分が吸収され，血中レベルが上昇することが明らかとなった[6]．これらの研究成果は米国において臨床治験を開始する引き金となり，臨床的エビデンスとしては最高レベルであるプラセボを使用した二重盲検試験がメイヨー・クリニックで行われ，大建中湯の腸管運動に対する有効性が2010年に証明された[7]．これを皮切りに，炎症性腸疾患患者が100万人以上いる米国の治療のメッカであるシカゴ大学が中心となって全米20ヵ所で中等症までのクローン病に対する大建中湯の有効性を検証する臨床治験が2011年9月から開始され，順調に症例が集積

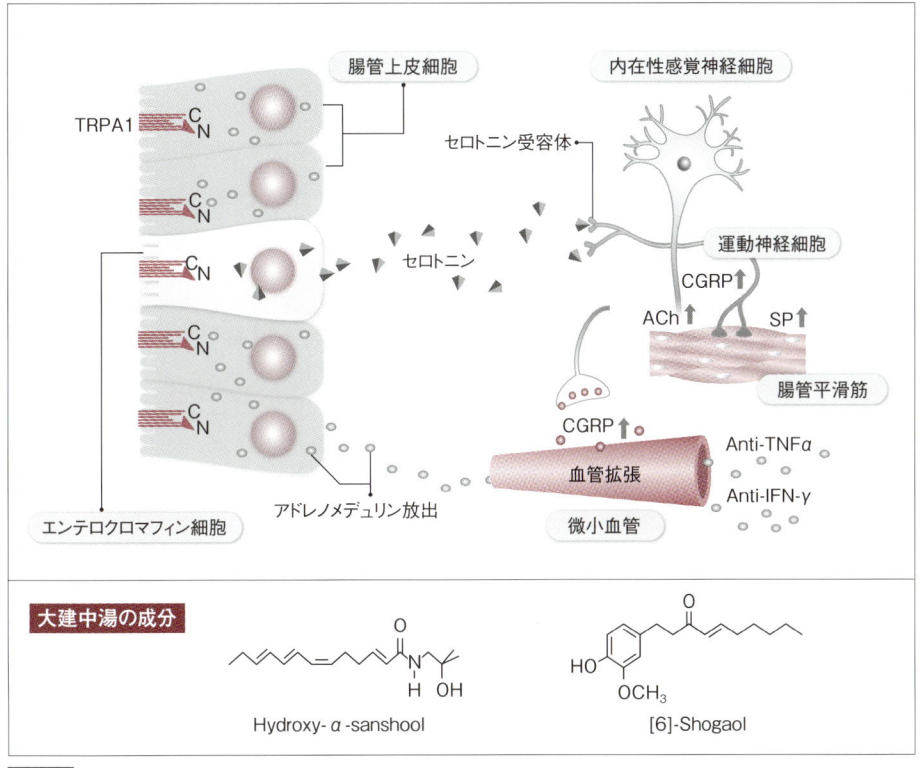

図1　大建中湯の薬理作用メカニズム（腸管血流と運動）

表1 化学療法による副作用対策に用いられる代表的な漢方薬

漢方薬	適応症状	有効成分と作用機序	臨床試験	副作用
六君子湯 (TJ-43)	食思不振	ヘプタメソキシフラボン セロトニン拮抗作用による グレリン分泌増強	プラセボ対象多施設 二重盲検前向き試験	電解質異常 偽アルドステロン
牛車腎気丸 (TJ-107)	末梢神経障害	成分未確定 一酸化窒素誘導による血流改善 ダイノルフィン,オピオイド受容体 を介した鎮痛作用	プラセボ対照多施設 二重盲検前向き試験 第Ⅱ相終了 第Ⅲ相試験中	間質性肺炎 肝機能障害
半夏瀉心湯 (TJ-14)	下痢	バイカリン,オウゴニン ショウガオール,ジンゲロール β-グルクロニダーゼ阻害 プロスタグランジン E_2 抑制 水分吸収促進	単盲検前向き試験	間質性肺炎 電解質異常 偽アルドステロン
	口内炎	ベルベリン 抗菌作用 バイカレン,オウゴニン, ショウガオール,ジンゲロール プロスタグランジン E_2 抑制	プラセボ対照多施設 二重盲検前向き試験 第Ⅱ相試験中	含嗽では とくになし

されている．それ以外にも術後の麻痺性イレウス，難治性便秘症で臨床治験が開始されているので，興味のある方はFDAのホームページにアクセスしていただきたい（NCT00871325, NCT01139216, NCT01388933, NCT01348152）．

わが国でも最近まで漢方薬に対する偏見からか，医師，薬剤師も大きな関心を示すことは少なかった．しかし，大建中湯の基礎研究を契機に全国大学病院の80％が参加する大建中湯の多施設共同二重盲検プラセボ対照比較試験グループ（北島政樹代表，DKTフォーラム）が組織され，高いエビデンスレベルを獲得するため2009年から症例集積中である．肝切除後の大建中湯の有効性を検証した臨床試験（草野満夫代表）において症例集積が終了し，現在解析中である．大建中湯レベルの機序解明が進んでいるものばかりではないが，西洋薬では十分対処することができていない抗がん薬の有害事象に使って有効性を実感しやすいもので，かつエビデンスレベルでの理解が進んでいる漢方薬を概説する（表1）．

2 六君子湯

■食思不振

"君子"は最高の意味で，胃腸に効果のある最高の6種類の生薬を組み合わせたものという意味である．しかし，六君子湯は8種類の生薬の合剤である．漢方薬発祥時に中国の中医から名前だけを拝惜し，その後，わが国で独自に発達したため生薬が変更になったと考えられている．

六君子湯は漢方薬のなかでもっとも機序解明が進んでいるものの1つである．とく

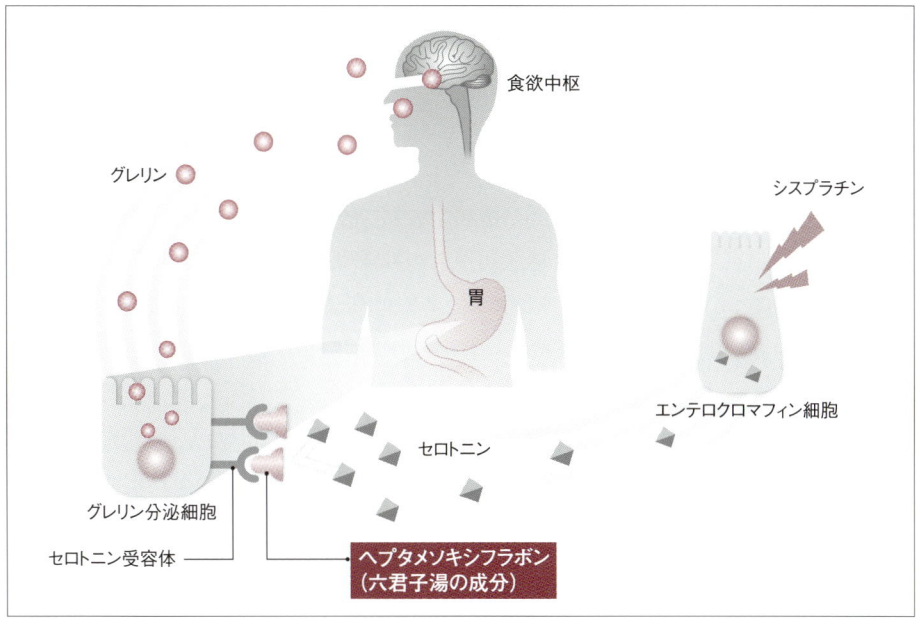

図2 六君子湯の薬理作用メカニズム（食思不振）

に食欲増進作用に関する機序解明は驚くべきスピードで進んでいる[8]．グレリンはわが国の寒川らが発見したペプチドで，生体がもつ唯一の食欲増進ペプチドであるが，その産生抑制スイッチとなるセロトニン受容体に対して，六君子湯の構成生薬の1つである陳皮（温州ミカンの皮）の主要成分であるヘプタメソキシフラボンはセロトニンと拮抗的に働いて，胃や十二指腸にあるグレリン分泌細胞の抑制シグナルとなるセロトニンの作用をブロックし，グレリン分泌を間接的に増強させることが判明した（図2）．抗がん薬のなかでもとくに食思不振を招きやすいシスプラチンは，消化管上皮細胞の1つで神経内分泌細胞であるエンテロクロマフィン細胞を刺激してセロトニン産生を促し，グレリン分泌を抑制して食思不振を起こさせることが知られており，シスプラチンを用いた食思不振モデルにおいても六君子湯の効果が確認された[8]．厚生労働省の指導のもと，多施設二重盲検臨床試験が行われて効果が確認されており，化学療法による食思不振に六君子湯を用いることは強く推奨される．

■ 安全性

グリチルリチンを主成分とする甘草が含まれているため，長期連用する際には，偽アルドステロン症・低カリウム血症に注意が必要である．とくに，化学療法や終末医療に使用する場合に体力低下などの理由で補中益気湯，十全大補湯など甘草を構成生薬とする漢方薬との併用の場合は，甘草成分の過剰投与となることが懸念され，電解質異常に注意を払うことが重要である．

3 牛車腎気丸

■ 末梢神経障害

　牛車腎気丸は，牛膝（ゴシツ）や車前子（シャゼンシ）など10種類の生薬から構成されている．牛車腎気丸は腰痛，下肢痛，しびれ，排尿困難，糖尿病性末梢神経障害に用いられている．牛車腎気丸の作用機序については，一酸化窒素誘導による血流改善や，ダイノルフィン，オピオイド受容体を介した鎮痛作用が推測されているが，成分レベルでは明らかとなっていない[9]．

　タキサン系，白金製剤など，末梢神経障害を呈する抗がん薬は多い[10]．しかも，末梢神経障害によって化学療法の使用制限や中止などがん患者の予後を左右する副作用となっているにもかかわらず，有効な予防法や治療法がいまだに発見されていない[11]．

　オキサリプラチンは大腸がん化学療法のキードラッグの1つであるが，化学療法中に末梢神経障害出現率が90％，化学療法中止1年後でも30％の患者に残存することが大規模臨床試験で報告されており，オキサリプラチンの末梢神経障害（手指・足趾のしびれ感など）は，治療継続の大きな障壁となっている[12]．神経障害の発現機序について以下のように考えられている．

　血液神経関門が欠如している脊髄後根神経節は四肢体幹の感覚神経細胞が集まっているが，そこにオキサリプラチンや代謝産物であるシュウ酸が蓄積し，これらがナトリウムチャネルに作用することで神経細胞の過剰興奮を引き起こし，神経障害が発現する．そこで，神経障害の抑制にシュウ酸をキレートする目的でカルシウムやマグネシウムの投与が試みられ，有効性が後ろ向き試験で報告され，引き続きプラセボ二重盲検試験が計画され，症例集積が開始されたが，オキサリプラチンの抗腫瘍効果を減弱させる可能性が指摘されたため中止となってしまった．その後，一部解析が行われたが，その有効性はきわめて限局的であり，神経毒性抑制効果のエビデンスはいまだに不十分である[13, 14]．

　そこで，筆者らはオキサリプラチンを使用した化学療法を6クール以上完遂した進行・再発大腸がん90症例を対象に後ろ向きに解析を行った結果，牛車腎気丸が末梢神経障害発生を抑制する可能性を報告した[9]．次に，徳島大学で小規模前向き試験を行った結果，牛車腎気丸の有効性が示唆された[15]．そこで，多施設プラセボ対照前向き二重盲検第II相試験（GONE試験）を計画し，症例集積を行った[16]．予定期間より大幅に短い11ヵ月で目標症例数以上の94例が集積され，解析を行った結果，神経毒性のGrade2以上の発生率は25％，治療継続が困難となるGrade3の発生率は50％低下させることが明らかとなった．また，患者アンケート調査から歩行障害が抑制されることが明らかとなった．現在，九州大学を中心とした310例の大規模プラセボ対照前向き二重盲検第III相試験（GENIUS試験）が厚生労働省科学研究費で行われ，症

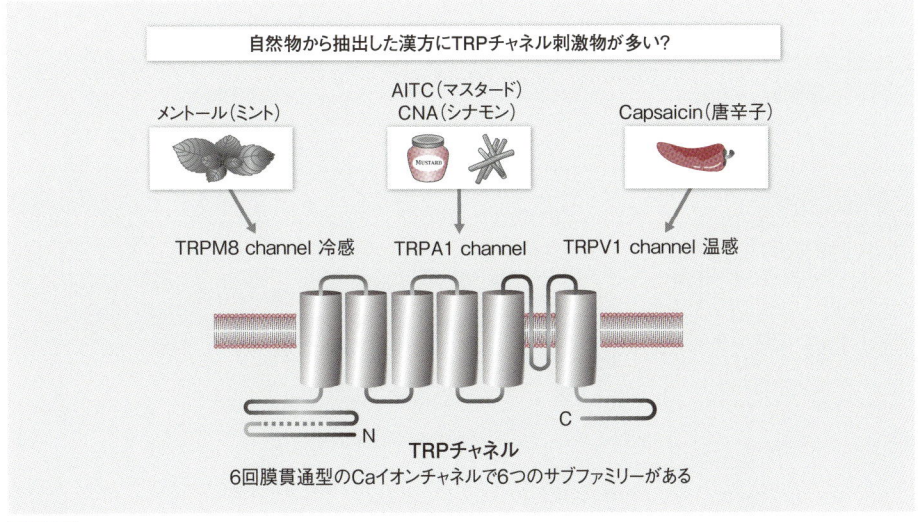

図3　生体センサー Transient Receptor Potential（TRP）チャネルと刺激物

例集積中である．これらの結果が明らかになれば，世界中で牛車腎気丸を併用した大腸がん化学療法が行われることが期待される．最近，オキサリプラチンの神経毒性に関する新たな機序としてTRP（transient Receptor Potential）チャネルの関与が臨床および基礎研究で示唆された．TRPチャネルは温度など生体センサーとして神経組織や上皮細胞にも存在することが報告されており，オキサリプラチンの冷覚過敏に対してTRPチャネルが関与し，牛車腎気丸の薬理作用においてもこのTRPチャネルとの関連が明らかとなることが期待されている（図3）．

■ 安全性

間質性肺炎，肝機能障害などが報告されているが重篤なものはない．

4 半夏瀉心湯

■ 下痢

半夏瀉心湯の構成生薬は，半夏，黄芩，黄連，人参，乾姜など7種類である．イリノテカンによる遅発性下痢発症予防で使用されている．

イリノテカンによる下痢の特徴は，投与開始24時間以内に発現する早期性下痢と，24時間以降とくに投与数日後に発現することが多い遅発性下痢の2種類に分かれる．早期性下痢の原因は，イリノテカンのアセチルコリンエステラーゼ阻害作用により副交感神経が刺激され，腸管運動の亢進，水分吸収阻害が起こり，下痢を起こす機序が特徴的だが，イリノテカンの下痢発生機序にプロスタグランジンE_2も関与している．

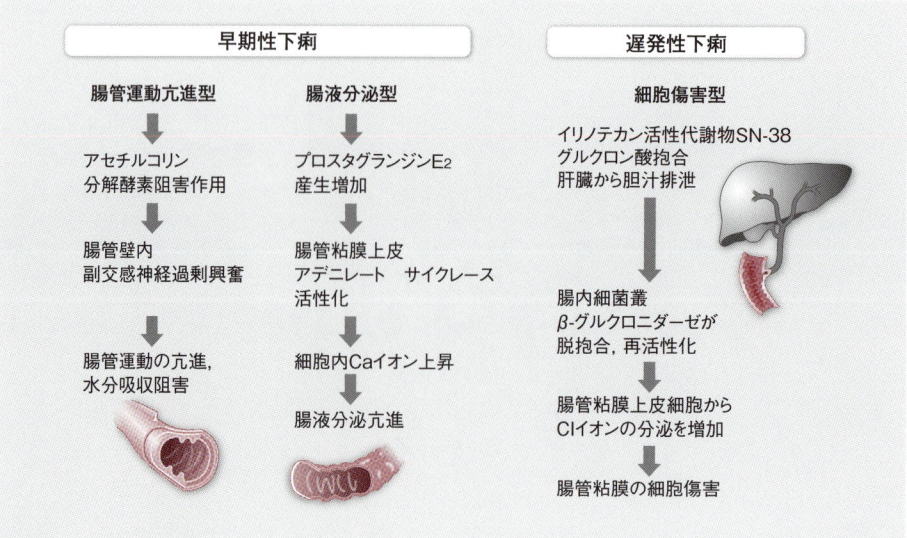

図4 下痢の種類とその発生メカニズム

　プロスタグランジンE_2は腸管粘膜上皮のアデニレート サイクレースを活性化し，細胞内Caイオン濃度を上昇させることによって腸液の分泌を亢進させ，分泌性下痢を起こす（図4）．半夏瀉心湯の黄芩の成分であるオウゴニンや乾姜の成分であるショウガオールはプロスタグランジンE_2を抑制する効果がきわめて強いことから下痢抑制効果の有効成分と考えられている．イリノテカンによる下痢発生でもっとも特徴的なことは遅発性下痢を起こすことで，イリノテカンの活性代謝物SN-38が肝臓でグルクロン酸抱合体となり胆汁排泄され，腸内細菌叢のβ-グルクロニダーゼによって脱抱合され再活性化し，腸管粘膜上皮細胞から濃度依存的にClイオンの分泌を増加させ，これが腸管粘膜の細胞傷害をきたし下痢を起こす．半夏瀉心湯の黄芩の成分フラボノイド配糖体のパイリンには，β-グルクロニダーゼを阻害する活性があるため，活性型の腸管での再活性化を抑え，イリノテカンによる下痢を抑制すると考えられている[17]．したがって，イリノテカンの投与数日前から使用しておく必要があるが，早期下痢では発生してから投与しても効果が期待できる．半夏瀉心湯はイリノテカンの抗腫瘍効果に影響しないことは確認されている[18]．

　また，単盲検前向き試験が行われ，その有効性が確認されている[19]．今後はプラセボ対照の多施設二重盲検試験の実施が期待される．

■口内炎

　化学療法中の口内炎の発症率は使用する抗がん薬の種類によって差がある．オキサリプラチンは10〜20％程度だがイリノテカンでは40％，抗EGFR抗体など分子標的薬を併用することで60％程度まで増加する．発症原因としては，抗がん薬によって

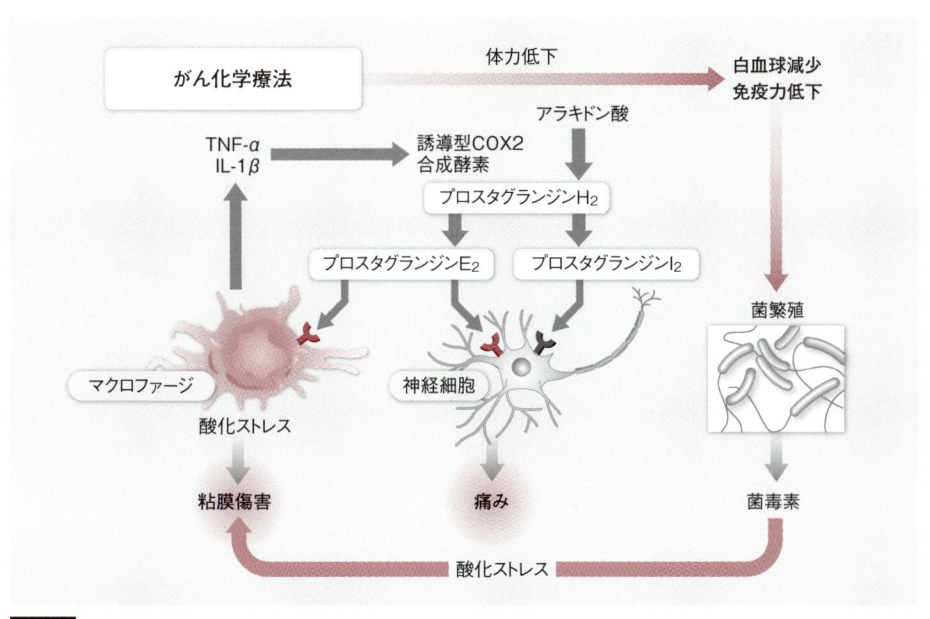

図5 化学療法による口内炎発生メカニズム

　発生する活性酸素による口腔粘膜細胞のDNA障害，各種サイトカインなどによるアポトーシス誘導，各種炎症性プロスタグランジンとくにプロスタグランジンE_2による疼痛出現，宿主の免疫能低下による細菌増殖などがあげられている（図5）．化学療法時の口内炎はQOLを著しく低下させるにもかかわらず，有効な治療手段はほとんどなく，予防的な手法として口腔内清潔や，抗がん薬の口腔内に到達する薬剤濃度を低下させる目的で氷などを口の中に含ませるクライオテラピーが報告されている．治療に関して最近，遺伝子操作で合成したケラチノサイト増殖因子が化学療法に起因する口内炎に対し治療的効果が確認され米国FDAでは承認されたが，わが国では未承認である．そのケラチノサイト増殖因子に関して安全性の面，つまりがん細胞に対する増殖因子となる可能性について十分な検討はなされていないことが危惧されている．

　口内炎による痛みは摂食障害の大きな原因となる．したがって，痛みをコントロールすることが治療における最初の大きな目標となる．口内炎の痛みは感覚神経へのプロスタグランジンE_2の作用で誘発されると考えられているが，半夏瀉心湯は炎症部位のプロスタグランジンE_2を濃度依存的に産生を抑制する効果が報告されており[20, 21]，痛みを早期に減弱させる効果が期待できる．抗がん薬による免疫力低下に伴い，口腔内環境，とくに口腔内細菌叢による二次感染も口内炎増悪への関与が示唆されているが，半夏瀉心湯の構成生薬である黄連の主要成分であるベルベリンは強い抗菌作用を有しており，細菌性細胞障害に対する抑制効果が報告されていることから，口腔内の細菌増殖抑制効果が期待される．そこで，われわれはこれらの局所作用を最大にするために半夏瀉心湯をコップ半分程度の水道水に1包（2.5g）を撹拌し，数回に分けて

1回5秒以上含嗽使用した．痛みが強い部位には直接半夏瀉心湯を塗布することを考案し，大腸がん化学療法中に発生した口内炎に対し嗽て半夏瀉心湯を使用した後ろ向きの臨床試験を行ったところ，期待通りの有効性が確認できた[22]．現在，多施設プラセボ対照前向き二重盲検第Ⅱ相試験（HANGESHA試験）で，胃がん，大腸がん化学療法中に発生する口内炎を予防できるか検証中である．

　本来，服用するのが漢方薬の原則だが，口内炎に関して局所濃度を高める目的で含嗽を行い，化学療法による嘔気がある場合でも治療可能な方法であることから患者に推奨しやすい．また，イリノテカン使用時には服用してもらうことで下痢に対しても効果が期待でき一石二鳥である．潰瘍部分に直接塗布すると最初刺激を感じるが5分ほどで消失し，潰瘍部分の痛みが同時に消失することを筆者も含め多くが経験している．

■ 安全性

偽アルドステロン症，間質性肺炎，肝機能障害などが報告されているが重篤なものはない．

　単一の化学物質の機序から対象疾患が明らかとなる西洋薬と比べて最初に経験則から対象疾患が明らかとなり，しかも多数の化学物質から構成される漢方薬は非常に厳しい立場にある．漢方薬にとって最優先事項は機序解明であり，それなくして世界的な展開は望めない．化学療法の発展は延命効果だけでなく副作用との戦いでもある．漢方薬は有力な武器となることが期待されており，本項ではエビデンス中心に効果を実感できる可能性が高い漢方薬を紹介した．

（河野　透）

■ 参考文献

1) Sakamoto K, et al. : Comparison of characteristics and survival of colorectal cancer between Japanese-Americans in Hawaii and native Japanese in Japan. Dis Colon Rectum 49 (1) : 50-57, 2006.
2) Kono T, et al. : Anti-colitis and -adhesion effects of daikenchuto via endogenous adrenomedullin enhancement in Crohn's disease mouse model. J Crohns Colitis 4 (2) : 161-170, 2010.
3) Kono T, et al. : Exodus of Kampo, traditional Japanese medicine, from the complementary and alternative medicines : is it time yet? Surgery 146 (5) : 837-840, 2009.
4) Kono T, et al. : Colonic vascular conductance increased by Daikenchuto via calcitonin gene-related peptide and receptor-activity modifying protein 1. J Surg Res 150 (1) : 78-84, 2008.
5) Kono T, et al. : Daikenchuto (TU-100) ameliorates colon microvascular dysfunction via endogenous adrenomedullin in Crohn's disease rat model. J Gastroenterol 46 (10) : 1187-1196, 2011.
6) Munekage M, et al. : Pharmacokinetics of daikenchuto, a traditional Japanese medicine (kampo) after single oral administration to healthy Japanese volunteers. Drug Metab Dispos 39 (10) : 1784-1788, 2011.
7) Manabe N, et al. : Effect of daikenchuto (TU-100) on gastrointestinal and colonic transit in humans. Am J Physiol Gastrointest Liver Physiol 298 (6) : G970-975, 2010.

8) Takeda H, et al. : Rikkunshito, an herbal medicine, suppresses cisplatin-induced anorexia in rats via 5-HT2 receptor antagonism. Gastroenterology 134 (7) : 2004-2013, 2008.
9) Kono T, et al. : Efficacy of Goshajinkigan for Peripheral Neurotoxicity of Oxaliplatin in Patients with Advanced or Recurrent Colorectal Cancer. Evid Based Complement Alternat Med doi:10.1093/ecam/nep200, 2009.
10) Kaley TJ, et al. : Therapy of chemotherapy-induced peripheral neuropathy. British journal of haematology 145 (1) : 3-14, 2009.
11) Ali BH Amelioration of oxaliplatin neurotoxicity by drugs in humans and experimental animals : a minireview of recent literature. Basic Clin Pharmacol Toxicol 106 (4) : 272-279, 2009.
12) Andre T, et al. : Oxaliplatin, fluorouracil, and leucovorin as adjuvant treatment for colon cancer. N Engl J Med 350 (23) : 2343-2351, 2004.
13) Park SB, et al. : Neuroprotection for oxaliplatin-induced neurotoxicity: what happened to objective assessment? J Clin Oncol 29 (18) : e553-554; author reply e555-556, 2011.
14) Grothey A, et al. : Intravenous calcium and magnesium for oxaliplatin-induced sensory neurotoxicity in adjuvant colon cancer : NCCTG N04C7. J Clin Oncol 29 (4) : 421-427, 2011.
15) Nishioka M, et al. : The Kampo medicine, Goshajinkigan, prevents neuropathy in patients treated by FOLFOX regimen. Int J Clin Oncol, Springer, 2011.
16) Kono T, et al. : Preventive effect of goshajinkigan on peripheral neurotoxicity of FOLFOX therapy: a placebo-controlled double-blind randomized phase II study (the GONE Study). Jpn J Clin Oncol 39 (12) : 847-849, 2009.
17) Takasuna K, et al. : Protective effects of kampo medicines and baicalin against intestinal toxicity of a new anticancer camptothecin derivative, irinotecan hydrochloride (CPT-11), in rats. Jpn J Cancer Res 86 (10) : 978-984, 1995.
18) Takasuna K, et al. : Optimal antidiarrhea treatment for antitumor agent irinotecan hydrochloride (CPT-11)-induced delayed diarrhea. Cancer Chemother Pharmacol 58 (4) : 494-503, 2006.
19) Mori K, et al, : Preventive effect of Kampo medicine (Hangeshashin-to) against irinotecan-induced diarrhea in advanced non-small-cell lung cancer. Cancer Chemother Pharmacol 51 (5) : 403-406, 2003.
20) Kase Y, et al. : Mechanisms by which Hange-shashin-to reduces prostaglandin E_2 levels. Biol Pharm Bull 21 (12) : 1277-1281, 1998.
21) Kase Y, et al. : The effects of Hange-shashin-to on the content of prostaglandin E_2 and water absorption in the large intestine of rats. Biol Pharm Bull 20 (9) : 954-957, 1997.
22) Kono T, et al. : Topical Application of Hangeshashinto in the Treatment of Chemotherapy-Induced Oral Mucositis. World Journal of Oncology, 1 (6) : 232-235, 2010.

3 漢方医学的視点からみたがん患者が呈する基本的病態

1 わが国のがんの現況と漢方の役割

　わが国では，戦後わずか10年間に感染症による死亡者数は激減し，その後の経済成長に支えられて日本人の平均寿命は飛躍的に延び，人口は超高齢化した．その結果，加齢関連疾患であるがんに罹患し，死亡する人の数は年々増加し，20年後には国民の半数以上ががんで死亡すると予想されている．がんの治療には高額な費用がかかるのみならず，事故や感染症で死亡する場合と比較して，がん自体に加えて治療の副作用や後遺症による苦痛が長期間続き，患者のみならず，患者を取り巻く人々も多大な経済的・時間的・心理的負担を負う．

　さらに高齢者に西洋医学的な攻撃的がん治療を行うと，合併症や後遺症の発現頻度は高くなり，治療で得られる「元気に生活できる期間」は短いため，費用対効果はきわめて低い．一般に，高齢のがん患者には，若年のがん患者に対する治療とは異なる治療法を適用するのが適切である．そこに漢方の出番がある．若年のがん患者にも漢方は有用であるが，高齢者に対するその有用性はさらに大きい．

　がん患者に漢方薬を適用すると，食欲・睡眠・排便・排尿などの自律神経系機能が回復し，生活の質（QOL）が向上して，患者は自立できるようになり，その結果患者にかかわる人々の負担が減少する．近い将来必ず起こる，人口の超高齢化に伴うがん患者の増加によるこのような危機的状況に備えて，漢方を組み入れた統合医療によるがんの治療戦略を準備しておくことは，きわめて重要である．

2 がんの治療に漢方医学が必要な理由

　西洋医学は近年大きく進歩したが，最先端の西洋医学を駆使しても治せない患者は多いが，そのような患者の多くに漢方治療は有用である．また，近年比較臨床試験に基づく漢方薬のエビデンスも徐々に蓄積されてきた．

　西洋医学的標準治療が奏効しない場合に，「医学の限界なので，あきらめてください」

と匙を投げられるのではなく，「西洋医学は無効でも，漢方が有効な場合があるので，いろいろ工夫してみましょう」と言われることは，患者にとっては大きな救いとなる．

わが国では，西洋医学的標準治療が無効となった進行がん患者に対して，多くのがん専門医は当然のように「標準治療はすべて無効となりましたので，今後は緩和ケアを受けてください」と言う．それで自分の役割は終わったものと考え，患者とのかかわりを放棄する．しかし患者や家族の多くは，その時点ではがんに対する積極的な治療をあきらめていない．そのため「がんのバイブル本」やインターネットを探しまわり，助かる方法を求めて漂流する「がん難民」となり，やらずボッタクリのサプリメントやいかがわしい「似非宗教」の被害者となりがちである．

米国では1997年に「医療へのアクセス法（Access to Medical Treatment Act；AMTA）」という法律が成立し，患者が希望する場合に，担当医は患者に最善の治療法を紹介する義務を負うことが規定された．患者の紹介先には，西洋医学的標準治療のみならず，鍼灸，漢方，マッサージ，カイロプラクティック，ヨーガ，気功，アロマセラピー，ホメオパシー，瞑想，祈り，食事療法などのさまざまな治療法が含まれ，それらのリストのなかから，患者にとって最適な治療を医師が紹介する義務が明記されている．そのため，米国の医師は西洋医学以外の治療も積極的に学ぶようになり，とりわけ150時間あまりの鍼灸研修プログラムにより鍼灸師のライセンスを取得して，自ら鍼治療を行おうとする医師が急増している．

患者にとっては，どのような治療法であっても病状が改善すればよいのであり，西洋医学だけで治療してくれという患者は，まずいない．西洋医学に加えあるいは替えて，漢方医学をはじめとするさまざまな治療法を組み合わせた「統合医療」を求めるのは当然である．本項では，統合医療を構成する重要な柱としての漢方診療について述べるが，西洋医学以外にも患者を救える治療法が存在することを忘れてはならない．

3 「癌証」の概念とその治療法

がん患者は，がん自体（転移・浸潤，サイトカインなど）およびがん治療（手術，化学療法，放射線治療，ホルモン療法など）により，全身倦怠・食欲不振などの全身症状や，夜間頻尿，便通異常，疼痛，呼吸困難など多彩な個別症状を呈している（**図1**）．

これらさまざまな症状が複合的に作用した結果，患者は気力と体力が低下し，元気がなくなっている．このような患者では生体防御能（自然治癒力）が低下しているが，筆者はこの状態を「癌証」と名付け，「がんによる生体防御システムの失調状態」ととらえている．

「癌証」では，身体の局所が個別に異常をきたすのではなく，生体活動の中枢である神経・免疫・内分泌のシステムが正常に機能しなくなり，身体の各所に「同時多発的」

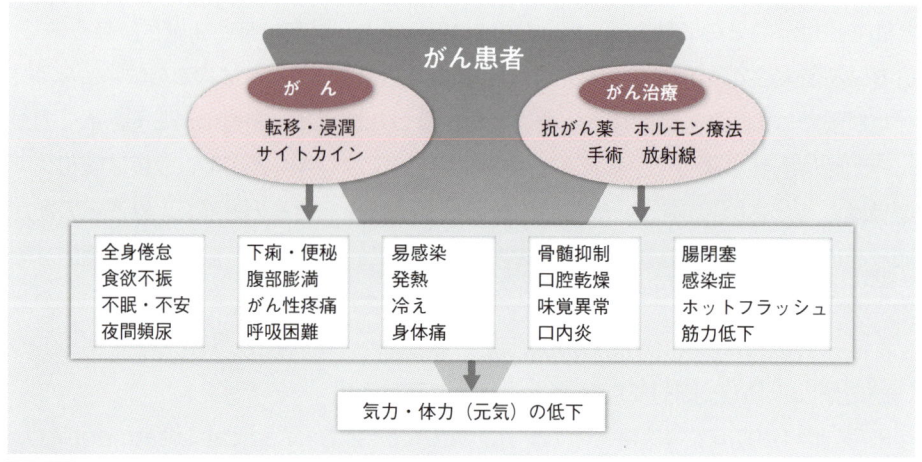

図1 がん患者の呈する基本的病態：『癌証』

に異常が起きる．この場合，まずこれら生体活動の中枢に作用する漢方薬（補剤）を用いて患者の状態を調整すると，多くの症状が相前後して改善してくる．そしてその後に残った個々の症状を，個別に対処するのが得策である．

4 「補剤」とは何か

　補剤とは，がんなどの消耗性疾患や加齢によって気力・体力が低下した患者に有効な漢方薬群である．全身倦怠・食欲不振・便通異常・不眠・無気力・冷え・発熱などの症状を改善し，大病後・がん・がん治療の合併症や後遺症・高齢者・虚弱児・日和見感染症など，さまざまな気力・体力の消耗した状態を改善する．癌証は補剤がもっとも有用性を発揮するターゲットである．

　紀元前3世紀の初め頃に書かれたとされる『傷寒論』に記載された漢方薬の多くは，主としてチフスなどの急性熱性疾患の治療を目的として創薬されたものである．時代が下って宋・元・明の時代（10～13世紀）になると，中国国内の食料生産量が増加し，人民の生活が豊かになり，高齢者が増加し，代謝疾患やがんなどの生活習慣病が増えてきたため，『傷寒論』の漢方薬だけでは対応できなくなり，新たに一連の「補剤」が開発されたと考えられる．

　狭義の補剤はいずれも，身体内の「気」（体内を巡る無形の流体）を補い，「気の巡り」を改善する人参と黄耆（プラス当帰と甘草）を含み，「参耆剤（じんぎざい）」と呼ばれる．これらに加え，補剤は体内の「淀んだ水（水毒）」を処理する「利水生薬」である白朮（蒼朮）や茯苓を含み，さらに各補剤を特徴づけるアクセントとしてのいくつかの生薬により構成されている（**表1**）．補剤のうち，補中益気湯，十全大補湯，人参養栄湯は「三大補剤」と呼ばれ，がん患者の気力と体力を回復させる働きの強い，きわめて重要な漢方薬で

表1 補剤を構成する生薬

漢方薬	基本生薬	利水生薬	アクセントとなる生薬
補中益気湯	人参,黄耆,当帰,甘草	朮,―	柴胡,陳皮,升麻,生姜,大棗
十全大補湯	人参,黄耆,当帰,甘草	朮,茯苓	地黄,桂枝,芍薬,川芎
人参養栄湯	人参,黄耆,当帰,甘草	朮,茯苓	地黄,桂枝,芍薬,陳皮,遠志,五味子
加味帰脾湯	人参,黄耆,当帰,甘草	朮,茯苓	柴胡,竜骨,酸棗仁,山梔子,遠志
清暑益気湯	人参,黄耆,当帰,甘草	朮,茯苓	麦門冬,陳皮,五味子,黄柏
清心蓮子飲	人参,黄耆,当帰,甘草	―,茯苓	麦門冬,地骨皮,黄芩,蓮肉
大防風湯	人参,黄耆,当帰,甘草	朮,―	地黄,芍薬,防風,牛膝,杜仲,附子,羌活,乾姜,川芎,大棗

ある.そのうちの十全大補湯と人参養栄湯には,「血」(体内を巡る赤色の流体) を補い「血の巡り」をよくする「補血薬」である川芎や地黄が加えられている.

補剤の投与によって気と血が補われると,多くの患者でQOLが高まり,質の高い延命が可能となる.さらにときにはがんの進行が緩徐となり,がんと長期間共存し,腫瘍マーカーが減少して腫瘍が縮小し,まれには治癒する患者もいる.

5 西洋医学的抗がん治療と漢方「補剤」の作用点の違い

西洋医学的治療は,直接「病原」(がんや病原微生物)を強力に攻撃するが,同時に副作用や後遺症により患者に障害を与える.そのため,患者の生命力(気力・体力)は低下し,患者は元気がなくなる.一方,漢方治療で用いる補剤の作用は,消化吸収機能を改善して栄養状態を回復させ,同時に免疫系を賦活することにより,間接的に病原を体内から排除する.この場合,患者の生命力は高まり,患者は元気になる(図2).

しかし,実際には,これら両者を適切に組み合わせて治療することが重要であり,どちらか一方に偏するべきではない.このような考え方は感染症においても大切であり,近年,多剤耐性菌が医療現場の脅威となっているが,新しい抗菌薬の開発に血まなこになるだけでなく,補剤により患者の生体防御能を高め,多剤耐性菌に対処することもきわめて有用である.

6 「癌証」に対する補剤の適用法

「癌証」の治療が,がん患者のサポートの基本である.そのための補剤の段階的な適用法を(図3)に示す.

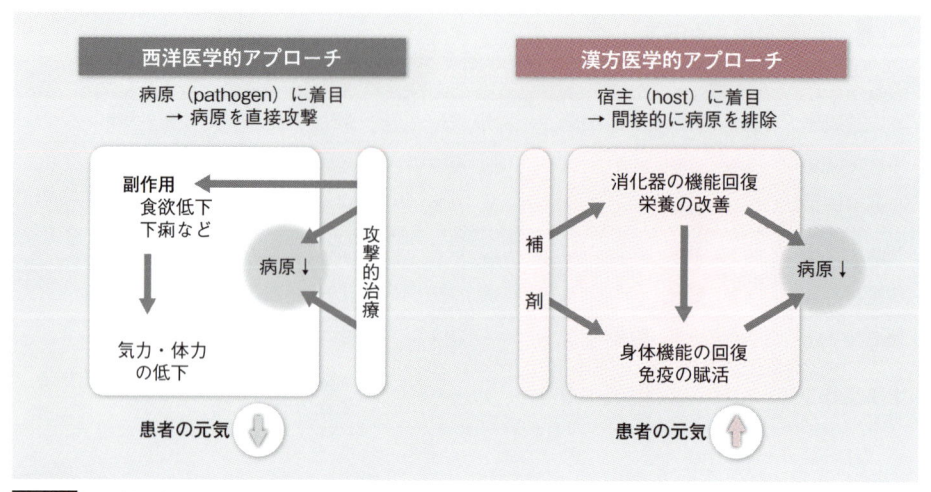

図2 西洋医学と漢方医学の治療のターゲットの違い

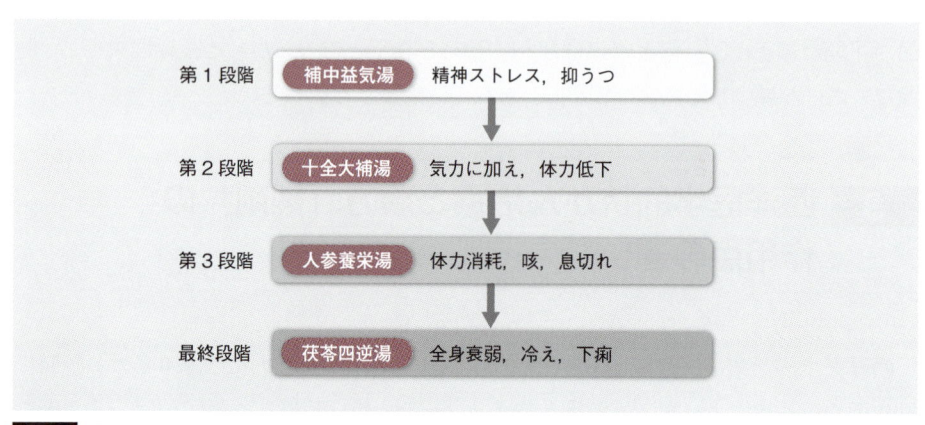

[図: 西洋医学的アプローチ（病原(pathogen)に着目→病原を直接攻撃）と漢方医学的アプローチ（宿主(host)に着目→間接的に病原を排除）の比較]

西洋医学的アプローチ：攻撃的治療→病原↓／副作用（食欲低下，下痢など）→気力・体力の低下→患者の元気↓

漢方医学的アプローチ：補剤→消化器の機能回復・栄養の改善／身体機能の回復・免疫の賦活→病原↓→患者の元気↑

図3 「癌証」の治療（「補剤」の段階的な適用）

- 第1段階　補中益気湯　精神ストレス，抑うつ
- 第2段階　十全大補湯　気力に加え，体力低下
- 第3段階　人参養栄湯　体力消耗，咳，息切れ
- 最終段階　茯苓四逆湯　全身衰弱，冷え，下痢

- **第1段階**：患者ががんと診断・告知され，体力は保たれているが，がんに罹り，きびしい予後を告げられて，精神ストレスにより抑うつ状態となり，気力が低下した状況では，補中益気湯を用いる．
- **第2段階**：がんが徐々に進行し，種々の治療の影響も加わり，気力に加えて体力も低下した状況では，十全大補湯を用いる．
- **第3段階**：さらに栄養状態が悪化して筋力も低下し，咳や労作時の息切れなどの呼吸器症状がみられるようになった状況では，人参養栄湯を用いる．
- **第4（最終）段階**：全身的に衰弱し，1日の大半を臥床して過ごし，下痢や冷えが強くなった状況では，補剤に準じた『傷寒論』所載の漢方薬である茯苓四逆湯を用いる〔茯苓四逆湯はエキス剤がないため，煎じ薬を用いる．各生薬の1日量は，茯苓4g，人参3g，甘草3g，乾姜3g，炮附子3g（附子の量は冷えの程度に応じて増減）〕．実際の臨床では当初選択した補剤を2〜4週間投与した後に診察し，患者の反応に

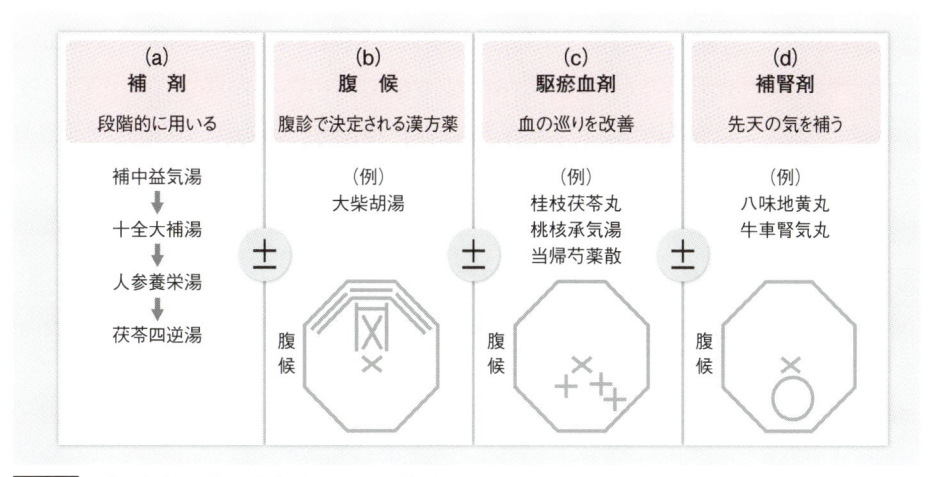

図4 がん患者の漢方治療（選択して併用）

基づいて補剤を変更して，最適な補剤を決定する．

7 がん患者に対する漢方薬の投与法

がん患者に対する漢方治療は，図4に示すa〜dの各グループの漢方薬のなかから，単独で，あるいはいくつかを選択し組み合わせて行う．

■補剤

補剤が基本であるが，治療によりがんが消滅した場合や，「癌証」が目立たずほかの症状が主訴となっている場合は，補剤以外の漢方薬を用いる．たとえば抗がん薬の副作用である手足のしびれが主訴の場合は補剤を用いずに牛車腎気丸を単独で，あるいは芍薬甘草湯や附子末と併用して用い，帯状疱疹後神経痛が主訴の場合は葛根湯など太陽病の漢方薬のいずれかを選択して単独で用いる場合がある．

■腹診を主体とする漢方的診断で決定される漢方薬

漢方医学ではさまざまな診断方法を行うが，そのうちとくに腹診による「腹候」に基づいて決定される漢方薬を用いる．

■駆瘀血剤

がん患者の多くは，全身の血の巡りが悪い「瘀血」の状態を呈している．血の巡りをよくする，桂枝茯苓丸，桃核承気湯，当帰芍薬散などの「駆瘀血剤」を，患者に応じて選択して併用すると，効果発現が速やかである．

■ 補腎剤

がん患者では「先天の気（親から受け継いだ生命エネルギー）」が枯渇した「腎虚」を伴う場合が多く，八味地黄丸や牛車腎気丸などの「補腎剤」で先天の気を補うと，治療効果が高まる．

8 がん患者の症状緩和における「次の一手」としての漢方薬

がん患者の症状緩和のために，西洋医学的に症状緩和をまず行うべきであることは当然であり，がん性疼痛に対する（NSAIDs＋オピオイド）などは必須であるが，症状緩和に西洋医学的治療が無効なことは少なくない．その際に「次の一手」として漢方治療を行うと，多くの患者で症状は改善する．漢方治療としては，まず（補剤＋α）を投与して，患者の全身状態を調整し，患者を元気にする．次に個別症状に対しては，患者の病態に応じてそれぞれ適切な漢方薬を決定して投与すると，多くの症状を軽快させることができる．

9 漢方使用の著効例

「がん患者の呈する基本的病態」とそれに対する漢方医学的対応をより具体的に理解していただくために，以下に8症例を提示する．これら以外の症状や病態であっても，漢方治療で改善されるものは非常に多い．ここではそれぞれの患者に対する漢方薬の選択根拠は示していないが，詳細は参考文献としてあげた筆者らの症例報告を参照されたい[1～8]．

■ 症例1：進行胃がんに伴う抑うつ状態に
　　　　　［補中益気湯＋牛車腎気丸］

74歳男性．35年前に胃がんで，幽門側胃切除術．3年前に残胃がんと診断され，残胃全摘術を受けた．10ヵ月前から，腫瘍マーカー CEA が増加し，CTで後腹膜リンパ節転移と診断された．抗がん薬を投与されたが，抑うつ状態となり，笑わず，しゃべらず，テレビも新聞も見ず，外出もしなくなった．副作用のため2ヵ月で抗がん薬を中止し，担当医から緩和医療を勧められた．近医精神科を受診し，「適応障害」の診断で，向精神薬は用いず，補中益気湯のみを投与されたところ，翌日から顔色がよくなり，外出して散髪に出かけ，鼻歌を歌い始めた．補中益気湯の顕著な効果に驚いた精神科医から紹介されて当科を受診した．超音波検査では，後腹膜転移リンパ節が一塊となり，上腹部に

径12cmの腫瘤を形成していた．補中益気湯の服用後に食欲はやや回復し，お粥を食べていた．[補中益気湯1包3回＋牛車腎気丸1包1回]を投与し，健康食品の「カイジ顆粒（中国では抗がん生薬として認可）」20g/日をサプリメントとして併用したところ，腹痛はなくなり，非常に元気になって，普通のご飯が食べられ，3ヵ月後には体重は3kg増え，CEAは191から119（ng/mL）に減少したが，その2ヵ月後に肺炎で死亡した．

■症例2：進行膵がんの乳糜腹水とがん性腹膜炎に
　　　　　[小柴胡湯＋十全大補湯]

　55歳男性．膵体部がんで膵体尾部切除術後，1年間ゲムシタビンを投与されたが，黄疸が出現し，ステントによる内瘻化術を受けた．ゲムシタビン耐性と判断され，TS-1（80mg/日）を投与されるも，乳糜腹水が貯留し，無効と判断されて2ヵ月で化学療法が中止されたため，漢方治療を希望して受診した．〔（十全大補湯＋小柴胡湯）3回，牛車腎気丸2包1回〕を投与．7週間後，食欲は旺盛となり，腹水は消失し，体重は48.5kgから55kgまで増加し，腫瘍マーカーは著明に減少した（CEA：8.0→6.1，CA19-9：22,776→1,254，Span 1：4,300→390）．4ヵ月後，体重は57.5kgに増加し，普通の生活ができていたが，腫瘍マーカーはやや増加した．7ヵ月後，腫瘍マーカーはさらに増加し，心窩部膨満と嘔吐が出現した．上部消化管造影にて，胃前庭部〜十二指腸の壁外浸潤による狭窄と診断された．その後，紹介元の病院で胃空腸バイパス術を受けて摂食可能となったが，がん性腹膜炎のため1ヵ月ほどで死亡した．

■症例3：食道がん術後，多発転移による呼吸不全に
　　　　　[人参養栄湯＋牛車腎気丸]

　49歳男性．4年前に低分化食道扁平上皮がんと診断され，噴門部切除術を受けた．UFTを投与されるも，1年半後に頸部リンパ節転移が出現し，廓清術後，放射線化学療法を受けた．その後も肺転移，胸膜播種，がん性胸膜炎などが出現し，さまざまなレジメンの化学療法を反復した．3ヵ月前にがん性リンパ管症を発症し，全身の浮腫，咳，呼吸困難が強く，オキシコドン＋コデインを投与され，酸素療法を受けながら，漢方サポート外来を受診した．〔（人参養栄湯1包＋牛車腎気丸1包）3回，桂枝茯苓丸2包1回〕を投与したところ，2週間で体重が6kg減って浮腫はなくなり，呼吸困難が軽快し，労作が楽になった．以前常時あった黄色の痰は1日3回程度に激減し，咳もなくなった．2ヵ月で酸素投与が不要となり，食欲も回復し，ハワイとドバイへそれぞれ1週間，最後の家族旅行を楽しむことができた．その3ヵ月後に，がんに伴うPTHrP産生による高カルシウム血症と呼吸不全で死亡した．

■症例4：子宮がん術後の帯状疱疹後神経痛に[葛根湯]

　72歳女性．半年前に子宮体がんの診断で，準広汎子宮全摘，子宮付属器切除，骨盤

内リンパ節廓清術を受けた後，右胸部〜腋窩にかけて（右Th3-4領域）の帯状疱疹が出現した．帯状疱疹は治癒したが，4ヵ月後にも帯状疱疹後神経痛が残り，右腕が水平位までしか挙上できなくなり，夜間痛みで覚醒するため，漢方サポート外来を受診した．［葛根湯］を投与開始後，速やかに痛みは軽快し，1ヵ月ほどで右上肢がほぼ垂直に挙上できるまで改善した．初診時に冷たかった右上肢と右肩は温かくなった．その後ときどきチクチクする帯状疱疹後神経痛を感じるため，葛根湯の服用を続け，約1年で完治した．

■症例5：中咽頭がん放射線治療後の口腔乾燥に ［麦門冬湯＋桂枝茯苓丸］

56歳女性．2年前に中咽頭がんIV期（T1N2bM0）と診断され，放射線治療（60Gy）を受けた後，唾液分泌障害が出現した．その半年後に化学療法（CDDP/5-FU）を4コース受けた．唾液は粘稠で，就寝中に何度も水を飲み，また食事や会話をするときにも，ペットボトルの水が手放せず，常に歯周病と齲歯があり，気が滅入り，何もする気が起きなかった．1年半口腔外科で十全大補湯を投与されたが効果なく，漢方サポート外来に紹介された．［麦門冬湯1包＋桂枝茯苓丸1包］を1日3回投与したところ，3週間ほどで唾液がでているのを自覚し，水なしでポテトチップスが食べられるようになった．2ヵ月後に口腔乾燥はさらに改善し，夜中に起きて水を飲むことはなくなり，気分が晴れ晴れして，家の掃除をする気になり，食欲が出て体重は3kg増加した．

■症例6：乳がん術後のホルモン療法による更年期様症状に ［加味逍遙散＋桂枝茯苓丸］

54歳女性．3年前に右乳がん，1年前に左乳がんの手術を受けた後，タモキシフェンを服用したが，半年後から昼も夜も2時間ごとにホットフラッシュが起きて大量に発汗し，しばしば着替えが必要となったため，漢方サポート外来に紹介された．［加味逍遙散＋桂枝茯苓丸］を1日3回投与したところ，3週間で発汗は著明に軽減した．外出中に着替える必要はなくなり，夜間発汗のため起きる回数が減った．6週間後，漢方薬を中断してもホットフラッシュは起こらなくなり，漢方治療を終了した．

■症例7：乳がん術後のパクリタキセルによる足のしびれに ［牛車腎気丸＋桂枝茯苓丸］

65歳女性．左乳がんの術後4ヵ月目から7ヵ月間パクリタキセルを投与された．その後，アナストロゾールを服用し，ほかの抗がん薬で治療中に，両足のしびれが出現し，米粒を踏んでも激痛が走るような痛覚過敏を伴った．4ヵ月後に漢方サポート外来を受診した．［牛車腎気丸1包3回＋桂枝茯苓丸1包1回］を投与した3日後に足の痛みが6/10に軽快し，足のしびれは分散して足底部の痛覚過敏がなくなり，疲れず

に早く歩けるようになった．2ヵ月後に足の痛みはなくなり，下肢の浮腫は軽快して，体重は2kg減少した．3ヵ月後に下肢のしびれと浮腫がなくなり，漢方治療を終了した．

■ 症例8：直腸がんに対する放射線直腸炎による便失禁に ［補中益気湯＋牛車腎気丸］

　73歳男性．3年前中部直腸の長径5cmの早期直腸がんに対し，某大学病院で内視鏡的粘膜切除術を受けたが，広汎な粘膜下浸潤があり，水平断端にもがんが遺残していたため，放射線治療（50.4 Gy）＋化学療法（ドキシフルリジン 800mg×6週間）を受けた．その後，食欲がなく，夜間尿3回と1日2～3回の下痢便を呈し，しばしば通勤途中に便意を催して失禁するため，当院消化器内科を受診した．内科的治療が無効のため，漢方サポート外来に紹介された．［補中益気湯1包3回＋牛車腎気丸1包1回］を投与したところ，食欲が出て食事摂取量が増え，便は太くなり，快便になった．4ヵ月後に便通は非常に好調で，普通便2回となった．睡眠もよくなり，夜間尿は1回に減った．1年間の投薬後に治療終了とした．

　がんとの闘いは総力戦である．診療の初期の段階における診断と治療のために西洋医学がきわめて有用であることは当然であるが，長い闘病生活においてがんと闘うための武器を西洋医学に限定する必要はまったくない．本項で論じたように，数千年前に中国で誕生し，わが国の多くの優れた医師により数百年をかけてバージョンアップされた漢方医学は，近年急速にその有用性が明らかにされている．がんと闘うために，わが国の国民的財産である漢方の知恵を使わない手はない．

（星野惠津夫／井上美貴／網谷真理恵／行実知昭／徳原　真）

■ 参考文献

1) 星野惠津夫：癌研有明病院漢方サポート外来 (23)［症例57］．漢方の臨床，58 (2)：279-288, 2011.
2) 星野惠津夫：癌研有明病院漢方サポート外来 (18)［症例42］．漢方の臨床，56 (11)：1892-1899, 2009.
3) 星野惠津夫：癌研有明病院漢方サポート外来 (10)［症例20］．漢方の臨床，55 (3)：427-436, 2008.
4) 星野惠津夫：癌研有明病院漢方サポート外来 (11)［症例21］．漢方の臨床，55 (7)：1033-1041, 2008.
5) 星野惠津夫：癌研有明病院漢方サポート外来 (6)［症例12］．漢方の臨床，54 (9)：1442-1448, 2007.
6) 星野惠津夫：癌研有明病院漢方サポート外来 (24)［症例61］．漢方の臨床，58 (12)：2404-2414, 2011.
7) 星野惠津夫：癌研有明病院漢方サポート外来 (7)［症例13］．漢方の臨床，54 (10)：1571-1576, 2007.
8) 星野惠津夫：癌研有明病院漢方サポート外来 (9)［症例17］．漢方の臨床，55 (2)：271-277, 2008.
9) 星野惠津夫：漢方で劇的に変わるがん治療．学びやブックシリーズ，明治書院，東京，2010.
10) 星野惠津夫：がん研有明病院で今起きている漢方によるがん治療の奇蹟．海竜社，東京，2013.

④ がん領域における漢方処方の組み立て方
―診察の基本から処方のコツまで―

　漢方医学は，これまで卒前教育に組み込まれておらず臨床の現場で自ら学ぶ以外に習得することはできなかった．また，使用される用語が漢方医学特有の聞き慣れない用語であり，表現が伝統的なために理解に時間を要した．本項では，がん領域における漢方を実践するうえで，漢方医学的な発想と思考回路を理解することに重点を置いてまとめることとした．これまでの伝統的な表現を極力避け，実臨床で使われている言葉を使いながら，漢方医学を説明するため，伝統医学である漢方医学の表現と一致しない部分もあることをご容赦いただきたい．また，生薬に関する使用方法については漢方専門医にゆだねることとし，ここでは漢方エキス製剤を中心にまとめることとする．漢方医学の習得については，成書[1〜4]を参照されたい．

1　どうして，漢方医学理論が必要なのか？

　西洋医学による臨床治療に漢方医学を活用するためには，ある程度知識が必要となる．それは漢方医学による診断に関する知識である．漢方医学理論を理解し診断が正しければ，治療結果も期待できる．もし治療結果が思い通りでなかったとしても，2nd line，3rd line を選択することができる．現在，漢方薬の科学的証明が進むなかで，あえて漢方医学の理論を解説するのは，今後起こりうる副作用の発現頻度をできるだけ抑えるためである．C型肝炎および肝硬変症例へ小柴胡湯を病名投与したことで死亡例を経験した日本の医学界は，二度と同じ過ちを犯してはならないからである．そのためには薬理学的使用と同時に，古来より実経験により積み上げられた漢方薬の安全な使用方法を理解すべきである．そのために，最低限の漢方医学に対する知識が必要となる．「漢方療法のリスクマネジメント」(p.136) も参照されたい．

2 漢方の診察

　漢方の診察は，血液検査，尿検査などの臨床検査法，胸腹部レントゲン撮影，CT検査などの放射線検査法などの科学的診断方法がない時代に確立された．このため現代医学で行われている多くの診断方法を使うことなく，診察が進められていく．西洋医学において初診患者に行っている問診項目，診察所見には漢方の診察項目が多く含まれているので，ここではがん領域における大切な所見だけをまとめた．

■ 患者のADLを「虚実」で表現する

　漢方医学で用いられる「虚実」をがん患者の全身状態として活用する場合，現代医学で用いられるADLにおきかえると理解しやすい．一般にBerthel Index, Functional Independence Measure(FIM), MOS Shot Form 36-Item Health Survey(SF-36), Performance Status(PS)といった指標により評価されているADLであるが，がん診療においてはPSが最もわかりやすく簡便である（表1）．

● Performance status（PS）を用いて「虚実」を理解する

- Eastern Cooperative Oncology Group (ECCOG)が作成したPSはがん化学療法効果判定基準に活用されている．National Cancer Institude-Common Toxicity Criteria (NCI-CTC version 2.0)の機能状態尺度としてPerformance Status Criteria, Karnofsky, Lanskyが用いられる (http://www.jcog.jp/)．
- がん治療においては，がんの進行状態を客観的に診断し，それぞれの状態に適応される治療方法がガイドラインにのっとり進められる．しかし，必ず治療を受けるがん患者の全身状態を考慮する必要があり，ガイドラインからは手術適応と判断されたとしても，患者の状態や合併症によりPSが3～4の場合には治療方法を変更し，化学療法や緩和医療が選択されることがある．このことからも患者の全身状態を把握するためには，PSを用いるとわかりやすく，経時的変化についても評価が可能である．

表1 活動状態 (Performance status；PS) ―固形癌化学療法直接効果判定基準―

PS 0	無症状で社会活動ができ，制限を受けることなく，発病前と同等に振る舞える
PS 1	軽度の症状があり，肉体的労働は制限を受けるが，歩行，軽労働や座業はできる．たとえば軽い家事，事務など．
PS 2	歩行や身の回りのことはできるが，ときに少し介助がいることもある．軽労働はできないが，日中の50％以上は起居している．
PS 3	身の回りのある程度のことはできるが，しばしば介助がいり，日中の50％以上は就床している．
PS 4	身の回りのことができず，常に介助がいり，終日就床を必要としている．

全身状態を総合的に評価するうえで簡便かつ有用な指標としてよく用いられる．
(Eastern Cooperative Oncology Group活動状態スコア)

- 漢方医学にある「虚実」は概念として難しく，理解が困難である．現在，最も広く受け入れられているのは，①基本的な体力あるいは体格，②疾病に対する反応，の2つを指標とした分類である．基本的な体力・体格がある人（実）は疾病によって体力が失われても，回復することができるが，基本的体力・体格がない人（虚）は疾病によって体力が失われると，回復することができない．
- 治療によりPS 0→1，PS2→3とPSが低下した状態を漢方医学では「虚」と考える．つまり，治療によりPSが低下した場合は，「基本的な体力・体格がない」方向へ進んだことになる．この状態を「虚」と診断し，「虚証」という．
- 「虚証」には，「気虚」，「血虚」，「水毒」がある．
- 短期的（急性）な変化としてPSが低下した場合は，判断しやすい．長期的（慢性）にPSが変化していくのは経時的あるいは加齢的変化であるので，これについても同様に「虚証」へ移行していると考えてよい．化学療法などで一時的にPSが低下したが，副作用から脱し，回復した場合はPS 0となる．この場合は，基本的な体力・体格について診断することとなる．

■ 患者の病態を「気血水」で把握する

消化器系の障害や循環器系の障害をさまざまな臨床所見から把握する．食欲や便通の状態，精神状態，睡眠，女性は月経に関することなど，日常生活での体調や肌の乾燥，浮腫，爪や皮膚の状態など，多くの情報から患者の病態を把握していく．この過程は西洋医学でも漢方医学でも同様である．ここでは，これまで臓器別，生理機能別に分類して把握した病態を漢方医学の診断基準である「気血水」を用いて整理していく．

● 問診

がん治療によって患者にはなんらかの変化が起こっている．しかし，短い外来診療時間内ではそれを聞き出すのは困難である．すでに行っている日常診療の場での情報から漢方的診断ができるものを拾い上げていく（**表2**）．

- 病状，病歴，既往歴，家族歴などを聴取していく過程は，西洋医学と同様である．このとき患者の声の調子からも情報を得ることができる．声が小さい，か細い，張りがないなどは，「虚」の状態と考える．声が大きい，太い，張りがあるなどは「実」の状態と考える．がん診療において重要な出来事を伝えるときに医療従事者はコミュニケーションを工夫するが，患者の話し方，話の内容，話を進めるスピードなどからも多くの情報を収集していくことを心がける必要がある．
- 「気」について
  ①食事摂取の状態や便通異常などは必ず聴取されている情報だろう．栄養状態や胃腸の状態を漢方医学では「気」の状態として把握する．
  ②気分が悪い，気力が湧かないなど，精神的状態，睡眠について，漢方医学では「気」の状態として把握する．

	治療後	証
陰陽	新陳代謝低下状態	陰
虚実	治療による負担あり	虚
表裏	深部臓器（消化器）	裏
寒熱	食欲低下，体がだるい	寒

治療前 ──────────→ 治療後

図1 治療による「証」の変化

表2 問診項目の漢方医学的まとめ

症状	漢方医学的所見
栄養状態	気
消化管症状	気
精神的症状	気
睡眠に関する症状	気
観血的治療後	血
貧血，骨髄抑制など	血
女性ホルモンに関連する症状	血
3rd space に貯留する浮腫	水
水様性鼻汁，嘔吐，水様性下痢，めまい，乗り物酔いなど	水

- 「血」について
  ① 外科手術，内視鏡治療など観血的治療の後は，少なからず血腫などが生じる．化学療法，放射線治療により貧血や骨髄抑制が生じる．このような状態を漢方医学では「血」の状態として把握する．
  ② 月経，妊娠，出産，閉経期などの女性ホルモンに関連する症状は，漢方医学では「血」の状態として把握する．
- 「水」について
  ① 胸水貯留，腹水貯留，下肢浮腫などの3rd spaceに水分が貯留している状態を漢方医学では「水」の状態として把握する．
  ② 水様性鼻汁，嘔吐，水様性下痢などやめまい，乗り物酔いなどは，漢方医学では「水」の状態として把握する．
- ● 視診
  身体所見から得られる情報のなかで，漢方医学から活用できるものがある．がん診療が入院患者ばかりでなく，外来診療，在宅医療まで広がっているなかで，聴診器な

どの医療機器を使わないで診断する方法は非常に有用である．

- 外来診療においては診察室へ入ってきたときの患者の様子から，多くのことを察知する．顔の表情や行動，問診に対する態度などから患者の精神的状態や肉体的状態に関する情報を得ている．問診で説明した「虚実」を判断するときに最も必要となる情報である．ただ，定量化することは困難であるため，ADLを用いて評価し定量化する．

- **舌の所見**：舌質と舌苔を診る．舌の辺縁に歯の圧痕がついている場合は，「虚」の状態と考える．舌に苔がある場合は，苔の色と厚味を観察する．舌にできる苔は，口腔内の唾液のpH，唾液分泌量，微生物叢，糸状乳頭の状態によっても異なる．色は白→黄色となるにつれてだんだんと厚くなる傾向にある．苔がある場合は，消化機能の低下（気虚）を考慮する．

● 触診

漢方医学では，急性期を把握するために脈の所見，慢性期を把握するために腹部所見から情報を得る．実際の所見の取り方は実技指導が必要となるので詳細は成書を参照されたい．

- **脈の所見（脈診，表3）**：脈拍数とリズムを診ることはあるが，それ以上の情報を得ることは少ない．漢方医学では細かく脈診の取り方を説明しているが，がん診療に漢方医学的な脈診を取り入れる場合，終末期の予後を探る場合に役立つ．一度でも最期を看取った経験がある医療従事者であればだれでも知っている事実であるが，補液などを行うも循環系を補助する薬剤を投与していない状態では，脈拍数が徐々に減り，リズムが乱れ最後を迎える．この場合は，脈を触れること自体が困難である（脈が沈，小，遅，虚，）．これより数時間前の状態では，脈は触れにくくなっており探してもなかなか見つからない（脈が沈，小，虚）．半日あるいは数日前では，脈は触れることができるが，少し強く押すとすぐにつぶれてしまう（脈は浮あるいは沈，大あるいは小，虚）．この経時的変化を意識しながら脈を診ることにより患者の状態を把握することができる．ただ，西洋医学ではこの過程を表現する言葉がないために診療録への記載が難しい．

- **腹部所見**：西洋医学で行う診察方法は，肝臓の腫大や腫瘤の触知，急性疾患における腹膜刺激症状のように，臓器を触知し腹膜反射を確認しながら診察をすすめていく．わが国で発達した伝統医学である漢方医学の大きな特徴は，中国で発展した中医学，韓国で発展した韓医学とは異なり，腹部所見から多くの情報を収集することである．その診察スタイルは独特で，最も異なるのが診察するときの体位である．一般に患者の両下肢を伸ばしたまま仰臥位に寝かせ，診察を行う．特徴的な所見は，心下痞鞕，胸脇苦満（心窩部より季肋部にかけての苦満感ならびに抵抗，圧痛），腹直筋攣急，腹部動悸，瘀血，小腹不仁などである．

表3 脈の所見

脈	所見	脈の特徴
浮脈	皮膚から血管までの距離が近く感じる脈	皮下に血管が浮いているようで，指を軽くあてるだけですぐにはっきりと触れる脈
沈脈	皮膚から血管までの距離が深く感じる脈	指を軽くあてただけでは拍動を触れず，深く圧迫してはじめて触れる脈
大脈	血管の直径が太い脈	大きな幅広い脈
小脈	血管の直径が細い脈	幅の狭い脈
実脈	はっきりと血管の輪郭がわかる脈で血管の壁が厚く感じる脈，弾力がある．	力のある脈．按圧している指の力強く押し返してくる脈であり，強く按圧しても消失しない
虚脈	血管の存在がはっきりしない脈で，血管の壁が薄く感じる脈．弾力がない．静脈のようなかたさとして触れる．	力のない脈．按圧している指を押し返す力の弱い脈であり，強く按圧すると消失する
緊脈	拍動の強弱がはっきりとしている．血圧が高い傾向にある．	張りのある脈．ぴーんと引っ張った弓の弦を張ったような脈管の性状が緊張しているもの
緩脈	拍動の強弱がはっきりせず，なだらかな脈波の曲線を描く．血圧は低い傾向にある．	ゆったりした脈．脈管の緊張がそれほど強くなく，穏やかなもの
滑脈	収縮期圧と拡張期圧の較差がはっきりしている脈	なめらかな脈．脈波の伝播が玉を転がすようにスムーズなもの
渋脈	収縮期圧と拡張期圧の較差がはっきりしない脈	渋滞している脈．脈波の伝播が遅く，ドロドロと流れる脈
数脈	―	速い脈．医師の一呼吸間に患者の脈が6回以上の場合，およそ1分間に90回以上
遅脈	―	遅い脈．医師の一呼吸間に患者の脈が4回以下でおよそ1分間に60回以下
結滞	不整脈	

（文献4）より作成）

3 漢方の診断

漢方の診断は，「証」「虚実」「表裏」「寒熱」「六病位」「気血水」という理論にのっとり行われる．しかし，どれも理解するのに難しく混乱を生じるため，がんに対する漢方治療[4]では「虚実」「気血水」理論を用いると理解しやすい（**表4**，**5**）．その他，漢方医学の理論に関しては成書を参照されたい．

気　虚

- がん悪液質による食思不振，化学療法の副作用による食欲低下，長期治療による全身倦怠感（気分が悪い，食後眠くなる，体がだるい，疲れやすい）や精神的負担（元気がない，やる気が出ない）による経口摂取の減少のような状態を「気虚」と呼ぶ．

表4 虚実

	実	虚
体型	筋肉質	やせ型，水太り，虚弱体質
栄養状態	良好	不良
活動性（performance status）	0	1, 2, 3, 4
性質	活動的，明るい，充実している	消極的，暗い，不足している
皮膚	つやがある，張りがある	乾燥している，くすんでいる
食欲	旺盛，肉食系	小食，草食系
便通	便秘傾向	下痢傾向
季節への対応	順応	夏ばて，寒さに弱い，かぜを引きやすい
声	大きい，力強い	小さい，弱々しい
侵襲	手術前，化学療法前，放射線治療前	手術後，化学療法後，放射線治療後

表5 気血水

気	血	水
●生命活動のエネルギー ●体を巡るもので目に見えないもの	●生命活動を行うエネルギーで赤色の液体 ●体を巡るもので目に見えるもの（赤い液体）	●生命活動を行うエネルギーで無色の液体 ●体を巡るもので目に見えるもの（透明の液体）
気虚	**血虚**	**水毒**
●「気」の絶対量の不足 ●「気」の産生低下 ●「気」の消費亢進 ●肉体的（元気）ストレス（負担）がある状態 ●精神的（気分）ストレス（負担）がある状態 ●消化機能（消化管，肝臓，胆嚢，膵臓，腎臓）が低下した状態	●「血（赤い液体）」の絶対量の不足 ●「血（赤い液体）」の産生低下 ●「血（赤い液体）」の消費亢進	●「水（透明の液体）」の絶対量の不足 ●「水（透明の液体）」の産生低下 ●「水（透明の液体）」の消費亢進 ●「水（透明の液体）」が体を巡る方向が逆行性，あるいは巡らず，うっ滞している状態
気鬱	**瘀血**	
●「気」が体を巡らず，うっ滞している状態 例：喉に何か〔＝「気」〕が詰まっているような感じで，咽頭違和感，嚥下障害などの状態	●「血（赤い液体）」が体を巡らず，うっ滞している状態（循環障害） 例：明らかな出血を伴わない打撲や痔疾患，下肢静脈瘤などの状態	―
気逆		
●「気」が体を巡らず，逆方向へ流れている状態 例：ホットフラッシュ，のぼせなど蒸気が下から上へあがるように「気」が首からあがり，顔が紅くなり火照り，眩暈や動悸などを伴うが，下半身は冷えている状態	―	―

- 気虚とは気そのものが弱まり種々の機能が低下している，いわゆる元気のなくなった状態である．「気」＝「消化器」と考え，口腔，食道，胃，小腸，大腸，肝臓，胆囊，脾臓，膵臓などの臓器障害による症状をすべて含む．これにはがんと診断されたことによる精神的負担による食欲低下，術後の全身衰弱による食事摂取量減少，補助療法の副作用による経口摂取不良などの病態も含まれることから，「気」＝「高次脳機能」をこれに加える．
- 気虚の診断がついた場合，その程度を評価することとなる．この場合にはADLの評価方法やNCI-CTCAE，NCCN腫瘍学臨床実践ガイドライン「がんに伴う倦怠感」におけるスクリーニングや活動状態（PS）を参考に評価を行うとよい．

■ 気 鬱

- 緩和ケアにおけるメンタルケアは大切な要素の1つである．がんと診断されたことを知ったときに受けるストレスは，がん患者のみならず，家族にも大きく影響する．この精神的ストレスによる変化のなかで起こる気分の落ち込み，やる気のなさ，睡眠障害などの症状を「気鬱」とよぶ．
- 気鬱とは気の流れが停滞することである．気鬱とは精神的な変動を意味するため，がんによる精神状態の変化はすべて気鬱としてとらえることができる．

■ 気 逆

- 西洋医学で説明しづらい症状の1つである．のぼせという症状になって現れる．
- 気逆とは気の流れる方向が順方向でないことである．気が頭の方向へ向かうために頭痛，頭重感，のぼせ，動悸などが起こると考える．

■ 血 虚

- 消耗性疾患による貧血，周術期の出血に伴う貧血や化学療法，放射線療法の副作用に伴う骨髄抑制や栄養不良に伴う貧血など顔色が悪い状態や立ちくらみ，疲れやすいなどの症状を「血虚」という．血虚とは血液が不足していること，つまり貧血および低栄養を意味する．化学療法による脱毛や皮膚に潤いがなくかさつく，四肢末端の皮膚障害，爪の障害も含まれる．
- 一般的に，貧血症状として「易疲労感，めまい，耳鳴り，頭痛，動悸，息切れ，顔面蒼白など」は，すべて「血虚」であろうか？「易疲労感」は気虚としてとらえられる場合もある．「めまい，耳鳴り，頭痛，息切れ」は水毒の症状，「動悸」を気逆と考えると，唯一「顔面蒼白」だけが血虚にあたる．このことから西洋医学的診断をそのまま漢方医学による診断に置き換えることはできないことがわかる．

■ 瘀　血

- 術後の血腫形成，打撲による内出血，下肢静脈瘤，毛細血管拡張などの血流異常を「瘀血」という．血液の流れが障害されると血液としての役割を十分に果たすことができなくなり，局所の炎症を引き起こすなどの有害事象の原因となる．
- もっとも臨床的に瘀血が認められる場合は，「血の道症」である．「血の道症」とは，「月経，妊娠，出産，産後，更年期など女性のホルモンの変動に伴って現れる精神不安やいらだちなどの精神神経症状および身体症状のこと」である[5]．
- 瘀血の診断には診断基準[6]があるので，これを参照する．

■ 水　毒

- 四肢・体幹の浮腫や胸水，腹水など3rd spaceに水分が貯留している場合「水毒」という．水毒とは「血液以外の体液がもともとあるべきところへ過剰に存在するか，本来ない場所に存在する病態」をいう．
- 水毒に関連する症状はこれ以外にも排尿障害，唾液・涙液・鼻汁・発汗などの障害も含まれ，自覚症状として浮遊感，頭重感，口渇，こわばり，水様性略疾，下痢，動悸，耳鳴り，腹鳴，体が重いなどの症状がある．

4　漢方の処方

　漢方の処方は，いくつかの生薬を決められた割合で組み合わせたものである．ここでは，「気血水」に分けて説明を行い，重要な生薬である人参，柴胡，黄連，地黄，川芎，茯苓について薬理学的な解説を行う．

■ 気　虚

　気虚と診断された場合の治療方法としては，補気剤としての漢方薬を用いる（表1）．補気剤とは，言葉通り「気」を補う処方である．補気剤に配合されている生薬の代表は人参である．

　人参はオタネニンジンの根を用いる．主成分はginsenoside Rg1 0.10%以上およびginsenoside Rb1 0.20%以上を含むものとされる[7]．健胃消化薬，止瀉整腸薬，鎮痛鎮痙薬，保険強壮薬とみなされる処方およびその他の処方に比較的高頻度で配合される．薬理作用についても多くの研究がされており，大脳皮質を刺激してコリン作動性作用を示し，血圧低下，呼吸促進，実験的高血糖改善，インスリン作用増強，赤血球数およびヘモグロビン量増加，脳波の初期誘発電位の出現を促進，消化管運動亢進，ストレスに対する副腎皮質機能強化などの作用を現す[7]．

　代表的な補気剤として四君子湯，六君子湯，補中益気湯がある（p.124参照）．

四君子湯は別名補気湯とも呼ばれ，人参・甘草・生姜・白朮・茯苓・大棗という生薬からなる．生姜（ショウキョウ）と大棗（ナツメグ）は昔，常に家庭に食用として置いてあったため，この2生薬を除いた4生薬を指して四君子湯と呼ばれている．使用目標としては，胃腸虚弱で体力・気力の衰えたもの，全身倦怠感，食欲不振，やせて顔色の悪いもの，心不快感，悪心・嘔吐，腹鳴，下痢などである．

　六君子湯は，四君子湯に半夏，陳皮を加えたものである．使用目標は食欲不振，食後の胃もたれ，胃部不快感，胃腸虚弱で冷え症，全身倦怠感，げっぷ，嘔吐などである．

　補中益気湯は医薬の王様という意味から医王湯の別名がある．使用目標は気力，体力が衰え，倦怠感が強く，疲れやすい人に用いる．食後の眠気，寝汗などを伴うこともある．

■ 気　鬱

　気鬱と診断された場合の治療方法としては，気を巡らす枳実，香附子，柴胡，木香などの生薬が配合された漢方薬を用いる[7]．

　柴胡は精神神経用薬，消炎排膿薬，痔疾用薬とみなされる処方およびその他の処方に配合される．主成分はサポニン（saikosaponin a～fなど），フィトステロール類，adonitolなどを含む[6]．中枢抑制作用，抗炎症作用，抗潰瘍作用，肝障害改善作用，脂質代謝改善作用，抗腎炎作用，抗腫瘍作用などがある．

　柴胡を含む漢方薬としては，小柴胡湯，柴胡桂枝湯，柴胡桂枝乾姜湯，柴胡加竜骨牡蛎湯，抑肝散などがある．

　また，柴胡剤という分類の仕方があり，この場合は，柴胡と黄芩を含む漢方薬をいう．柴胡剤のなかで，小柴胡湯は，漢方薬との合方（2種類の漢方薬を合わせたもの）である柴苓湯＝小柴胡湯＋五苓散，柴朴湯＝小柴胡湯＋半夏厚朴湯，柴胡桂枝湯＝小柴胡湯＋桂枝湯，柴胡加竜骨牡蛎湯＝小柴胡湯＋桂枝加牡蠣湯，柴陥湯＝小柴胡湯＋小陥胸湯などがある．

■ 気　逆

　気逆と診断された場合の治療方法としては，精神的興奮や炎症状態を抑える漢方薬を用いる．のぼせると顔が赤くなることを手がかりに黄連という生薬が配合された漢方薬を選択する．

　黄連の主成分はアルカロイドであるberberineで少量のpalmatine，さらに微量のjateorrhizine, coptisine, worenine, magnoflorineなどを含む．抗潰瘍作用，胃粘膜保護作用，肝機能障害改善作用，抗炎症作用，抗菌作用，降圧・血管弛緩作用，中枢抑制作用などがある[6]．

　黄連が配合されたものとしては，黄連解毒湯，半夏瀉心湯，黄連湯，三黄瀉心湯，温清飲，荊芥連翹湯，柴胡清肝湯，柴陥湯，清上防風湯，竹茹温胆湯，女神散などがある．

CPT-11による遅発性下痢に対するバイカリンを含有する生薬は黄芩であるから黄連，黄苓，黄柏，大黄，という「黄」の文字を含んだ生薬を間違えないように注意する．

　気逆に用いる漢方薬としては，黄連解毒湯が代表的である．黄連解毒湯の使用目標は出血の割に貧血を認めない吐血，下血，脳出血，高血圧，心悸亢進，ノイローゼ，皮膚瘙痒症，胃炎である．鎮痛剤による消化管潰瘍に対する予防（マウスインドメタシン誘導小腸潰瘍に対する潰瘍抑制作用）に用いられることから口内炎に対しても効果がある．また，二日酔の予防に使われる関連処方として温清飲＝黄連解毒湯＋四物湯がある．

■血　虚

　血虚と診断された場合の治療方法としては，四物湯の関連漢方薬を用いる．臨床的には，四物湯単独で用いることは少なく，四物湯に四君子湯と黄耆，桂皮を加えた十全大補湯や人参養栄湯を用いることが多い．これらの漢方薬に含まれる生薬としては地黄がある．

　生地黄にはcatalpol, iridoid配糖体が存在するが，乾地黄，熟地黄ではこれらの含有量は著しく減少し，cerebroside, acetosideの生成，単糖・オリゴ糖の増加，新規iridoid配糖体の存在が認められる．薬理作用としては血糖値降下作用，抗血管内凝固作用，顎下腺トリプシン様プロテアーゼ活性上昇作用，遅発性の緩和な瀉下作用および利尿作用，免疫抑制作用，摘出モルモット心房機能抑制，皮膚血流量増加などがある[6]．

　地黄を含むがん治療によく用いられる十全大補湯と人参養栄湯についてまとめる．

　十全大補湯は，気虚と血虚の両方が存在する気血虚がある場合に選択肢となる．使用目標は体重減少，皮膚乾燥などの肉体的な衰えを伴うことにあり，がん化学療法中の患者によくみられる病状に一致する．下痢傾向がある場合は，十全大補湯の投与について注意する．

　人参養栄湯も気虚と血虚がある場合に選択肢となる．使用目標は健忘，眠りが浅い，動悸などの症状や息切れ，咳嗽，喀痰などの呼吸器症状に寒気，四肢の冷えなどが伴うものである．

5　瘀　血

　瘀血と診断された場合の治療方法は，駆瘀血剤を用いる．術後の血腫や打撲には治打撲一方，桂枝茯苓丸を用いる．腹部所見から瘀血と診断し便秘症状には桃核承気湯，大黄牡丹皮湯，通導散を用いる．血の道症に用いる当帰芍薬散，加味逍遙散，桂枝茯苓丸，温経湯，芎帰膠艾湯など用いられる．

瘀血に用いられる生薬として，川芎があげられる．川芎と当帰はともにセリ科で化学的にも似ている．川芎は虚血性の末梢循環障害を改善するのに対し，当帰は貧血状態の改善，栄養状態の改善目的とそれぞれ瘀血と血虚の関係にある．川芎の主成分はcnidilide, neocnidilide, ligustilide, senkyunolide, butylphthalide, butylidenephthalide, senkyunolide B～Jなどのフタリド類，pregnenolone, vanillin, coniferyl, ferulic acidなどを含む[6]．中枢抑制作用，神経細胞保護作用，末梢血管拡張作用，鎮痙作用，抗炎症作用，免疫賦活作用，子宮運動調節作用，放射線障害防御効果などを有する．

川芎を含む漢方薬は，当帰芍薬散，十全大補湯，防風通聖散，五積散などがある．

瘀血に用いる漢方薬には，当帰芍薬散，加味逍遙散，桂枝茯苓丸がある．

■ 水　毒

水毒と診断された場合の治療方法としては，補剤（四君子湯，六君子湯，補中益気湯，十全大補湯，人参養栄湯）や五苓散などの漢方薬を用いる．これらには，茯苓，沢瀉，猪苓などの利水剤と呼ばれる生薬が含まれている．利水とは，単なる利尿薬ではなく，水分バランスを調節することを意味する．

茯苓は，赤松や黒松の木を伐採して3～5年経過した切株の付近で地下の深さ15～30cmの根に付着するサルノコシカケ科マツホドの菌塊である．成分は多糖（pachyman），四環性トリルペン酸（eburicoic acid, pachymic acid, dehydropachymic acidなど），その他ergosterol，無機塩類，培養菌体中にグルカンを含む．利尿作用，胃潰瘍発生予防，尿蛋白排泄抑制，卵巣組織中プロゲステロン量増加，接触性皮膚炎抑制，血糖上昇後の下降作用，抗腫瘍効果，胃部迷走神経活性亢進，カラゲニン誘発浮腫抑制などを有する．

利尿薬，尿路疾患用薬，精神神経用薬，鎮暈薬，鎮痛薬，健胃消化薬，止瀉整腸薬，鎮吐薬，保健強壮薬とみなされ処方およびその他の処方に高頻度で配合される．

五苓散をがん診療で使用する場合は，浮腫や胸腹水への利尿薬投与の代わりに投与したり，併用使用も可能である．作用機序については，五苓散が細胞膜の水透過性を調節しているアクアポリン（aquaporin: AQP）に作用して浮腫を調節することがわかってきている．五苓散に含まれる蒼朮がAQP4に作用することにより，細胞膜水透過性を抑制し組織に浮腫が起こるのを抑制する．このAQP4は，脳，肺，消化管，骨格筋に存在するため，臨床的には脳浮腫，頭蓋内血腫の治療にも応用されている．

漢方専門医が近くにいる環境でがん治療を行える医療従事者は，少ない．参考にすべき漢方医学の専門用語を理解できる医療従事者も少ない．いかに効率よく漢方医学をがん治療に活用するかを念頭において，できる限りがん治療の現場に則したものだ

けに絞った．今後，漢方医学を専門的に学ぶことを希望する医療従事者は，ぜひ成書を参考にしていただきたい．

（今津嘉宏）

参考文献

1) 日本東洋医学会学術教育委員会 編集：入門漢方医学．南江堂，東京，2002．
2) 日本東洋医学会学術教育委員会：専門医のための漢方医学テキスト．南江堂，東京，2010．
3) 山田和男，ほか：実践 漢方医学．星和書店，東京，1997．
4) 日本東洋医学会学術教育委員会 編集：学生のための漢方医学テキスト．南江堂，東京，2007．
5) 厚生労働省医薬食品局審査管理課長：一般用漢方製剤承認基準（薬食審査発0930001号）．平成20年9月30日．
6) 寺沢捷年，ほか：瘀血の診断基準．日本東洋医学会雑誌．34: 1-17，1983．
7) 第十六回改正日本薬局方

⑤ 西洋薬×漢方薬による がん薬物療法の薬学的管理

　がん治療チームや緩和ケアチームなどにかかわるがん専門薬剤師・緩和薬物療法認定薬剤師は，日常行われる服薬指導はもとより，最新の薬物治療のエビデンスの提供，薬物相互作用を考慮した具体的な処方設計，適用された薬物療法の効果管理・副作用管理，終末期におけるQuality of Life（QOL）向上のための薬物療法による治療支援など，薬物療法を軸とした広範囲に及ぶ支援が求められている．本項では，とくに薬剤師によるがん治療全般に頻繁に処方される漢方薬の服薬指導，処方鑑査時の留意点について解説する．

1 漢方エキス剤の応用

　漢方エキス製剤は多成分系の薬剤であり，おおむね複数の症状に対応できる利点がある．しかし相互作用の予測や早期発見は困難であるため，数多くの疫学的研究・科学的研究に基づいたエビデンスの確立が求められている．一方，次々と開発されるがん治療に用いる新薬は，それらの薬理作用や作用機序を十分把握したうえで，漢方エキス製剤との相互作用や副作用発現の頻度についてもあわせて検討する必要がある．医療用として漢方製剤が薬価収載された1976年以降，その臨床における有用性は年月を重ねるごとに認められ，多くの医療機関において使用されてきた．**表1**に示すいくつかの漢方薬は，がん患者の症状緩和，治療支援の薬物療法としてすでに多くの施設で臨床応用されている．漢方薬は，補完代替医療（CAM）とともに，免疫機能が破綻または乱れたがん患者が，元来もっていた恒常性を回復することに寄与できる治療法であると考えられる．

2 漢方薬と西洋薬との併用

　近年，がん治療は，がんに伴うさまざまな諸症状を同時に勘案し，治療にあたることが当たり前のようになってきた．これらについて積極的に対処することは，がん治

療そのものの継続性に大きく影響することから，薬物療法における洋の東西を区別して考えるべきではなかろう．本来，漢方薬は医師が処方する段階で「証」を見極め，いわゆる随証治療に基づき処方をすることで「誤治」を避け，患者の不利益にならぬよう配慮すべきではあるが，エキス剤が普及した今，例えば，モルヒネを使用時の「便秘」に大建中湯，タキサン系抗がん薬使用時の「しびれ」に牛車腎気丸，といった西洋医学的発想で処方するケースは多いのが現状である．したがって，漢方薬と西洋薬両者の長所・短所を十分把握したうえで治療を行っていくべきであると考えられる．しかし，漢方薬と西洋薬との併用療法に関し，とくに相互作用に関する情報はまだまだ乏しく，いまだ未知なる部分も多いのが現状である．以下に現在までに報告されている薬物相互作用の一部を示す（**表2**）．

　薬物相互作用とは，周知のように複数の薬物を投与した場合に起こりうる，単独投与では観察されない薬理作用の増強，減弱がみられる反応ということができる．漢方薬，西洋薬を問わず，薬物相互作用は薬力学的相互作用と薬物動態論的相互作用とに

表1 がん治療によく用いられる漢方薬

症　状	漢方処方	備　考
全身倦怠感	十全大補湯	免疫力強化，QOLを改善
	補中益気湯	食欲不振，術後の体力改善が強い場合
嘔気・嘔吐	六君子湯	がん術後の消化器症状（消化管運動調節）
便秘・イレウス	大建中湯	がん術後の消化器症状（消化管運動調節）
再発・転移	十全大補湯	再発・転移の抑制（予後改善）
食欲不振	六君子湯	化学療法中の嘔気・嘔吐改善
骨髄抑制	十全大補湯	化学療法・放射線治療副作用軽減
腎毒性軽減	十全大補湯	化学療法時の腎毒性軽減（シスプラチン）
末梢神経障害	牛車腎気丸	化学療法時の神経障害性疼痛（パクリタキセルなど）
下痢	半夏瀉心湯	化学療法中の下痢（主にイリノテカン）
吃逆	呉茱萸湯	化学療法中の吃逆

表2 漢方薬と西洋薬の相互作用事例

漢方薬	西洋薬	相互作用
小柴胡湯	インターフェロン製剤	間質性肺炎
	ジゴキシン	ジゴキシン吸収促進
甘草含有漢方薬	グリチルリチン製剤	偽アルドステロン症発症
小青竜湯	アストフィリン	花粉症患者の咳が止まらない
大建中湯	アカルボース	腸閉塞様症状を惹起
四逆散	ニカルジピン	薬物代謝酵素阻害
大柴胡湯	ニフェジピン	薬物代謝酵素阻害
安中散	ニューキノロン系抗菌薬	吸収阻害
柴朴湯	テオフィリン	血中濃度増加

分類されるが，最近では薬物動態論的相互作用，とくに薬物代謝酵素に関する研究が盛んに行われている．これらの情報は今後さまざまな要因と相互関係が明らかになるにつれ，増加することが予想されるが，薬剤師はこれらの情報を吟味し適切に評価をして患者ならびに医療チームへ反映していく必要がある．

3 服薬指導とアドヒアランス

　筆者は，病棟担当薬剤師としてベッドサイドでの服薬指導にあたっているが，臨床でよくある患者からの質問に，「この薬はいつまでのんだらよくなるのでしょうか？」という問いがある．漢方薬の使用法は西洋薬の補助療法として，また単独で用いることで臨床に応用されているが，いずれの場合にも何週間，何ヵ月間も服用をしなければ効果が現れないと考えている患者も多いようである．しかし疾患の内容，発病の時期あるいは個人差などによって効果の現れ方には差が生じるため，薬効を評価するうえで一定の期間を限定することは甚だ難しい．例えば，頭痛などでは服用すればたちまち効果を発揮する場合もあれば，慢性の難治性疾患においては長期に及ぶ場合もある．臨床現場においてはこのようなことを踏まえて服薬指導にあたる必要がある．だからといって，漫然と長期に処方をすることはナンセンスであって，服用しても一向に効果や改善の兆しがなければ，西洋薬同様，処方量や方剤そのものを医師と共同して再検討することが肝要である．

　また，服薬状況の確認の際に，患者から「食前指示の漢方薬をのみ忘れてしまうが食後ではだめか？」と問われることがある．この質問に対する回答は非常に難しい．なぜなら，医師は漢方薬を食間や食前を指示して処方することが多いが，これには明確な根拠がある．本来，漢方薬は吸収率や食事の影響を考慮すれば，古書に「空心に服す」とある通り，空腹時または食前に服用することが望まれる．一方，構成成分を考えると，漢方薬中の主な生薬成分の1つとして配糖体がある．配糖体は有効成分のアグリコンと，それに付加した糖部分からなるが，この配糖体は水溶性であり脂質膜を透過する腸管からの吸収は非常に少ない．つまり，そのままでは吸収されにくいプロドラッグと考えてよいだろう．経口投与された配糖体は下部消化管に到達したあと，腸内細菌によって加水分解を受け，消化管からの吸収が容易なアグリコンへの変換が起きる．したがって，腸内細菌叢に変動を与えるような抗菌薬を服用中の患者や下部消化管疾患の手術などを受けた患者では，アグリコンへの変換が阻害され，効果があまり期待できないことも考慮に入れなければならないだろう．また，アルカロイド類を効果の主体とした漢方薬においては，消化管内のpHも効果発現に大きく影響を及ぼすことが考えられる．とくに，麻黄剤や附子剤の場合，制酸薬（H_2受容体拮抗薬やプロトンポンプ阻害薬など）との併用は必ずチェックすべきであろう（図1）．臨床においては，

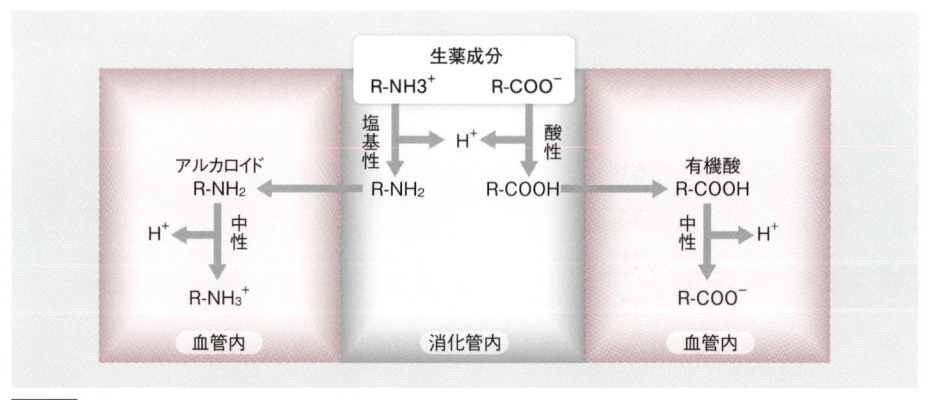

図1 消化管内pHと吸収への影響

アルカロイドなどの吸収は消化管内のpHに依存する．塩基性成分はpHが低いとイオン化し吸収されにくい．pHが高い場合には脂溶性が高まり吸収が容易となる．

(文献1)より一部改変)

上記の点に注意を払いながらモニターを行い，服薬指導にあたる一方で，食前にこだわって患者にとって必要な漢方薬の恩恵を受けそこねるよりは，むしろ患者のスタイルにあわせて服薬時間を食後にしたり，少量分服，氷などで固める (p.147)，白湯で溶解した後に服用してもらうなど，服薬コンプライアンスの向上を図ることの方が重要であると考えられる[1]．

4 効果的な漢方薬の使用

漢方エキス剤は多成分系の薬剤であり，各有効成分含量は少量にもかかわらず，その成分が相互に働くことにより薬効を表し，生体の微妙な状況を読み取ってその効果を発現するものと考えられている．しかし漢方エキス剤も素をたどれば，化学物質の複合体であるかぎり，吸収，分布，代謝の排泄の過程を踏まざるを得ず，この過程のなかで，薬効を発揮するばかりではなく，相互作用や副作用なども起こしうる．これらを正しく評価し漢方エキス製剤の適正使用を推進することは臨床薬剤師の使命でもある．そのためには，漢方エキス剤に関する副作用や相互作用を予測する薬剤疫学などをはじめとする方法論や考え方を早急に確立する必要がある．その一方で，先に述べた根拠に基づき，患者への服薬指導，服薬カウンセリングを行い，アドヒアランスの確保と副作用などの初期症状などを患者に理解させるとともに，有効性と安全性の確保に全力をあげる必要があると考えられる[2]．

5 がん治療ならびにがんによる疼痛対策 (表3)

　がん患者の多くは，がん自体による疼痛のほか，オキサリプラチン，ビンカアルカロイドなどによる末梢神経障害に伴うしびれに代表されるように，がん治療に伴う疼痛にも苛まれている．オピオイド以外でがん性疼痛またはがん治療に伴う疼痛に効果的な漢方エキス剤は，附子を含有する牛車腎気丸 (図2)，真武湯，八味地黄丸，加工附子末などがある．また，腹水・胸水の貯留，全身の浮腫などによりミネラルバランスを崩した患者に起こりやすいこむら返り（下肢筋肉痛）や軽度疼痛の改善に芍薬甘草湯を用い，奏効した事例のほか，腹部の疝痛に頓用使用で軽減した自験例もあるので応用されたい．また，パクリタキセルのように末梢神経障害をもたらす化学療法剤による手足のしびれに対しては，しばしば同一部位に冷感を伴うことが多く，先に述べた附子末を含有する牛車腎気丸，真武湯などが応用されている[4]．

　いずれも軽度のがん性疼痛と考えるべきで，漫然と疼痛軽減がなされないままに継続使用することは避けるべきである．

表3 痛みに対する漢方薬

症　状	方剤名
神経痛	葛根湯，桂枝加朮附湯，疎経活血湯，五積散，麻杏薏甘湯
下肢疼痛	牛車腎気丸，疎経活血湯，五積散，麻杏薏甘湯，加工附子
筋肉痛	薏苡仁湯，疎経活血湯，麻杏薏甘湯
痙攣性疼痛	芍薬甘草湯
腹痛・胃痛	六君子湯，桂枝加芍薬湯，大建中湯など
頭痛	五苓散，呉茱萸湯，半夏白朮天麻湯，当帰四逆加呉茱萸生姜湯，釣藤散など
駆瘀血剤	当帰芍薬散，加味逍遙散，温経湯

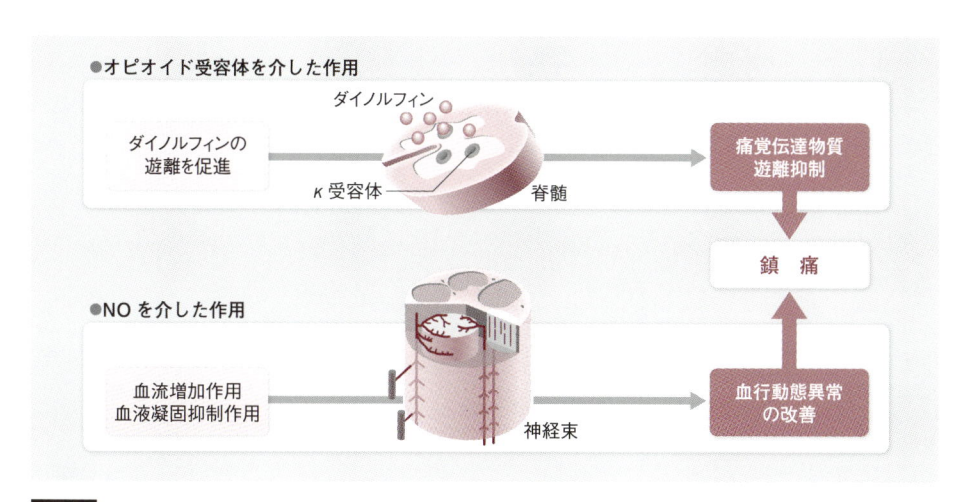

図2 牛車腎気丸の"しびれ"および"鎮痛改善"作用機序

（文献3）より転載）

6 便秘・下痢対策 (表4)

　化学療法施行患者においても，がん疼痛治療患者においてもしばしば散見されるのが排便障害である．また化学療法，オピオイド系鎮痛薬による腸管蠕動運動抑制よる便秘は，しばしばその対策に苦慮するところである．一般的には酸化マグネシウムやピコスルファートナトリウムが利用されるが，コリン作動性神経末端における5-HT$_3$亢進，平滑筋層におけるモチリン分泌促進作用による平滑筋の収縮促進，またバニロイド受容体に拮抗作用を示すことによって腸管蠕動の亢進を図ることにより，癒着性・単純性・麻痺性イレウス，便秘などに応用されている大建中湯(図3)が多くの施設で利用されている．一方，化学療法剤イリノテカンによる下痢症状に対しては，半夏瀉心湯がルーチンに投与されている施設もある．イリノテカンによる下痢の改善は，処方に含まれるヴォゴノシド，バイカリン，グリチルリチンなどが腸管内のβ-グルクロニダーゼを阻害しイリノテカンの代謝体SN-38グルクロナイドを再分解して腸肝循環を阻害することにあるが，虚証の場合には効果はあまり期待できない場合もある．この場合には人参湯がよいとされている．

表4 一般的便秘対策薬剤のプロファイル

目　的	分　類	一般名	主な商品名	用法・用量
硬さの調節	塩類下剤	酸化マグネシウム	カマ / マグラックス®	1〜3g (2〜3回) / 2〜6錠 (2〜3回)
		水酸化マグネシウム	ミルマグ®	3〜6錠 (2〜3回)
	膨張性下剤	カルメロースナトリウム	バルコーゼ®	1.5〜6g (2〜3回)
	糖類	ラクツロース	モニラック® / カロリール®ゼリー	10〜60mL (2〜3回)
大腸の蠕動刺激	大腸刺激性下剤	センナエキス	アローゼン®	1〜3g (2〜3回)
		センノシド	プルゼニド®	1〜4錠 (眠前/起床時と眠前)
		大黄末	大黄末	0.3〜0.5g/回
		ピコスルファートナトリウム	ラキソベロン® ピコベン (5滴=1錠)	5〜30滴/2〜6錠 (1日2〜3回)
排便刺激	大腸刺激性下剤	ビサコジル	テレミンソフト®	1日1〜2回 (頓用)
	複合剤	炭酸水素ナトリウム・無水リン酸二水素ナトリウム	新レシカルボン®	1日1〜2回 (頓用)
消化管全体の蠕動刺激	セロトニン受容体刺激	モサプリド	ガスモチン®	3〜6錠 (1日2〜4回)
	PGE1誘導体	ミソプロストール	サイトテック®	4錠 (1日4回)
どうしても出ないとき	塩類下剤	クエン酸マグネシウム	マグコロール®	50g (頓用)
	小腸刺激下剤	ヒマシ油	ヒマシ油	1回15〜60mL (頓用)

漢方薬の下剤を使用する場合，大黄湯に代表されるように大黄を含む処方が多いため，刺激系下剤との併用に注意が必要である．

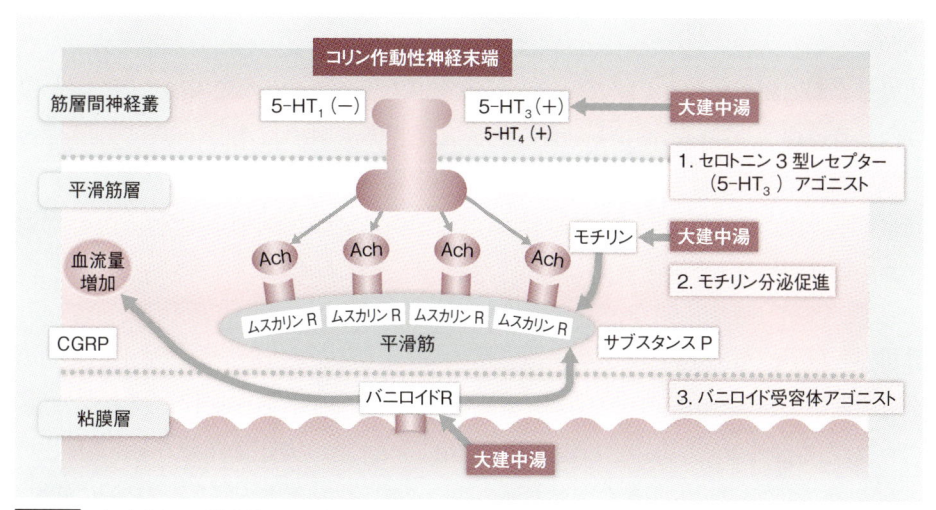

図3 大建中湯 消化管運動亢進作用のメカニズム
コリン作動性神経末端における5-HT₃亢進，平滑筋層におけるモチリン分泌促進作用による平滑筋の収縮促進，またバニロイド受容体に拮抗作用を示すことによって腸管蠕動が促進される．

（文献5〜7）より作成）

■悪心・嘔吐・食思不振・全身倦怠感

　がん治療中のもっともつらい症状は，悪心・嘔吐であることは周知の事実であるが，近年 製剤はNK_1受容体拮抗薬，$5-HT_3$受容体のLong Activeな薬剤も開発され効果を上げている．しかし，胃腸機能が慢性的に減弱している可能性のある場合には，胸脇苦満のほかに縦隔近傍につかえ感を覚えることが多く，このような場合には六君子湯が奏効する場合が多い．六君子湯は胃内圧を下げ，胃穹窿部を拡張させるが，胃前庭部には作用しないため，胃内容の逆流が抑えられる作用がある．一方，武田ら[8]の報告によれば，六君子湯は$5-HT_2$受容体拮抗作用によりアシルグレリン 分泌を増加させ，シスプラチンによる食欲不振を改善すると報告している．したがって，単なる食欲不振のほかにも，化学療法による食欲不振にも応用できると考えられる．
　またこのほか，茯苓飲，半夏厚朴湯，二陳湯，四君子湯などが用いられることもある．
　食欲不振に対しては，気虚を目標として補中益気湯が用いられることが多い．がんによる全身倦怠感にも応用できる．

■口渇・口内炎

　放射線療法による口内炎や，オピオイド鎮痛薬，末梢神経障害対策などに用いる三環系抗うつ薬などによる口渇感などは，その対策がしばしば難渋する症状である．口内炎対策には，半夏瀉心湯，黄連解毒湯や茵蔯五苓散などをペースト状にして塗布する方法または，含嗽する方法が応用されているようであるが，激しい疼痛が伴う場合には非ステロイド性抗炎症薬（NSAIDs）やキシロカイン含有の含嗽薬（院内製剤など）を併用するべきであろう．放射線や化学療法による症状は，気虚・血虚（化学療法後

の嘔気・嘔吐は先に述べたとおり気虚に，白血球減少，赤血球減少，血小板減少などの骨髄抑制は血虚と考える）に陥っているケースが多いため，十全大補湯（事前投与）が奏効する場合も多いとされている．一方，口腔乾燥に伴う口渇感には白虎加人参湯が多く処方されている．口渇は会話の障害になるほか，口腔内の正常化の妨げになり，食欲不振，味覚障害，舌炎，口腔内カンジダ発症などの契機ともなるため，早期の対策が必要な症状である．

■ 吃逆(きつぎゃく)（しゃっくり）

化学療法中や疼痛治療の際にしばしばみられる厄介な症状であるが，一般民間療法，OTCなどでは柿蔕湯(シテイトウ)が応用されている．煎じによる柿蔕湯などの類似方剤が応用されるが漢方エキス剤では，呉茱萸湯をお湯に溶いて内服させる方法がある．初日に9包/日（1包＝2.5 g）とやや多くなり，味も大変苦い．このほか芍薬甘草湯を頓用で内服させる場合もある．いずれにしても筋肉の緊張を和らげ，吃逆の連続性を断つ処方としては有用性が高い．ステロイドの大量投与時，ドセタキセル投与時などに用意しておくといいだろう．

■ 不眠・せん妄

多くのがん患者が，うつ傾向またはうつ症状を呈している場合があり，サイコオンコロジストの介入がなされているが，漢方エキス剤を用いる場合には，酸棗仁湯，半夏厚朴湯，抑肝散などが臨床応用されている．

これまで述べてきたように，漢方薬の使用には患者の治療状況を十分把握する他に，身体状況の把握が十分になされる必要がある．薬剤師の職責は，薬学専門性を活かし，①質の高い医薬品情報の収集と提供，②症状緩和に対する院内特殊製剤での起案対応，③鎮痛薬の投与計画起案と薬学的見地での鎮痛評価や服薬指導，薬物治療モニタリング，④患者情報の薬学的見地からのフィードバック，⑤医薬品の適正使用推進のための教育などがあげられる[9]．これらは，薬剤部門全体としてチーム医療を実践するうえで，がん治療に参画している薬剤師個々に必要な知識，技術であると考えている．複雑な治療レジメンに基づく化学療法を行いながら，その一方，疼痛緩和医療としてモルヒネ，オキシコドン，フェンタニルといった医療用麻薬を用い，これらを併用した薬物療法を行っている場合，ある患者の治療にこれらを適正に使用することだけをとっても，十分なリスクマネジメントが必要となる．しかし個々に異なる患者自身のきわめて主観的な苦痛などの除去に，それぞれ単剤の西洋医薬品のみで対応することはPoly-pharmacyを助長することになる．このような点からも，漢方エキス剤は，近年ますますその必要性がいわれている薬学的見地からの個別化医療の実践，また，

きめ細かくアプローチすることが必要とされる点からも重要な薬剤であるといえる.

他方,本稿ではあまり触れなかったが,厚生労働省の「我が国におけるがんの代替療法に関する研究」[9]においては,がん患者のCAM利用率は45%といわれ,がんの治癒を期待して菌子体などの健康食品・サプリメントを摂取していることが報告されている.周知のように,インターネットの普及や通信販売網の確立などによって,これらCAMの入手は容易となるばかりでなく,巧妙な広告などによって,有害作用のあるものまで販売されている状況がある.問題となるのは,医薬品との相互作用や,がん治療に対する有害事象であるが,事実,筆者らのグループが調査した,健康食品に関するアンケート調査によっても,有害事象発生の恐れのある健康食品と医薬品の併用事例が散見されていた[10]ことを踏まえると,やはり健康食品・サプリメントを含めた十分なモニタリングが必要であろう.

漢方薬の適正使用にあたっては,患者のフィジカルアセスメントを十分に行い,医薬品効果評価の他,薬物間相互作用評価,副作用評価を考慮し,医師と共同して処方を組み立ててゆくことが大切である.これらのことは薬学判断と筆者は称しているが,十分な処方推奨根拠を呈するために必要な評価であって,処方行為とは異なる.医師とは異なる薬学的観点から,患者の状況をタイムリーに連続性をもって観察し,状況にあった薬物療法を提案することは薬剤師が行わなければならない.

(伊東俊雅)

参考文献

1) 田代眞一:漢方薬の服用時期と食事との関係.薬局,52:1138-1144, 2001.
2) 安達 勇:漢方薬の取り入れ方のコツ.JOHNS, 26:627-631, 2010.
3) 河盛隆造,ほか:糖尿病性神経障害にみる知覚過敏の成因と治療 注目されてきたκオピオイドレセプターおよびNOの関与と牛車腎気丸.Mebio, 18:106-115, 2001.
4) 岡野義朗,ほか:漢方薬の服薬説明ガイド,55(sippl):52-56, 2004.
5) Shibata, C, et al.: The herbal medicine Dai-Kenchu Tou stimulates upper gut motility through cholin ergic and 5-hydroxy tryptamine 3 receptors in conscious dogs. Surgery, 126:918-924, 1999.
6) Nagano T, et al.: Effect of Dai-kenchu-to on levels of 3 brain-gut peptides (motilin, gastrin and soma tostatin) in human plasma. Biol Pharm Bull, 22:1131-1133, 1999.
7) Medical Tribune, 2003. 5. 29.
8) 武田浩司,ほか:漢方薬から考える栄養不良へのアプローチと創薬への期待消化器心身医学,17:6-14, 2010.
9) Hyodo I, et al.: Nationwide survey on complementary and alternative medicine in cancer patients in Japan. J Clin Oncol, 23:2645-2654, 2005.
10) 伊東俊稚,ほか:いわゆる健康食品の使用状況調査をふまえた医薬品相互作用の一考察〜神奈川薬物相互作用研究会〜第15回日本医療薬学会年会講演要旨集,2005.

第 2 章

がん治療をサポートする漢方薬とその使い方

1 術前投与による手術侵襲の緩和

本項では，漢方薬によって手術侵襲を緩和しようという試みについて紹介する．まず，一般的な侵襲（手術侵襲も含まれる）とそれに対する生体の反応について，簡単に解説を加えることとする．

1 侵襲と炎症

「侵襲」とは生体の恒常性（ホメオスターシス）を乱す刺激と定義される．恒常性とは生体が内部環境を一定に保つための機構であるが，それには内分泌・神経・免疫の各システムが重要な働きをしている[1]．侵襲には，手術，麻酔，輸血，外傷，熱傷，出血のほか，感染などがある．また腫瘍そのものも侵襲となる．

この侵襲に対して生体は，その恒常性を保つために，一連の反応を起こす．そうした生体反応の代表が「炎症」である．炎症は病理学では「傷害/刺激に対する組織と微小循環の反応」であると定義されている[2]が，臨床的には，侵襲に対する生体の反応の一種と捉えることができる．もちろん侵襲に対する生体の反応には，内分泌系や神経系を介するものもあるが，主として免疫系による反応が炎症と考えてよい．

2 SIRS という概念

最近，侵襲に対する生体の炎症反応を総括するSIRS (Systemic Inflammatory Response Syndrome；全身性炎症性反応症候群) という概念が注目されている[3]．

SIRSは当初は，米国胸部外科学会とクリティカルケア医学会が，敗血症に対する臨床試験を行うためのentry criteria，すなわち敗血症を定義するための操作概念としてスタートした．よって，SIRSの診断基準は明確かつシンプルである（表1）[4]．そのSIRSのなかで，感染に関係するものを敗血症と定義したが，一方で，感染が関与しなくても同様の臨床症状を示すものとして，外傷，熱傷，膵炎などがある（図1）．SIRSの診断基準にあげられている徴候，すなわち発熱，頻脈，呼吸窮迫，白血球増多は，す

表1	SIRSの診断基準（米国胸部疾患学会，クリティカルケア医学会，1992）
① 体温	＜36℃，＞38℃
② 脈拍	90回/分以上
③ 呼吸数	20回/分以上，$PaCO_2$ ＜ 32torr
④ WBC	12,000/mm^3 以上か 4,000/mm^3 以下 または 10％以上の immature cell

＊2つ以上を満たすとき，SIRSと診断する　WBC：白血球数　　　　　　（文献4）より引用）

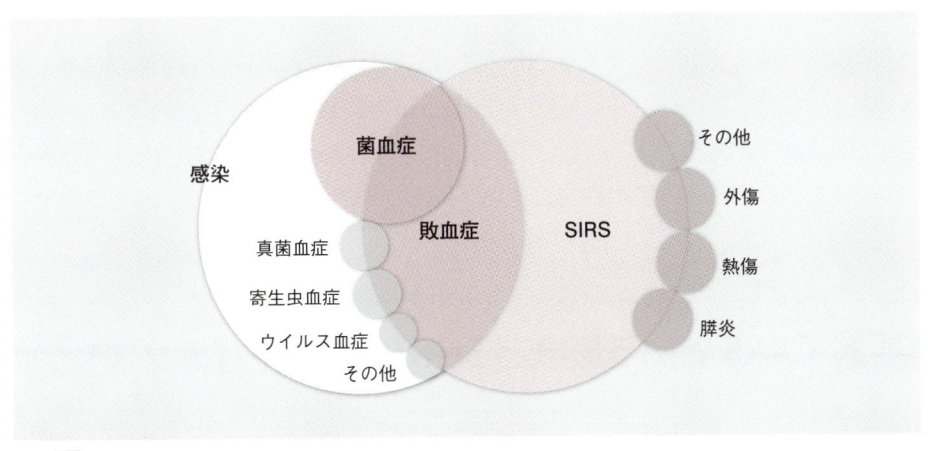

図1　SIRSの概念（SIRS，敗血症，感染の関係）

（文献4）より引用）

べてサイトカインによって引き起こされるものである．低体温，白血球減少もしかりである．実際にSIRSとそうでない術前患者を比較した場合に，前者の方がその血中IL-6の濃度が高いことが明らかとなっており，SIRSは「高サイトカイン血症」と言い換えることもできる[5]．このようにSIRSという概念は，1つの病態としてのまとまりをもつものであることが，徐々に明らかとなってきた．例えば，急性膵炎は，単に膵の炎症にとどまらず多臓器不全を引き起こす重篤な疾患であるが，これも，膵局所で産生された炎症性サイトカインが全身に広がることで生体にとっては過剰で不利益な反応が生じるSIRSという病態に包含されるものといえる．

3　手術侵襲によるSIRS

手術侵襲により組織が破壊され，局所にTNF-α，IL-1，IFN-γといった炎症性サイトカインが産生される．これが血流にのって全身に運ばれることで，SIRSが惹起される．術後の発熱や呼吸窮迫，頻脈，白血球増多はこれらサイトカインの作用として説明できる．術後のSIRSはこれまで，回復過程で生じる，ある意味合目的的な生体防御反応であると考えられてきた．しかし全身性の炎症反応が過剰であれば，重要臓器の

不全症状を惹起する．例えば，術後に生じるARDS (acute respiratory distress syndrome；急性呼吸窮迫症候群)という病態[6]は，SIRSの一環として肺に誘導された好中球が主因をなしている．現在，それに対する治療薬(好中球エラスターゼ阻害薬)が臨床に導入されている．

4　SIRSの制御とステロイド，プロテアーゼ阻害薬

　SIRSという過度な炎症を抑えるためには，抗炎症作用の強いステロイドが有効と考えられる．これまで，外科手術のなかでもことに侵襲の大きい食道がん手術に対して，ステロイドを術前投与することで，術後のSIRS状態が軽減されたという報告[7]がみられる．またプロテアーゼ阻害薬であるFUT-175の周術期投与により，SIRSの血中マーカーの増加が抑制されたとの報告[8]がある．

5　CARSという概念とSIRS/CARSのバランス

　一方，生体そのものにも抗炎症性サイトカインや，炎症性サイトカインのアンタゴニストなどといった過剰な炎症反応を代償しようとするメカニズムが備わっている．ただし，こうした抗炎症反応も過剰となればやはり宿主に悪影響を及ぼす．過ぎたるはおよばざるがごとし．要は，バランスということになる．
　Boneは，こうした抗炎症・免疫抑制作用が過剰となり，宿主が易感染性の状態になった状態を，SIRSに対する反作用としての生体反応として，CARS (compensatory anti-inflammatory response syndrome；代償性抗炎症反応症候群)と名付けた[9]．このCARS概念の導入で，ショック，細胞死，臓器不全，免疫抑制といったいろいろな病態がSIRSとCARSのバランスという観点からうまく説明ができるようになった(図2)[9]．やや単純化されすぎているきらいはあるが，侵襲に対する生体の反応を包括的にとらえるのに役立つ概念といえる．
　そこで，SIRSが遷延するのはCARSを担う分子が絶対的に不足しているからだとシンプルに考え，可溶性TNFレセプター (sTNF-R) やIL-1 receptor antagonist (IL-1ra) を敗血症性SIRSに投与する試みがなされてきた[10]．しかし，その臨床的有効性は証明されておらず，逆に，予後を悪くする症例もあることが指摘されている[11]．このように免疫系のシングル・ターゲットを修飾するだけでは，複雑なサイトカイン・カスケードおよび，免疫・内分泌・神経系による精妙な恒常性維持の仕組みに対しては効果が少ないものと考えられる．

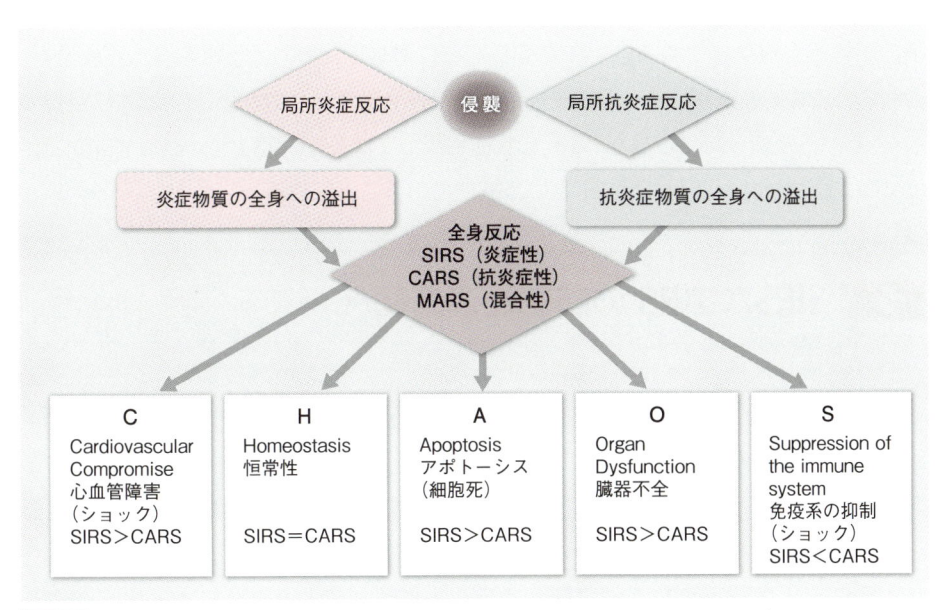

図2 侵襲後のメディエーターの誘導と各種病態（SIRS/CARSの観点から）

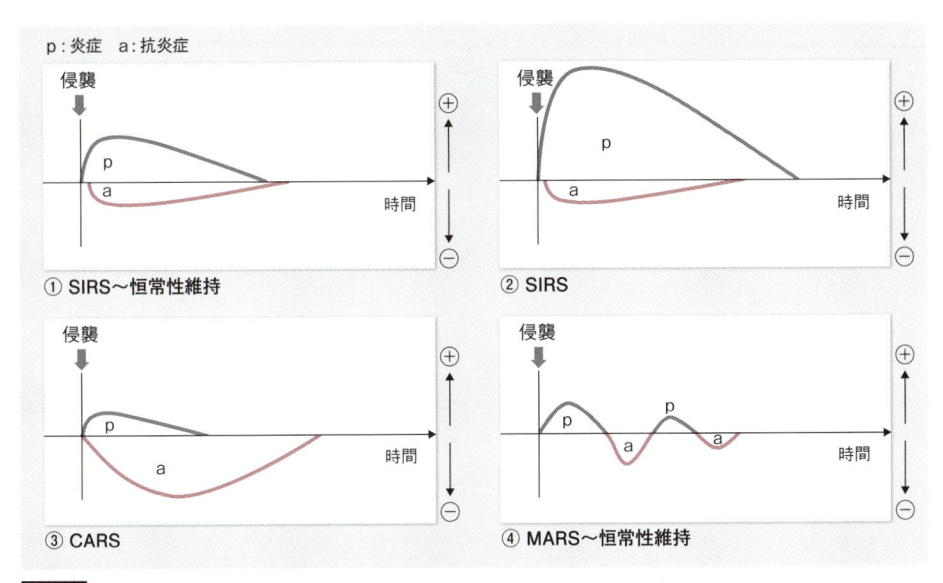

図3 侵襲後の免疫能・炎症反応の変動とSIRS，CARS，MARS

6 術後経過と SIRS/CARS

術後の経過をSIRSとCARSのバランスで説明する[12]と（**図3**），①のように炎症が抗炎症を上回れば，SIRSを経て，元の状態に戻ることになる．これが通常の経過である．術後には発熱や白血球増多がみられるものの，4日目頃からそれが改善してくることは，外科医としては織り込み済みといえる．一方，②のようにSIRSが遷延すると，術

後の臓器不全が惹起されることになる．これに対して，③のようにCARSが優ると，通常の免疫機能も抑制され，易感染性による術後合併症につながる．④はSIRSが優ったり，CARSが優ったりしながら，元の状態に戻ってゆくMARS (mixed anti-inflammatory response syndrome) という病態ということになる．

7 SIRS/CARSの制御と漢方薬

　SIRSやCARSといった極端な生体反応が手術侵襲による合併症の原因となっているとすれば，SIRS/CARS両者ともに，そのマグニチュード（上下の振れ幅）を緩和するアプローチがあれば，術後合併症を減少させる可能性があるのではないだろうか．要は生体反応が極端に振れないようにこれを制御しようという試みである．

　ステロイドでSIRSをある程度制御することは可能でも，ステロイドに起因するCARSのような病態で術後感染症が遷延することも懸念される．すなわち，ステロイドに中庸の効果を期待することは難しい．そこでわれわれは，もともと体内の恒常性の調節・維持に優れた効果を示す漢方薬の薬効に注目することとなった．

8 手術と漢方薬

　外科領域では，補中益気湯は，これまで主として術後の体力回復の目的で使用されてきた[13, 14]．また補中益気湯には，ウイルス感染に対する感染防御能があることも知られている[15]．これは直接的な抗ウイルス作用というより，補中益気湯が宿主の免疫能に働きかけた結果と考えられている．一方，補中益気湯には植物ステロイドであるサポニンが豊富に含まれており，単なる免疫能賦活にとどまらない複合的作用も有しているものと推測される．

　この補中益気湯をあらかじめ生体に投与することで，術後のSIRS/CARSの制御が可能になるのではないかという仮説に基づき，まず in vitro で基礎実験を行った[16]．

　ヒト末梢血単核球にIFN-γ誘導因子であるIL-18 (Interferon-γ inducing factor：IGIF) を添加，あるいは非添加の状態で補中益気湯を加え，24時間培養後に炎症性サイトカインであるTNF-αならびに細胞性免疫賦活の代表的な因子であるIFN-γをそれぞれELISA法で測定した．

　IL-18非存在下では補中益気湯によるTNF-α，IFN-γ産生の増強効果は認められなかったが，IL-18存在下ではTNF-α，IFN-γともに，補中益気湯による用量依存性の増強効果が認められた（**図4**）．このように，補中益気湯の作用が周囲のサイトカイン環境によって異なることにより，コインの裏表のようなSIRS/CARSの制御に補中

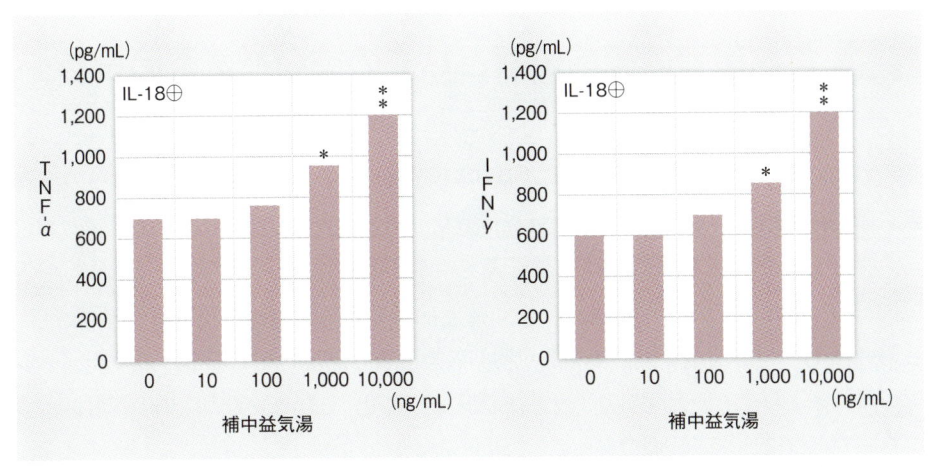

図4 末梢血単核球の *in vitro* でのIFN-γ，TNF-α産生に対する補中益気湯の効果

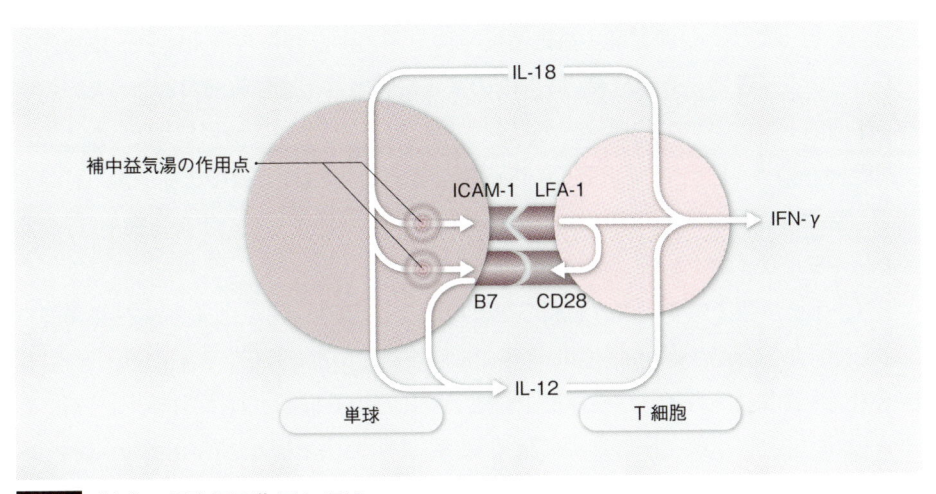

図5 単球-T細胞相互作用とIFN-γ

益気湯が有用である可能性が示唆された．

また，補中益気湯は同じくIL-18存在下で，細胞接着分子であるICAM-1およびB7.2の表出も，用量依存性にこれを増強した．IL-18存在下のINF-γの産生は，抗ICAM-1抗体により阻害されることから，炎症反応にはこの経路が重要と考えられる．これらの結果より，補中益気湯には，ICAM-1/LFA-1を介したco-stimulatory signalによるT細胞活性化の増強作用があることを示唆された（図5）．がん患者は，手術以外に担がん状態という侵襲により，術前すでに免疫抑制状態になっているが，これに対して，補中益気湯は，有用に働くものと予測できる．さらには術後の免疫抑制による感染防御能低下を予防する効果も期待できる．

9 がん患者の術前処置としての補中益気湯の投与

これまで長年にわたって蓄積された補中益気湯の効能・効果に加え，これらの基礎実験の結果を踏まえて，次の臨床研究を行った．

大腸がんの手術予定患者に補中益気湯を術前1週間投与したうえで，SIRS/CARSに関連する因子〔コルチゾール，IL-1受容体拮抗物質（IL-1ra），可溶性TNF受容体（sTNF-R1），可溶性IL-2受容体（sIL-2R）〕を術前後で測定したところ，コルチゾールは術後に低下した一方，ほかの3因子は増加していた．しかし，その変化の程度は，いずれも対照群に比べて軽微であることが明らかとなった[17]．

そこで，より高いレベルのエビデンスを得る目的で，胃がんおよび大腸がんの患者に，比較対照試験で補中益気湯を術前投与し，手術侵襲に対する生体反応について比較検討を行った[18]．対象を補中益気湯投与群（n=22）と非投与群（n=26）に無作為に割りつけた（表2）．その結果，両群間の背景に有意な相違はみられなかった．投与群では術前1週間，補中益気湯を1日3包服用した．プラセボは使用しなかった．

術直前と術後1日目に，SIRS/CARSに関与すると思われるコルチゾール，可溶性TNF受容体（sTNF-R），可溶性IL-2受容体（sIL-2R）を測定した．また術後14日まで各種バイタルサイン（体温，脈拍など）を測定した．

まず，手術侵襲に対する内分泌反応をみたところ，非投与群に比し補中益気湯群でコルチゾールの分泌が術後1日目に有意に抑制されていた（図6）．これには，TNF-αなどの炎症性サイトカイン産生が補中益気湯群において抑制され，これに引き続いてHPA-axis（視床下部–下垂体–副腎皮質系；hypothalamus-pituitary-adrenal axis）の活性化が抑制されるというメカニズムが関与していると思われる（図7）．また，コルチゾール産生の増加が抑制されたことで，生体が術後にCARS（免疫抑制状態）

表2 患者背景

		投与群	非投与群	p値
対象症例数		22	26	
性（男／女）		14/8	17/9	1.00
年齢		64.0 ± 2.7	67.8 ± 1.8	0.24
がん種・臨床病期	胃がん（ステージⅡ／Ⅲ）	4（2/2）	6（3/3）	1.00
	大腸がん（デュークス B・C/D）	18（16/2）	20（20/0）	0.22
赤血球数（×10^4/μL）		410.5 ± 14.3	403.5 ± 11.8	0.71
血清アルブミン（g/dL）		3.8 ± 0.1	3.9 ± 0.1	0.62

平均±標準誤差

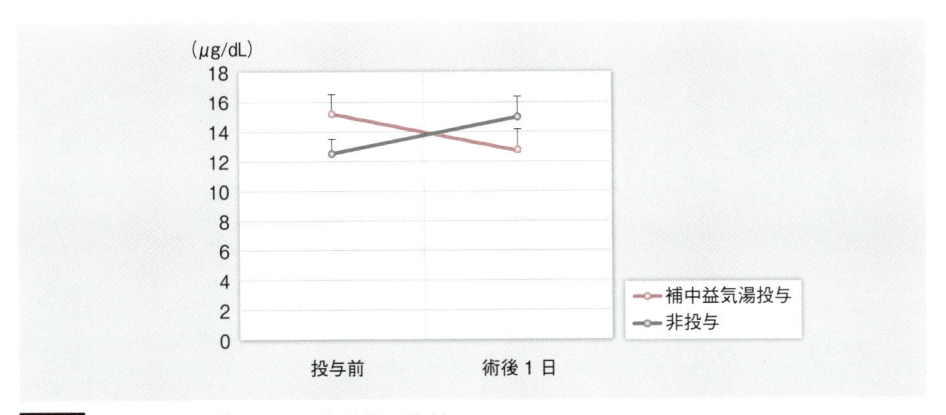

図6 血中コルチゾール値の術前後の比較

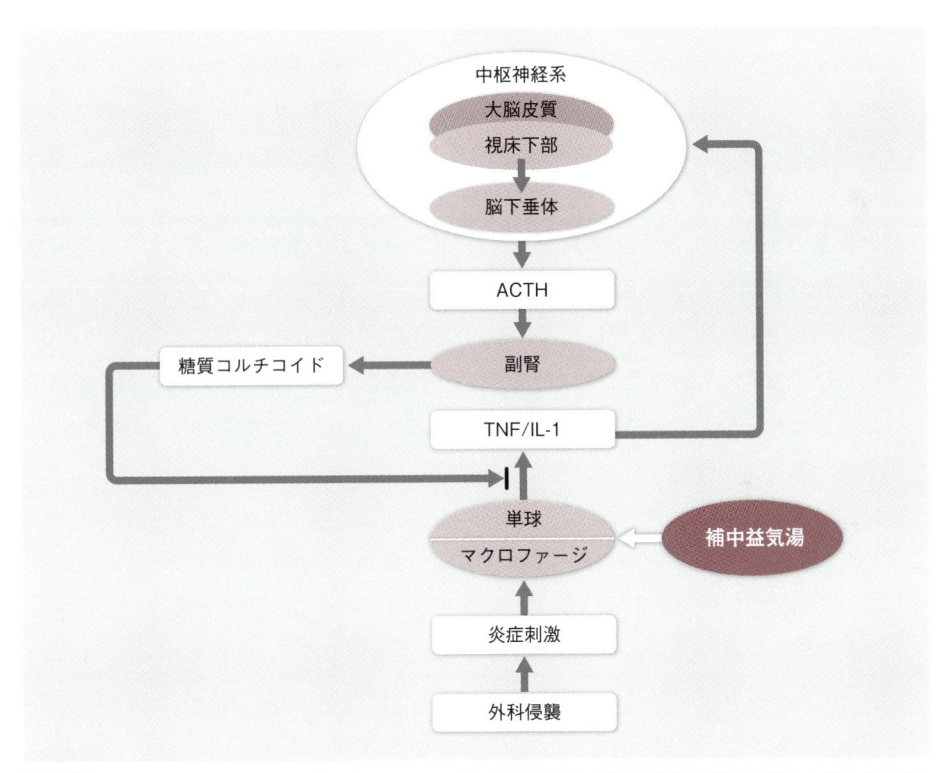

図7 外科侵襲による炎症反応を介するHPA（視床下部-脳下垂体-副腎）系の活性化と補中益気湯

に傾くことを制御できる可能性も示唆された．

　一方，CARSに関与する因子と予測されるsIL-2R（soluble IL-2 receptor；可溶性IL-2受容体）値には術前後で有意差はみられなかった．sIL-2Rはがんの進行度にしたがって増加し，がん悪液質患者では高値になるとの報告がある[19]．T細胞の増殖因子であるIL-2そのものもsIL-2Rに結合することから，sIL-2RはIL-2と膜上のIL-2受容体（membrane-bound IL-2R；mIL-2R）との結合を拮抗的に阻害している．その結果，

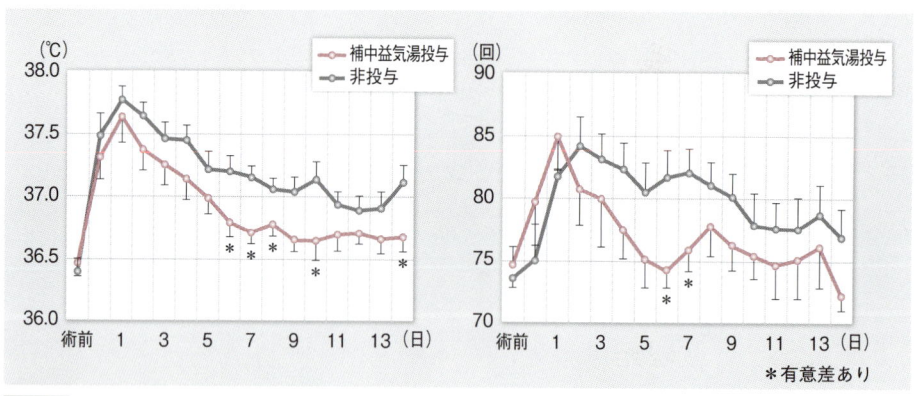

図8 術後の体温と脈拍の推移

　sIL-2RはT細胞の増殖抑制に働くと考えられ，これががん悪液質患者にみられる免疫抑制のメカニズムの1つといわれている．今回の結果では，術直前のsIL-2R値は投与群・非投与群ともに健常人の値より高値であったが，これは対象患者の担がん状態を反映している可能性がある．また，補中益気湯投与群では非投与群に比しsIL-2Rの術前値が低値である傾向を示したが，これは，補中益気湯の術前投与により，担がん状態による免疫抑制が一部是正されたと考えることも可能である．

　次に，術後の臨床症状を観察したところ，体温，脈拍が補中益気湯群で低めに推移し，術後日数によっては有意差を認めた（**図8**）．SIRSの診断基準上は両群間で有意差はみられなかったものの，補中益気湯の術前投与により，SIRSに傾く生体反応が緩和された可能性がある．

　また，術後入院期間を比較したところ，補中益気湯投与群：25.6±3.8日，非投与群：27.0±3.7日で両群間に有意な差は得られなかったが，術後に感染予防のために予防投与された抗菌薬以外の抗菌薬使用，すなわち2nd lineの抗菌薬使用例の比較においては，補中益気湯投与群は22例中3例（13.7％），非投与群は26例中11例（42.3％）で，補中益気湯投与群において，使用例が少なかった（$P=0.05$）（**表3**）．これは，補中益気湯の投与により，術後感染が減少したことの間接的な証明といえよう．

10 補中益気湯の薬理作用とSIRS/CARSの制御

　補中益気湯は漢方補剤として本来，病後，術後の体力回復目的で，「体力低下が中等度で，疲労感が強く，動悸，息切れ，気力がない[20]」場合に使用されてきた．また，薬理学的には従来から，その細胞性免疫賦活作用が指摘されてきた[21]．補中益気湯がNK活性を増強することによって，がんの増殖抑制作用を示すという報告[22]や，リンパ節および脾臓におけるリンパ球数の減少およびサイトカイン産生能に対する修復作

表3 術後入院日数と術後感染併発に及ぼす補中益気湯の効果

	補中益気湯投与	非投与	P値
術後入院期間（日）	25.6 ± 3.8	27.0 ± 3.7	$P = 0.08$
術後感染併発（2nd line 抗菌薬の使用例数）	3/22	11/26	$P = 0.05$

用が認められるという報告[23]もみられる．外科領域では補中益気湯は免疫賦活薬としての側面が強調されてきたといえる．

　一方，補中益気湯の主たる構成生薬である甘草の主成分グリチルリチンには，コルチゾールからコルチコステロンへの変換を阻害する働きがあるとされている[24]．また，同じく主要な構成生薬である柴胡の成分であるサイコサポニンにはCRF（corticotropin-releasing factor）分泌増強作用がある[25]ことが報告されている．こうした構成生薬の内分泌系に対する作用が，術後のSIRSに対して抗炎症的に働きかけている可能性がある．

　補中益気湯には，これ以外にもMRSAの除菌効果[25,26]や保菌予防効果[27]，インフルエンザウイルスに対する抗ウイルス効果[14]などの，抗菌・抗ウイルス作用についても報告があるが，これは術後の生体反応をCARS側に傾けすぎないことに役立っているものと思われる．

　漢方補剤である補中益気湯をがんの手術予定患者に術前投与することで，手術侵襲に対する生体のSIRS（過剰な炎症反応）/CARS（遷延する免疫抑制反応）を制御し，術後合併症の発生を減少させる可能性が示唆された．

　SIRS/CARSのバランスにより，手術後の合併症の発生を説明することは，魅力的な仮説ではあるものの，やや単純化が過ぎるきらいもある．われわれが測定したものもSIRS/CARSに関与するであろうと考えられる因子のうちのごく一部であり，その全体像をとらえきれていないはずである．しかし，漢方薬によって，それぞれが過度に振れすぎることを緩和できる可能性が臨床研究上で示唆されたことは，重要な点であると考える．効果発現のメカニズムはいまだ未解明の部分が多いものの，がん治療を支える漢方薬の使用例の1つとして，補中益気湯の術前投与は試みる価値のある方法と思われる．

（齋藤信也／岩垣博巳）

参考文献

1) 小川道雄：侵襲に対する生体反応と臓器障害．メジカルセンス，東京，2004．
2) エマニュエル・ルービン：ルービン病理学—臨床医学への基盤．西村書店，新潟，2007．
3) Levy MM, et al. : International Sepsis Definitions Conference. 2001 SCCM/ESICM/ACCP/ATS/SIS International Sepsis Definitions Conference. Intensive Care Med, 29 (4) : 530-538, 2003.
4) Bone RC, et al. : Definitions for sepsis and organ failure and guidelines for the use of innovative therapies in sepsis. The ACCP/SCCM Consensus Conference Committee. American College of Chest Physicians/Society of Critical Care Medicine. Chest, 101 : 1644-1655, 1992.
5) 小川道雄：SIRSの概念と新しい臓器不全の病期分類の提唱．Surg Fronti, 1 : 7-11, 1994．
6) 山口佳之，ほか：外科侵襲．日本外科学会雑誌，106：444-448，2005．
7) 佐藤信博，ほか：食道癌手術侵襲に対するメチルプレドニゾロン術前投与の効果に関する検討．日本消化器外科学会雑誌，30：1831-1838，東京，1997．
8) Iwagaki H, et al. : Modulatory Effect of a Serine Protease Inhibitor on Surgical Stress : Its Clinical Implications. Acta Med Okayama, 53 : 239-244, 1999.
9) Bone RC : Sir Isaac Newton, sepsis, SIRS, and CARS. Crit Care Med, 24 : 1125-1128, 1996.
10) Shubin NJ, et al. : Anti-inflammatory mechanisms of sepsis. Contrib Microbiol, 17 : 108-24, 2011.
11) 広田昌彦，ほか：外科的侵襲に対する生体反応：最新治験　8．生体反応の制御とその功罪．日本外科学会雑誌，104：847-851，2003．
12) 小川道雄：侵襲とサイトカイン—サイトカインによる情報伝達と臨床—．メジカルセンス，東京，p.1-91, 1997．
13) 伊藤　良，ほか：中医処方解説．医歯薬出版，東京，p14-17, 1982．
14) 鍋谷欣市：術後回復における漢方治療．松田邦夫ほか編，漢方治療のABC，日本医師会，東京，p.81-85, 1992．
15) Mori K, Kido T et al. : Effect of Hochu-ekki-to (TJ-41), a Japanese herbal medicine, on the survival of mice infected with influenza virus. Antiviral Research, 44 : 103-111, 1999.
16) Tamura R, et al. : Enhanced effects of combined bu-zhong-yi-qi-tang (TJ-41) and interleukin-18 on the production of tumour necrosis factor-alpha and interferon- gamma in human peripheral blood mononuclear cells. J Int Med Res, 32 : 25-32, 2004.
17) 斎藤信也，ほか：漢方補剤の大腸がん手術侵襲に対する効果．日臨外会誌，64（増刊号）：527, 2003．
18) 斎藤信也，ほか：胃癌・大腸癌の手術侵襲に対する漢方補剤TJ-41の効果について．日臨外会誌，67(3)：568-574，2006．
19) Shibata M, et al. : Increased serum concentration of circulating soluble receptor for interleukin-1 and its effect as a prognostic indicator in cachectic patients with gastric and colorectal cancer. Oncology, 56 : 54-58, 1999.
20) 川喜多卓也：漢方薬の免疫薬理作用　慢性疾患の改善作用の主要機序として．日本薬理学雑誌，132(5)：276-279，2008．
21) 佐藤昇志，ほか：NK活性と漢方．新薬と臨牀，45：1261-1265，1996．
22) 野本亀久雄：ツムラ補中益気湯の免疫賦活作用—担癌マウスでのストレスによる抗腫瘍反応に対するツムラ補中益気湯の修復効果—．日経メディカル，2000年5月号：64-65，2000．
23) Mackenzie, et al. : The Influence of Glucyrrhetinic Acid on Plasma Cortisol and Cortisone in Healthy Young Volunteers. J Clin Endocrinol, 70 : 1637-1643, 1990.
24) Dobashi I, et al. : Central administration of saikosaponin-d increases corticotropin-releasing factor mRNA levels in the rat hypothalamus. Neuroscience Letters, 197 : 235-238, 1995.
25) Nishida S : Effect of Hochi-ekki-to on asymptomatic MRSA bacteriuria. J Infect Chemother, 9 : 58-61, 2003.
26) 炭山嘉伸，ほか：MRSA保菌モデルに対する補中益気湯の基礎的効果．JAMA〈日本語版〉17(2)，別冊付録：14-15，1996．
27) 北原正和，ほか：意識障害遷延例における補中益気湯のMRSA保菌予防効果．Biotherapy, 16：261-263, 2002．

② 術後イレウスの予防

1 消化器外科手術後に発生する合併症

わが国において最大の死因はがんで，最新の統計[1]によると毎年68万人が新たにがんと診断されている．このなかで胃がんと大腸がんが上位を占める．これら消化器がんにおいて治癒を期待できる治療は，原則として切除術である．また，著しい進行がんにおいても緩和治療のために開腹手術が選択されることがある．このような消化器外科手術後に発生する合併症としてはさまざまなものがあるが，術後イレウスは憂鬱なものの1つである．

近年，漢方薬に対する西洋医学的解析が進み，大建中湯による術後イレウスに対する治療効果が証明されている．

2 大建中湯の効果と作用メカニズム

大建中湯は，その作用機序が西洋医学的にもっとも解明されたものの1つである．その腸管運動促進作用機序として，セロトニン3，4型受容体を介するアセチルコリン遊離促進[2,3]，腸管運動亢進ホルモンであるモチリンの分泌促進[4]，腸管粘膜層におけるバニロイド受容体を介した直接作用[5]が報告されている．また，カルシトニン関連ペプチド（CGRP）を介した腸管微小血管の血流増加[6]も報告されている．

われわれは動物実験で大建中湯の癒着性イレウスの予防効果を証明した[7]．マウスの癒着イレウスモデルを使用し，大建中湯治療群（A群），シサプリド群（B群），生理食塩水群（C群）の3群間で比較した．開腹手術後1週間の体重変化を図1に示した．手術翌日より各群とも10g以上の体重減少を認め，2日目に最大の減少となった．その後，各群とも体重は回復したが，A群がもっとも良好で前値に対して有意に増加していた．C群でも体重増加を認めたが，強度のイレウスにより多量の腸液が貯留したためであった．胃内にインジゴカルミンを注入し，1時間後に開腹して色素の通過距離を測定した（図2）．通過距離はA群でもっとも良好に流れており，C群に比してほぼ2倍の通過距離を示し有意に良好であった（$P<0.01$）．開腹所見での癒着によるイ

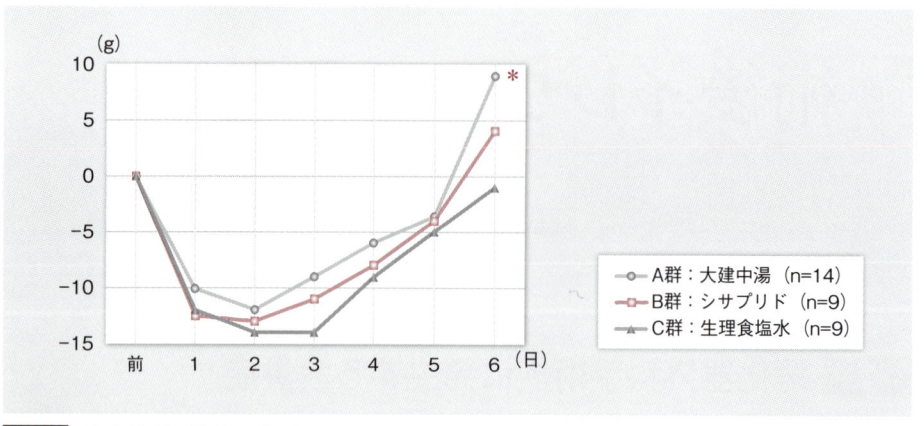

図1 治療法別の術後の体重の変化
＊P＜0.05　vs前値
（文献7）より引用）

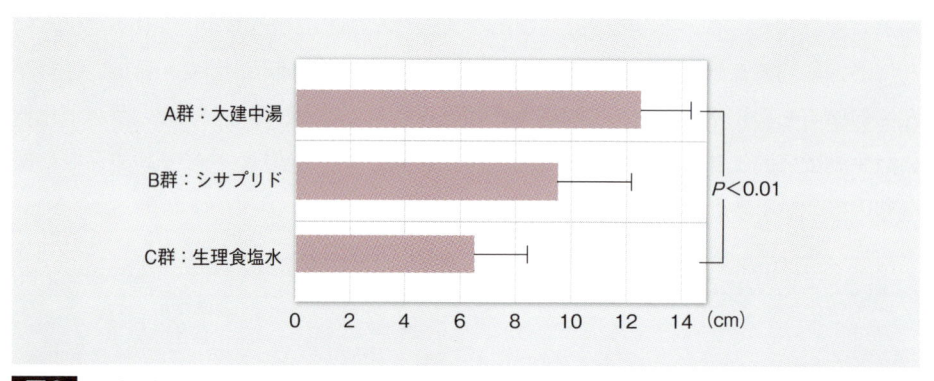

図2 胃内に投与した色素の先端腸管通過距離
（文献7）より引用）

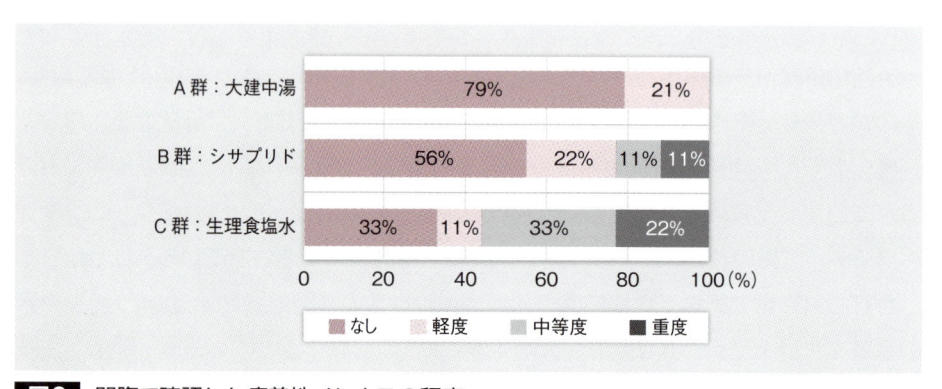

図3 開腹で確認した癒着性イレウスの程度
（文献7）より引用）

イレウスの程度は，A群の14例中11例（79％）でまったく所見を認めず，残りの3例も軽度の変化であった（**図3**）．C群ではイレウスを認めなかったものは33％のみであった．B群は腸管運動促進剤として実験当時の標準薬であったシサプリドを使用した治療対照群である．いずれの評価項目でも，生理食塩水群よりはよいものの，大建中湯

表1 大腸がん術後の大建中湯使用と開始時期によるイレウス発生

大建中湯開始日	症例数	イレウス発生数	頻度
〜3日	28	1	4％
6日〜	61	4	7％
なし	73	7	10％

（文献11）より引用）

群に比してと劣った値を示した．大建中湯を手術翌日から経口投与することで腸管運動が促進され，その結果として癒着性イレウスの発症を抑制したことが示唆された．

さらに，わが国からは臨床例での報告も相次いでいる．最近の大腸がん手術で一般的手技になりつつある腹腔鏡下大腸切除術症例で大建中湯を使用すると術後のCRP値を有意に抑制した．大建中湯で術後の炎症を抑制したことにより術後の排ガスも早まったと考察している[8]．また，イレウス管を必要としたイレウス症例に対して大建中湯を使用するとイレウス管留置期間が短くなった．それに伴い，有意に入院期間の短縮と医療費の軽減がみられた[9]．さらに米国から健常人を対象に，腸管運動促進作用についての二重盲検試験での有用性が初めて報告された[10]．大建中湯の臨床研究は世界的広がりを示している．

3 大建中湯の使い方

原則として，証を考慮することなくすべての消化管手術後のイレウス予防を目的に使用が可能である．また，イレウスを発症したと考えられるすべての症例に試みる価値がある．

過去には消化管手術後において水分を含めた経口摂取開始時期は，消化管吻合部の安全を確認してからの場合が多かった．しかし，最近では手術翌日より水分摂取を可能としている施設が多くなっている．われわれは大腸がん術後症例に対し，大建中湯服用の有無と開始日の差による術後イレウスの発生を調べた[11]．大建中湯を服用しなかった症例の術後イレウス発生は，73例中7例（10％）であった（**表1**）．大建中湯服用例で術後イレウス発生は少なく，服用開始日が手術後3日以内と早いほうが有意差はないものの4％と少なかった．先に述べた動物実験では，手術翌日から大建中湯を開始したことで対照群と比較し，有意に癒着性イレウスが少なかった．これらの結果から，消化器がん手術後の癒着性イレウスを予防するためには，可能な限り早期より大建中湯を開始することが推奨される．

また，がん集学的治療研究財団による大建中湯の大腸がん術後に対する全国規模無作為二重盲検試験（JFMC39）の集積が終了した．本研究は，大腸がん術後2日目より

大建中湯による治療を開始し，イレウスの発生と腸管内輸送時間に対する効果を検討するもので，その結果が待たれる．

4 漢方薬使用の著効例

　消化器手術後の経口摂取開始日は，以前に比して早くなっている．しかし，手術後2日目に大建中湯を開始する際には食事はまだ始まっていないことが多い．漢方薬は食前や食間に服用するが，手術後早期には食事がないため，漢方薬服用時間にこだわる必要はない．体調に合わせて服用することでよいと考える．以下に症例を提示する．

■症例1

　68歳，女性．直腸がんで低位前方切除術を施行した．進行度Ⅲbのため全身抗がん薬治療を6ヵ月間施行．再発所見はなく，経過良好であった．手術から2年経過した夕食後から腹痛・嘔吐が発生した．画像検索で小腸イレウスのために緊急入院とし，経鼻的イレウス管を挿入した．挿入翌日よりイレウス管から大建中湯15g/日を3回に分けて水道水に撹拌して注入した．注入後1時間クランプした．イレウス管挿入後3日目には腸液の大腸内への良好な移動を認め，小腸の拡張は軽快した．イレウス管からの腸液も減少し，4日目には200mL以下となり終日クランプとした．症状が悪化しないことを確認して2日後にイレウス管を抜去した．食事開始後も大建中湯を継続し，1ヵ月後には7.5gに減量した．

■症例2

　66歳，女性．肝転移（H1）を伴う進行直腸がん．原発巣周囲リンパ節腫大も2群まで多数認めた．このため，開腹手術で3群リンパ節郭清を伴う低位前方切除術とした．肝切除術は原発巣の切除後，術前全身化学療法を行った後に2期に分けて行うこととしている．このため，原発巣手術後にイレウスなど，全身化学療法の開始を遅らせることなく治療することが大切である．このため，低位前方切除術後2日目の朝より大建中湯15gを開始した．同時に半消化能栄養剤（ラコール®）も開始した．順次，食事を開始し，術後腸管麻痺を含めてイレウス症状をまったく認めなかった．全身状態の回復を確認して，3週目より肝転移に対する術前全身化学療法（FOLFOX＋ベバシズマブ）を開始した．化学療法による有害事象もなく，4回の化学療法後，肝切除術を安全に終了した．

大建中湯は西洋医学的解析がもっとも進んだ漢方薬の1つである．大建中湯は腹部外科手術後の愁訴を減らすことができる薬剤である．

（佐々木一晃／大野敬祐）

参考文献

1) 国立がん研究センターがん対策情報センターがん情報　情報サービス「がんの統計」編集委員会：がんの統計10Available from：〈http://ganjoho.jp/public/statistics/backnumber/2010jp.html〉 updated Jan 19, 2011.
2) Shibata C, et al. : The herbal medicine Dai-Kenchu Tou stimulates upper gut motility through cholinergic and 5-hydroxytryptamine 3 receptors in conscious dogs. Surgery, 126 : 918-924, 1999.
3) Satoh K, et al. : Mechanisms for contractile effect of Dai-kenchu-to in isolated guinea pig ileum. DigDis Sci, 46 : 250-256, 2001.
4) Nagano T, et al. : Effect of Dai-kenchu-to on levels of 3brain-gut peptides (motilin, gastrin and somatostatin) in human plasma. Biol Pharm Bull, 22 : 1131-1133, 1999.
5) Satoh K, et al. : Mechanism of atropine-resistant con traction induced by Dai-kenchu-to in guinea pig ileum. Jpn J Pharmacol, 86: 32-37, 2001.
6) Kono T, et al. : Colonic vascular conductance increased by Daikenchuto via calcitonin gene-related peptide and receptor-activity modifying protein 1. J Surg Res, 150 : 78-84, 2008.
7) 佐々木一晃，ほか：術後イレウスに対する大建中湯（TJ-100）の有用性―臨床的および実験的検討―. Prg Med, 18 : 900-902, 1998.
8) Yoshikawa K, et al. : The effects of the Kampo medicine (Japanese herbal medicine) "Daikenchuto" on the surgical inflammatory response following laparoscopic colorectal resection. Surg Today. 2011 Dec 28. [Epub ahead of print]
9) Yasunaga H, et al. : Effect of the Japanese herbal kampo medicine dai-kenchu-to on postoperative adhesive small bowel obstruction requiring long-tube decompression : a propensity score analysis. Evid Based Complement Alternat Med. 2011; 2011 : 264289. [Epub 2011 Mar 31.]
10) Manabe N, et al. : Effect of daikenchuto (TU-100) on gastrointestinal and colonic transit in humans. Am J Physiol Gastrointest Liver Physiol, 298 : G970-G975, 2010.
11) 佐々木一晃，ほか：漢方薬による大腸癌術後早期合併症としてのイレウス予防に対する大建中湯の検討. 日本大腸肛門病会誌, 61：728, 2009.

③ 術後の有害事象軽減

わが国において最大の死因はがんで，最新の統計[1]では毎年68万人が新たにがんと診断され，34万人以上の多くの人々が死亡している．その数は年々増加し，最近の25年間で約2倍となっている．部位別に死亡数でみると，もっとも多いものが肺がんで，次いで胃がん，大腸がん，肝臓がんと続く．新規発症例や死亡数の半数以上を胃や大腸などの消化器がんが占めている．

これらの消化器がん治療の原則は外科切除である．手術のほかに化学療法や放射線治療を必要とする場合もある．これら治療法の進歩は著しく，手術法の進歩と新たな抗がん薬の開発などにより治療効果は改善されている．しかし，手術療法や抗がん薬治療などはいずれも生体にとって有害事象を発生する可能性を有し，免疫抑制状態を招くこととなる．

このようながん治療における有害事象や生体内環境改善に，漢方薬の有用性が経験的に報告されていた．近年，漢方薬に対する西洋医学的解析が進み，がん基礎研究分野でも新たなエビデンスが多く得られている．本項では，十全大補湯，小柴胡湯，補中益気湯などによる術後の効果について報告する．

1 補剤による消化器がん術後の有害事象軽減や免疫系に対する効果

■十全大補湯，補中益気湯，小柴胡湯などの効果と作用メカニズム

われわれは十全大補湯，補中益気湯，小柴胡湯などの漢方薬を，消化器がん術後や化学療法中の多くの症例に使用している．がんに対する手術後の有害事象予防における究極的な目標は，がん治療が順調に行えることによる生存期間の延長や治癒率の改善である．その基盤となった検討を以下に述べる．

進行大腸がん治癒切除術後，術後補助化学療法とともに生物学的応答調節剤（biological response modifier；BRM）であるクレスチン（PSK）と小柴胡湯の併用効果を比較した[2]．各々術後早期より3ヵ月間経口投与し免疫系因子を検討した．小柴胡湯を服用することで術後早期より非特異的細胞性免疫能の賦活化を認めた．また，

NK細胞の増加も認めた．術後の有害事象発生もなく，治療は順調に行えた．進行大腸がん術後症例において小柴胡湯は，術後早期から細胞性免疫能を賦活化し，がん手術後症例の生体内環境を良好なものにすることでがん再発予防効果を示している可能性が示唆された．

さらに新たなエビデンスが構築されている．がん好発年齢にある高齢者では，液性免疫系のTh2が優位となり，Th1による細胞性免疫系機能が低下している．十全大補湯を老齢マウスに経口投与するとインターフェロン(INF)-γ産生が増加し，この刺激でTh1タイプの細胞性免疫能が賦活化される[3]．同様に，老齢マウスにメラノーマ細胞を用いた肝転移モデルで，十全大補湯はT細胞やNK細胞数を有意に増加することで肝転移を抑制した[4]．老齢マウスと若齢マウスを用いた検討では，補中益気湯投与により高齢マウスでNK細胞の増加を，十全大補湯投与で同様にT細胞の増加を有意に認めた．これらの変化は，若年マウスではみられなかった[5]．がん患者の多くは高齢者であるとともに，Th1/Th2バランスの崩れが発生している．漢方薬はTh1/Th2バランスを改善することで，がん患者の生体内環境を改善して良好な効果が得られた．

これらの報告をもとに札幌医科大学第1外科およびその関連施設において，2001年7月〜2005年3月の間に治癒切除を施行し化学療法を併用したStage II，IIIの大腸がん症例に対し，十全大補湯併用の有用性についての前向き比較臨床試験を行った．これらによると，Stage IIで十全大補湯により再発を抑制する傾向を認めた[6]．われわれの単一施設における大腸がん治癒切除後の漢方薬併用症例の再発率と生存期間の検討を述べる[7]．漢方薬は十全大補湯，補中益気湯，小柴胡湯のいずれかを使用した．対象症例は，漢方薬併用例が63例(漢方薬群)，補助化学療法のみが148例(対照群)であった．再発率はStage II症例の漢方薬群で5％と対照群の15％に比較して低値であった($P=0.13$)．Stage IIの生存曲線を図1に示す．5年生存率は漢方薬群で97％，対照群で89％と漢方薬群で全経過とも良好であった．再発危険因子の低い症例で術後補助化学療法に漢方薬の上乗せ効果がある可能性が示唆された．

斎藤らは補中益気湯を術前投与することで周術期の良好な効果を報告している[8]．胃がんと大腸がん症例に対する臨床研究の結果，侵襲による過剰なSIRS/CARSを補中益気湯が制御し，術後の速やかな回復に資する可能性を示唆している．さらに，平均在院日数には影響を与えなかったが，手術侵襲を緩和することで術後感染を予防している可能性を報告した．

■漢方薬の選択のポイントと使い方

漢方薬は悪性腫瘍の治療におけるQOL向上の一手段として，また西洋医学的な治療の致命的な有害事象の防止，または軽減の補助手段として有用であると日本東洋医学会のEBMレポートで報告[9]している．漢方薬はがん手術後周術期の体力低下，易疲労感，貧血などを早期に改善することが可能である．

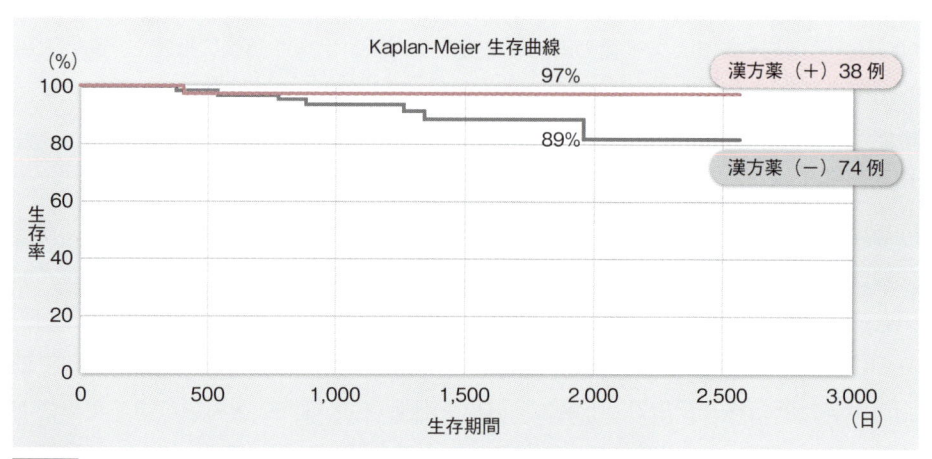

図1 StageⅡ大腸がんにおける漢方薬併用の有無での生存曲線

(文献7)より引用)

　十全大補湯は消化器がん手術後の早期から抗がん薬治療中まで幅広く，多くの症例に使用可能である．一方，補中益気湯，人参養栄湯なども術後早期から抗がん薬治療中まで使用可能であるが，対象は高齢者や虚証の症例としている．

2 漢方薬使用の著効例

■症例1

　80歳，男性，生来健康．腹痛，嘔吐，下痢を主訴に受診した．上行結腸に全周性大腸がんを認め，イレウス直前の状態で手術となった．開腹すると大網を中心に最大1.5cmの小さな播種を腹腔内全体に認めた．病理組織結果から，上行結腸がん，2型，tub1.5×7cm，pSE，pN1，H0，P3，M0，stage Ⅳであった．

　本症例の治療開始時期にはFOLFOX(フルオロウラシル/レボホリナート/オキサリプラチン)は認可されていなかった．80歳の超高齢者に抗がん薬治療を行うか否かは判断が難しい．われわれはイリノテカン(CPT-11)/ティーエスワン® (TS-1)に十全大補湯や補中益気湯を併用することで，高齢者においても大きな有害事象がなく非常に良好な効果が得られることを報告してきた[10]．本症例治療時期の50％生存期間は20ヵ月に満たなかった．十分な説明のもと，術後早期より十全大補湯を開始した後に全身化学療法CPT-11/TS-1を併用した．化学療法はCPT-11を80mg/m^{2}で2週ごとの全身投与と，TS-1は100mgを週5日間服用2日休薬とした．経過を図2に示した．化学療法前のCEA値は12.5ng/dLであったものが，化学療法により20ヵ月間前値を上回ることはなかった．1st lineの化学療法施行中，血液毒性などで治療を延期した回数は8回で，1～2週の休薬で次回の治療が可能であった．治療開始後23ヵ月目にCTで肝転移を認めた．また，血小板減少傾向を認めたため漢方薬を人参養栄湯

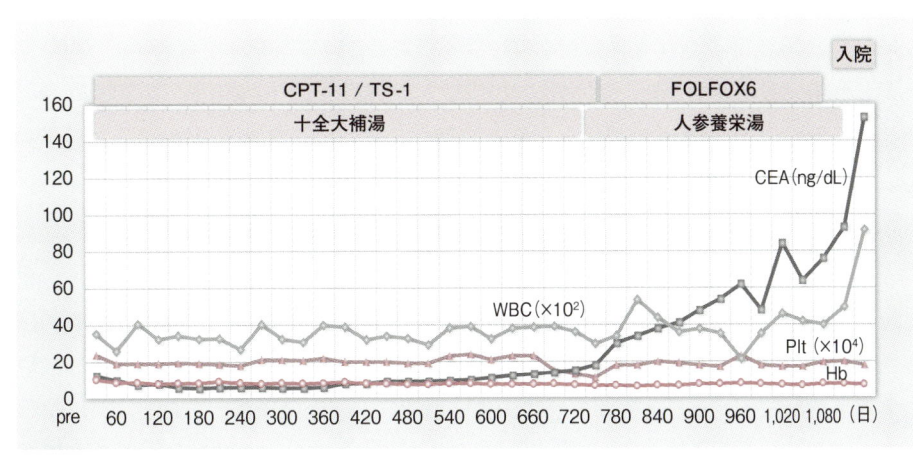

図2 症例提示

80歳，男性，腹膜播種（P3）症例．右結腸切除術後，全身化学療法を開始．1st line治療で2年間CEA上昇を抑えた．漢方薬は十全大補湯を使用し，血小板減少と2nd line変更時に人参養栄湯に変更した．終末期の2ヵ月以外は外来治療で，化学療法開始後36.9ヵ月生存した．
CEA：がん胎児抗原，WBC：白血球数，Plt：血小板数，Hb：ヘモグロビン

(文献10)より引用)

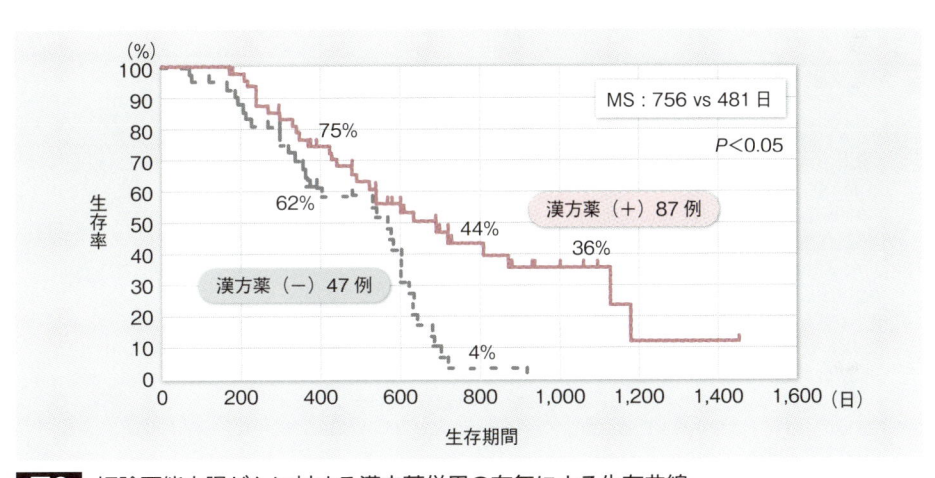

図3 切除不能大腸がんに対する漢方薬併用の有無による生存曲線

有意に漢方薬併用で生存期間の延長がみられた．

(文献12)より引用)

に，2nd lineの化学療法としてmodified FOLFOX6(mFOLFOX6)に変更した．本治療の9ヵ月間に血液毒性で5回の治療延期が必要であったが，全身状態は良好であった．しかし，死亡の4ヵ月ほど前から腹水の貯留，それによる食欲不振，腰痛がみられ，化学療法を終了した．在宅で生活していたが最後の2ヵ月間は入院治療となった．本症例は80歳以上の超高齢大腸がん症例で36.9ヵ月の生存が得られた．特筆に値する効果が漢方薬の併用で得られた可能性があると考えている．

遠隔転移を有する大腸がんに対して原発巣切除後に，全身化学療法と十全大補湯，補中益気湯，小柴胡湯の併用治療について2009年の米国臨床腫瘍学会（ASCO）で報告した[11]．その後の症例を加えて134例の報告を示す[12]（**図3**）．漢方薬併用症例は

47例(漢方薬群)，非併用症例87例(対照群)であった．漢方薬は十全大補湯，補中益気湯，小柴胡湯を使用した．漢方薬の使用については，抗がん薬治療の説明と同時に行い，併用の有無は患者が選択した．漢方薬群の1，2，3年生存率はおのおの75，44，36％で，対照群の62，4.0％に比べ有意に良好であった（$P<0.05$）．

漢方薬は基礎的研究で明らかになったように，細胞レベルで有用な直接作用や間接作用を有している．これらの作用により，がん患者における手術後の有害事象軽減や生体内環境を改善することでがん患者の生存期間など治療効果が得られるようになったことを報告した．このように漢方治療は今後のがん治療において重要な役割を果たす可能性をもった興味深い分野の1つであると考えている．

（佐々木一晃／大野敬祐／柴田稔人）

参考文献

1) 国立がん研究センターがん対策情報センターがん情報　情報サービス「がんの統計」編集委員会：がんの統計10Available from：〈http://ganjoho.jp/public/statistics/backnumber/2010jp.html〉updated Jan 19, 2011.
2) 佐々木一晃，ほか：漢方薬による大腸癌術後免疫能賦活化と肝転移抑制効果について．Prog Med, 12：1652-1655, 1992.
3) Iijima K, et al. : Juzentaiho-to, a Japanese herbal medicine, modulates type 1 and type 2 T cell responses in old BALB/c mice. AmJ Chin Med, 27：191-203, 1999.
4) Ohnishi Y, et al. : Oral administration of a Kampo (Japanese herbal) medicine Juzen-taiho-to inhibits liver metastasis of colon 26- L5 carcinoma cells. Jpn J Cancer Res, 89：206-203, 1998.
5) Utsuyama M, et al. : Immunological restoration andanti-tumor effect by Japanese herbal medicine in aged mice. Mech Ageing Dev, 122：341-352, Elsevier, 2001.
6) 西舘敏彦，ほか：大腸癌術後化補助療法における十全大補湯の有効性の検討（中間報告）．日本癌治療学会抄録集，東京，2007.
7) 佐々木一晃，ほか：癌化学療法と漢方診療．外科治療，97：504-510, 2007.
8) 斎藤信也，ほか：胃癌・大腸癌の手術侵襲に対する漢方補剤TJ-41の効果について．日臨外会誌，67：568-574, 2006.
9) 日本東洋医学会EBM特別委員会 編：漢方治療におけるエビデンスレポート．日東医誌，56別冊．2005.
10) 佐々木一晃，ほか：漢方薬による転移性肝癌の抑制．癌の臨床，48：171-176, 2002.
11) Sasaki K, et al. : Can Kampo medicine prolong the life of metastatic colorectal cancer (MCRC) patients with chemotherapy?　J Clin Oncol 27：(suppl ; abstre18120), ASCO, 2009.
12) 佐々木一晃，ほか：癌化学療法や放射線療法に併用する漢方薬治療．外科治療，103：584-589, 2010.

④ フルオロウラシル系薬の副作用対策

1 がん薬物治療時の漢方治療の基本的な考え方

　副作用の診断は西洋医学的に行い，有効な薬物療法が存在する場合にはそちらを優先するが，根本的な治療法がないか効果が少ないと考えられる場合に漢方治療を選択することになる．漢方医学的に薬物治療を要する進行がんは「陰虚証」の状態と考えられる．そこで，体力低下を補う人参，黄耆，乾姜，附子などの「補剤」により体力や免疫力を高め，また代謝を促進させる「温熱薬」が使用される．

　補剤の構成生薬の中核は人参と黄耆であり，人参は「脾肺」すなわち消化吸収機能および全身の気の流れを促進する．黄耆は気を全身に供給する働きをもつ．補剤は消化吸収機能を改善し，全身の栄養状態を改善し免疫機能を高め，生体防御機構の回復と治癒促進を促す．

　薬物治療の副作用軽減を目的とした漢方治療も，以上の点に留意して行うことになる．

2 フルオロウラシル系薬剤

　代謝拮抗薬は古くからがん薬物治療で用いられてきた．DNAおよびRNA合成に必要な酵素の阻害が基本的作用機序となる．がん細胞自身のみならず，増殖細胞に強い活性を示し，G1-S期細胞周期特異的に作用するので，骨髄や消化管粘膜に毒性を示す．

　ピリミジン拮抗薬の代表がフルオロウラシル（5-FU）であり，現在でも多くのがん腫の基本的薬剤となっている．経口フッ化ピリミジン薬として，5-FUのプロドラッグであるテガフール/ウラシル（ユーエフティ®），テガフール/ギメラシル/オテラシル（ティーエスワン®）やカペシタビン（ゼローダ®）が開発され，広く多くのがん腫で用いられている．

　主たる毒性の発現部位は骨髄と消化管粘膜であり，白血球減少などの骨髄毒性，食欲不振，下痢，全身倦怠感，悪心・嘔吐，口内炎などの消化器症状，色素沈着や脱毛，手足症候群などの副作用もみられる．

3 がん薬物治療の副作用軽減に用いられる代表的方剤

フルオロウラシル系薬剤の副作用軽減に用いられる方剤について述べる．

■ 十全大補湯

もともと病後や術後，慢性疾患などで体力や気力が衰弱した例に用いられてきた．疲労倦怠感が著しく，貧血や顔色不良，皮膚乾燥，盗汗，口腔内違和感，微熱などの症状を訴える症例に適応される．上腹部に大動脈の拍動（臍上悸）を触れ，脈は弱いことが多い．

補中益気湯，人参養栄湯と並んで3大補剤に数えられる．気虚に用いる四君子湯と血虚に用いる四物湯の合方に黄耆と桂皮を加えた処方である．したがって，著しい気虚と血虚の場合に用いられる．構成生薬の薬理作用としては，桂皮，川芎，当帰にTNF（tumor necrosis factor）活性増強作用が，当帰と茯苓に免疫賦活作用が，黄耆に免疫調整作用があることがわかっている．

フルオロウラシル系薬剤を含むレジメンでの十全大補湯併用の臨床試験を紹介する．今野らは胃がん術後StageⅠ～Ⅲの治癒切除後補助化学療法としてユーエフティ®内服患者23人を対象とし，十全大補湯併用の有無によるランダム化比較試験（RCT）を行った．併用群では非併用群に比較して，サプレッサーT細胞の比率が3ヵ月間低下し，細胞障害性T細胞が1ヵ月後に増加し食欲不振，全身倦怠感などの自覚症状が改善し，十全大補湯の有用性を報告した[1]．

山田は胃がん術後患者94人を対象とし，5-FU経口補助化学療法剤投与に十全大補湯併用の有無のRCTを施行した．全症例および，StageⅠとⅡ症例の5年生存率に差を認めなかったが，StageⅢおよびⅣ症例で，2年生存率と5年生存率が非併用群（n＝9）22％と0％，併用群（n＝8）87％と25％と有意に延長していた．この結果は，少数例ではあるが，十全大補湯が生存期間に影響を与えたという意味ではきわめて大きなインパクトをもつ臨床試験である．ただし，化学療法の副作用軽減そのものへの評価はなかった[2]．

戸田らは，大腸がん患者術前・術後にテガフール徐放剤を投与した44人を対象とし，十全大補湯併用の有無のRCTを行った．併用群で腫瘍組織内5-FU濃度が上昇し，正常組織内で低下するというテガフールの腫瘍選択性が向上した．十全大補湯の薬物代謝酵素作用修飾が示唆され，興味深い結果である．さらに，併用群の肝障害抑制効果が認められ，副作用発現時期の遅延も認められた[3]．

小坂らは，ユーエフティ®による化学療法を施行する胃がん，大腸がん，乳がんの術後患者284人を対象に，十全大補湯併用の有無のRCTを行い，抗がん薬の副作用の発現，QOL（Quality of Life）を問診で調査，評価した．大腸がんで併用群に副作用発

現率が低く，副作用により休薬する症例が，胃がん，大腸がんで，併用群に少なかった．統計学的な有意差は明らかでないものの，十全大補湯の副作用軽減効果，QOL改善効果ありと結論した[4]．

黒川らはフッ化ピリミジン系経口抗がん薬を内服し，食欲不振を呈する胃がん，大腸がん，胆嚢がん，乳がん計88人を対象に，胃がん術後23人を対象として免疫学的検討を症例集積研究形式で行った．十全大補湯の食欲不振の改善度は83％でみられ，食欲以外の変化では，悪心・嘔吐の減少，倦怠感・胃部不快感の改善がみられた．患者血清添加マウスリンパ球幼若化反応では，投与後上昇傾向が認められた．TNF活性は早期がんで投与後活性がみられたが，全体では下降傾向を示した．LAK (lymphokine activated killer) 活性は一定の傾向を示さず，2-5AS (oligoadenylate synthetase) 活性は投与後有意な低下を認めた[5]．

十全大補湯は，基本的に気虚＋血虚の病態を認識して用いられる方剤であり，地黄による食欲不振，悪心・嘔吐あるいは下痢などの副作用があるので注意する必要がある．甘草による低カリウム血症，偽アルドステロン症，ミオパチーにも十分注意する．

■ 補中益気湯

虚弱体質や慢性疾患，術後で体力が低下した状態に用いられてきた．腹壁の緊張が弱く，上腹部に大動脈拍動を触れ胸脇苦満があり，振水音を認める症例によい．脈は弱く，全身倦怠感が強く，気力低下といった気虚が強い場合に用いられる．かつて結核の罹患者に処方され，背景に気道系の問題を有する場合に適応となる．

補中益気湯の薬理作用として，病後や術後の体力低下時，あるいは感染時の免疫改善作用，担がん状態の生体防御修復作用などが報告されている．

長尾らは，乳がん術後テガフール投与患者26人を対象に，補中益気湯服用の有無のRCTを行った．テガフール内服により副作用のあった症例で，補中益気湯服用群で免疫賦活作用（リンパ球幼若化試験の変化率）を認め，非服用群よりも長期間のテガフール内服が可能であったと結論づけた[6]．

大原らは，胃がん，大腸がん，乳がん，その他のがんでテガフールを投与されている計178人の患者を対象に，補中益気湯併用群，後述する人参養栄湯併用群，テガフール単独群の3群のRCTを行った．自覚症状，他覚症状および全身改善度のいずれも，漢方薬投与群は対照群に比べて有意な改善が認められた．抗がん薬の副作用は漢方薬投与群でもみられたが重篤ではなかった．自覚症状の推移は，補中益気湯投与群では食欲不振の改善が認められた[7]．

阿部は，術後フッ化ピリミジン系経口抗がん薬による化学療法の施行された胃がん，大腸がん，膵臓がん，乳がん，甲状腺がん計30人を対象とした症例集積研究で，食欲不振などの副作用の全般改善度を83.3％と報告した．また，補中益気湯投与後に，血色素量とヘマトクリット値の有意な上昇を認めている[8]．

補中益気湯は，皮膚乾燥や貧血などの血虚症状がなく，言語に勢いがなく，意欲が湧かないような気虚の症状が強い場合，食欲不振が強い場合に用いるとよい．甘草による偽アルドステロン症やミオパチーに留意する．黄耆による発疹などの過敏症状がみられることもある．また，間質性肺炎にも気をつけたい．

■ その他の方剤

人参養栄湯は病後の体力低下，強い疲労感，食欲不振，消耗性疾患や虚弱体質の愁訴に用いられる．腹力が弱い症例に合う．十全大補湯のバリエーションの1つであり，呼吸器症状に合う五味子と中枢作用をもつ遠志(オンジ)が加わっており，咳嗽や不安，不眠を訴える症例が適応である．

杉町は，フッ化ピリミジン系抗がん薬を補助化学療法として投与されるStageⅠ～Ⅳの胃がん患者46人を対象とし，人参養栄湯併用の有無のRCTを行った．併用群は対照群と比較して，白血球数の減少効果と全身状態改善効果は認めなかったが，赤血球数と血小板数の減少抑制効果を認めた[9]．

大原らは前述した臨床試験で，テガフール投与患者で人参養栄湯併用群は悪心・嘔吐，便通不整，意欲の亢進，疲労倦怠感の改善を認めたと報告している[7]．また，人参養栄湯投与においても，偽アルドステロン症，ミオパチーや肝機能障害に注意が必要である．

半夏瀉心湯がイリノテカンの遷延性下痢を予防することが知られているが，日比らは転移性胃がん・大腸がんを対象に，ティーエスワン®とイリノテカンによる化学療法を施行する20例を半夏瀉心湯投与の有無でRCTを施行し，QOLスコアの変化をみた．併用群でQOLスコアの低下が軽減され，半夏瀉心湯の支持療法としての有用性が示された[10]．

近年，六君子湯のグレリン分泌促進作用が明らかとなり，食欲増進メカニズムが解明されてきたが，清家らが食道がん化学療法で発現した食欲不振，悪心・嘔吐に対する六君子湯の効果を報告した[11]．

副作用としての皮膚症状に対しては，佐藤らがカペシタビンによる手足症候群に越婢加朮湯と四物湯の投与で著明に改善した例[12]を，斎藤がフルオロウラシルによる皮膚炎に加味逍遙散が有効であった例[13]を報告している．

フルオロウラシル系薬剤の副作用軽減に用いられる代表的漢方方剤について述べた．しかし，多剤併用療法が多く用いられる今日，その薬物治療時における「証」は必ずしも明らかになっているわけではない．個々の症例で可能な限り漢方的診察を行い，できれば随症治療を行いたい．さらに，それをも加味した臨床研究を企画し，より高いエビデンスの構築が望まれる．

（太田惠一朗）

参考文献

1) 今野弘之，ほか：胃癌術後補助化学療法における十全大補湯併用による免疫能改善効果．Biotherapy, 11：193-199, 1997.
2) 山田卓也：胃癌における5-FU経口剤と十全大補湯（TJ-48）の併用効果に関する無作為比較試験．Prog Med, 24：2746-2747, 2004.
3) 戸田智博，ほか：大腸癌に対するTegafur徐放性製剤（SF-SP）と十全大補湯（JTX）の術前および術後併用療法の検討—とくに組織内濃度とThlymidine Phosphorylase（TP）活性について—．癌の臨床，44：317-323, 1998.
4) 小坂昭夫，ほか：抗癌剤副作用軽減効果に対するツムラ十全大補湯（TJ-48）の有用性とQOLに及ぼす影響．Prog Med, 14：2259-2264, 1994.
5) 黒川胤臣，ほか：十全大補湯による抗癌剤副作用防止効果および臨床免疫学的検討．Biotherapy, 3：789-795, 1989.
6) 長尾和治，ほか：テガフールと補益剤併用療法の検討．東方医学，14：63-71, 1998.
7) 大原　毅，ほか：補中益気湯，人参養栄湯のテガフールとの併用療法に関する有用性の検討．薬理と治療，21：4423-4434, 1993.
8) 阿部憲司：癌術後化学療法時の副作用に対する補中益気湯の効果．Prg Med, 9：2916-2922, 1989.
9) 杉町圭蔵：胃癌術後補助化学療法における人参養栄湯の有用性に関する研究．臨床と研究，72：454-458, 1995.
10) 日比　聡，ほか：転移性胃癌・大腸癌患者に対するS-1/Irinotecan療法における半夏瀉心湯の臨床効果．癌と化学療法，36：1485-1488, 2009.
11) 清家純一：食道癌と六君子湯　癌化学療法で発現した食欲不振，悪心・嘔吐に対する六君子湯の効果．漢方医学，34：12-13, 2010.
12) 佐藤泰昌，ほか：カペシタビンによる重度の手足症候群に対し漢方薬の著効により抗癌薬治療を完遂できた1例．漢方医学，34：376-378, 2010.
13) 斎藤和哉：フルオロウラシルによる皮膚炎に加味逍遙散が有効であった1例．漢方医学，26：135, 2002.

⑤ シスプラチン・カルボプラチンの副作用対策

1 シスプラチンとカルボプラチンの副作用

　現在，がん化学療法の主役は，白金錯化物であるシスプラチン（CDDP）やカルボプラチン（CBDDCA）であろう．これらの薬剤は，抗腫瘍効果も強い代わりに副作用も強く，その対処に苦慮する場合も多い．

　シスプラチンの添付文書によれば，重要な基本的注意として，悪心・嘔吐，食欲不振などの消化器症状はほとんど全例に起こり，急性腎不全などの腎障害，骨髄抑制などの重篤な副作用が起こることがあるので，患者の状態を十分に観察し，副作用が認められた場合には，適切な処置を行うよう記載してある．とくに，dose limiting factorは，腎障害とされる．

　カルボプラチンの添付文書によれば，重要な基本的注意として，骨髄抑制などの重篤な副作用が起こることがあるので，適宜臨床検査を行うなど，患者の状態を十分に観察することと記載してある．とくに，dose limiting factorは，血小板減少とされる．

2 シスプラチン腎障害に対する柴苓湯の効果

　柴苓湯は，体力中等度で胸脇苦満（心窩部より季肋部にかけての苦満感，ならびに抵抗，圧痛）があり，嘔気，食欲不振，尿量減少，浮腫，蛋白尿などを伴う場合に用いるとされている．まさに，シスプラチンの副作用時に用いるとの感がある．

　そこで著者ら[1]は，シスプラチン投与前日より柴苓湯エキス1日9gを15日間投与した肺がん患者10例を柴苓湯群とし，柴苓湯非投与16例を対照群として，シスプラチン投与後の腎障害について検討を行った．

　その結果，対照群ではシスプラチン投与3日目にBUNが平均26.5mg/dL，7日目に平均25.4mg/dLと上昇したが，柴苓湯群では3日目，7日目とも正常値の20mg/dLを超えなかった（図1）．

　また，対照群では，シスプラチン投与により，Ccr（creatinine clearance）の低下，

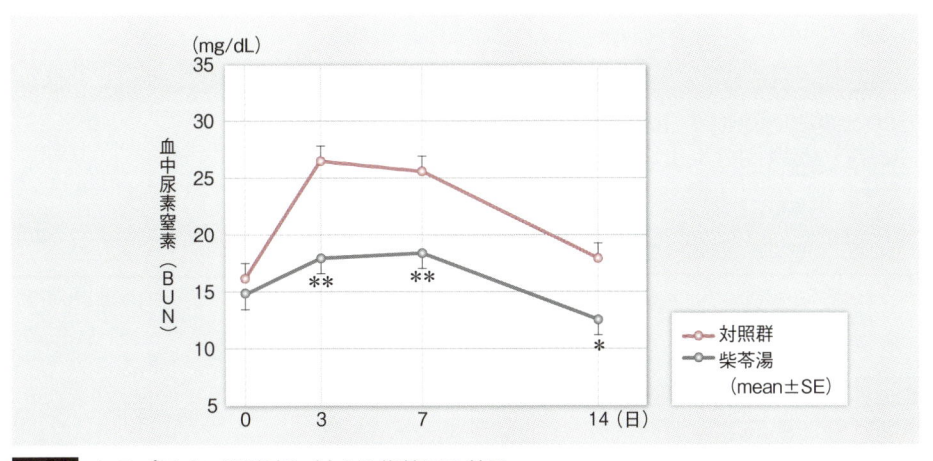

図1 シスプラチン腎障害に対する柴苓湯の効果
＊$P<0.05$；＊＊$P<0.01$．vs対照群　　　（文献1）より引用）

NAG（N-acetyl-β-D-glucosaminidase）の上昇をきたしたが，柴苓湯群ではそれらの変動が有意に抑制された．

以上の結果より，柴苓湯はシスプラチン腎障害を軽減させることが示唆された．

柴苓湯以外の漢方薬では，十全大補湯がマウスの実験においてシスプラチンによるBUNの上昇を軽減させたとの報告がある．腎毒性を軽減する成分は，金チオリンゴ酸ナトリウムであり，この成分は，当帰にもっとも多く含まれていると述べられている[2]．

3 カルボプラチン骨髄抑制に対する十全大補湯の効果

十全大補湯は，虚症で全身の衰弱がはなはだしく，胃腸の働きも弱り，貧血し，皮膚は乾燥して熱状のないものに用いるとされ，漢方の有名な貧血治療薬である．

著者ら[3]は，肺がん患者10例を対象に，1クール目は，十全大補湯を投与せずに，2クール目はカルボプラチン投与前日より十全大補湯エキス1日7.5gを21日間投与し，カルボプラチン骨髄抑制について検討を行った．

その結果，Hbのカルボプラチン投与前値と投与後最低値の差をみると，1クール目では，平均3.1g/dL減少したが，2クール目では平均1.4g/dLの減少にすぎず，Hbの減少が有意に抑制された．白血球ならびに好中球の最低値は1クール目では平均2,230/μL，740/μL，2クール目では平均2,960/μL，1,220/μLと白血球ならびに好中球の減少が有意に抑制された．血小板の最低値も1クール目では平均5.7×10^4/μL，2クール目では平均9.0×10^4/μLと血小板の減少も有意に抑制された（**表1**）．

さらに，3例において，プラチナ（Pt）の血中濃度を測定したところ，併用薬なしの1クール目の血中濃度は，8,860ng/mL，11,300ng/mL，8,130ng/mLであった．十全大補湯投与の2クール目では，血中濃度が上昇し，20,400ng/mL，13,600ng/mL，

表1 カルボプラチン骨髄抑制に対する十全大補湯の効果

	1クール*	2クール**	P 値
Hb（治療前値−最低値）（g/dL）	−3.1 ± 0.3	−1.4 ± 0.2	< 0.05
白血球（最低値）（/μL）	2,230 ± 210	2,960 ± 290	< 0.05
好中球（最低値）（/μL）	740 ± 100	1,220 ± 190	< 0.05
血小板（最低値）（×10^4/μL）	5.7 ± 0.1	9.0 ± 1.5	< 0.05

＊：十全大補湯併用なし　＊＊：十全大補湯併用あり　　　　　　　　　　（文献3）より引用）

表2 プラチナ（Pt）の血中濃度＊（ng/mL）

症例	併用薬なし	十全大補湯
1	8,860	20,400
2	11,300	13,600
3	8,130	14,100

＊：2時間の点滴終了時　　　　　　　　（文献3）より引用）

14,100ng/mLとなった（**表2**）．

　以上より，十全大補湯はカルボプラチン骨髄抑制を有意に軽減することが示唆された．同時に，カルボプラチンの血中濃度を高めており，抗がん薬の効果増強作用も期待された．

　藤原ら[4]も，婦人科悪性腫瘍に対するカルボプラチンとドセタキセルの併用療法時に，十全大補湯を投与すると，骨髄抑制を軽減したと報告している．

　十全大補湯以外の漢方薬では，人参養栄湯がシスプラチン誘発性血小板減少を軽減するとの報告[5]がみられる．その作用機序として，人参養栄湯が直接的に骨髄幹細胞レベルに作用するだけでなく，骨髄微小環境を介して間接的に影響していると考えられている．

4　シスプラチンによる悪心・嘔吐，食欲不振などの消化器症状に対する漢方薬の効果

　がん化学療法時の全身倦怠感，食欲不振，気分不良に補中益気湯が有効と報告されている（**図2**）[6, 7]．その他，十全大補湯[8] 五苓散[9]，六君子湯[10]も，シスプラチンによる食欲不振，悪心・嘔吐の軽減に有効といわれている．

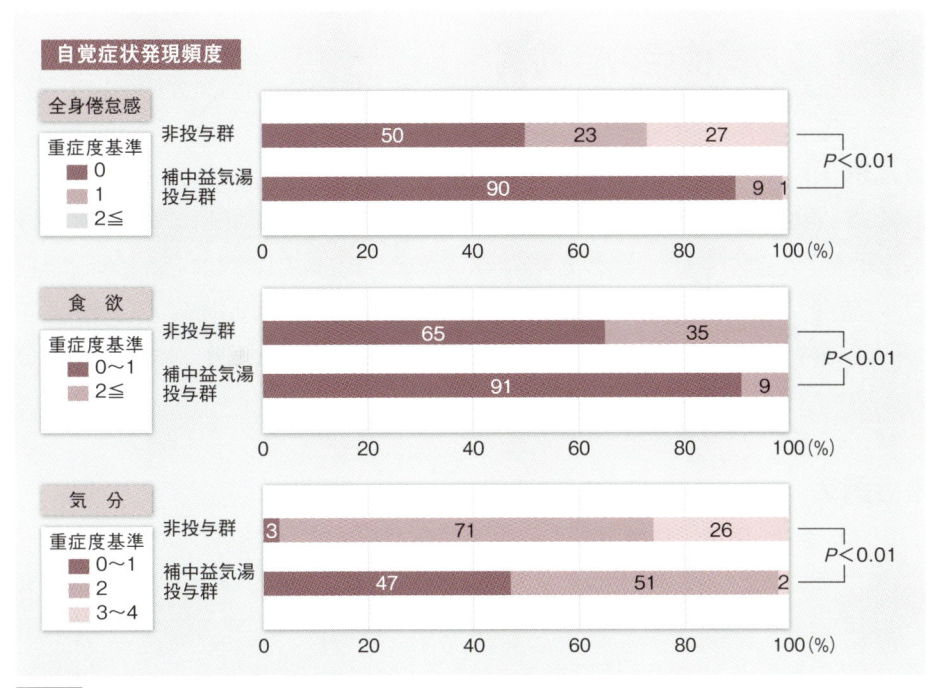

図2 補中益気湯の肺がん化学療法における副作用予防効果
検定方法：U検定及びχ²検定　　　　　　　　　　　　　　　　（文献6）より引用）

5 抗がん薬副作用軽減を目的とした漢方薬の服用時期

われわれの経験[1,3]や動物実験[11]でも，抗がん薬投与と同時かあるいはその前に投与した場合には，腎障害や骨髄抑制などの副作用を軽減するが，抗がん薬投与後ではほとんど毒性を軽減しない．服薬指導時に，遅くとも抗がん薬投与の前日から，服用するよう指導すべきである．

とくに，悪心・嘔吐が起きてからは，漢方薬そのものの服用が困難になるため，抗がん薬投与前からの服用を心がけたい．

6 抗がん薬副作用軽減を目的とした漢方薬選択のポイント

抗がん薬副作用軽減を目的とした漢方薬選択として，シスプラチン腎障害に対する柴苓湯以外は，補中益気湯，十全大補湯，人参養栄湯などの補剤を選択する場合が多い．これら3剤の比較試験は行われていない．そこで漢方的には，まず，補中益気湯を選択し，がんの進行とともに気力や体力が低下した場合には十全大補湯とし，さらに全身状態が悪化すれば，人参養栄湯を選択するという順番になろう．

7 漢方薬使用の著効例

■ 症例1

68歳，男性，肺がん（腺がん），stage Ⅳ．シスプラチン投与前日より柴苓湯エキス1日9gを15日間投与した．その結果，シスプラチン投与前のBUNは15mg/dL，3日目は19mg/dL，7日目は18mg/dLであり，3日目，7日目とも正常値の20mg/dLを超えず，柴苓湯がシスプラチン腎障害を予防した．また，悪心・嘔吐，食欲不振などの消化器症状も，ほとんど起こらなかった．

■ 症例2

58歳，男性，肺がん（小細胞がん，extensive disease）．カルボプラチンとエトポシドの併用療法を，1クール目は十全大補湯を投与せずに，2クール目はカルボプラチン投与前日より十全大補湯エキス1日7.5gを21日間投与した．その結果，Hbのカルボプラチン投与前値と投与後最低値の差をみると，1クール目では3.8g/dL減少したが，2クール目では1.2g/dLの減少にすぎず，Hbの減少が有意に抑制された．白血球，好中球，血小板の最低値は，1クール目では2,030/μL，700/μL，4.8×10^4/μLであり，2クール目では2,800/μL，1,100/μL，9.2×10^4/μLと白血球，好中球ならびに血小板の減少が有意に抑制された．さらに，悪心・嘔吐，食欲不振などの消化器症状も，ほとんど起こらなかった．

（沖本二郎）

参考文献

1) 沖本二郎，ほか：シスプラチン（CDDP）腎障害に対するツムラ柴苓湯の効果．診断と治療，79：1497-1501，東京，1991．
2) Sugiyama K：Effects of Juzen-taiho-to in reducing the side effect Cisplatin. J Trad Med, 13：27-41, 1996.
3) 沖本二郎，ほか：抗癌剤の骨髄抑制に対するツムラ十全大補湯の効果．診断と治療，81：2040-2043，1993．
4) 藤原道久，ほか：婦人科癌化学療法（DJ療法）における骨髄抑制に対する十全大補湯の有用性．産婦人科漢方研究のあゆみ，23：24-27，2006．
5) 深山雅人，ほか：シスプラチン療法誘発血小板減少症に対する人参養栄湯の予防機転．産婦人科漢方研究のあゆみ，18：97-100，2001．
6) 森　清志，ほか：補中益気湯の肺癌化学療法における副作用予防効果．Biotherapy, 6：624-627，東京，1992．
7) 伏木　弘，ほか：抗癌剤の副作用軽減に対する補中益気湯の有用性について．産婦人科漢方研究のあゆみ，17：72-75，2000．
8) 黒田胤臣，ほか：十全大補湯による抗癌剤副作用防止効果および臨床免疫学的検討．Biotherapy, 43：789-795，東京，1989．
9) 小栗久典：抗癌剤使用後の悪心・嘔吐に対する五苓散の有効性について．漢方と診療，17：4，1998．
10) 平田公一：生まれつつある漢方薬のエビデンス，診療ガイドラインにおける漢方薬の役割．漢方医学，34：8-11，2010．
11) 杉山　清：シスプラチンの副作用に対する十全大補湯の軽減作用ならびにその作用機序．産婦人科漢方研究のあゆみ，17：5-13，2000．

⑥ オキサリプラチンの副作用対策

1 オキサリプラチンと末梢神経障害

　大腸がん化学療法は新規抗がん薬，分子標的薬により確実に成績を上げている．オキサリプラチンは第三世代のプラチナ製剤で，シスプラチンなどとは異なる化学構造をもっている．がんに対する働きはシスプラチンと同様であり，2本のDNA鎖の間に入り込んで，DNAの合成を阻害する．オキサリプラチンは，イリノテカンおよび5-FUとともに，大腸がん治療の「標準3剤」とされている．オキサリプラチンの承認とともにFOLFOX療法もわが国で施行可能になり7年が経過している．オキサリプラチンは，アレルギー反応と末梢神経障害の副作用が特徴的であり，しばしばその対策に苦慮するが，今回は末梢神経障害に対しての対処法を検討した．

2 末梢神経障害とは

　オキサリプラチンの末梢神経障害は急性期と慢性期毒性に分けられる．末梢神経障害の発生機序の1つとしては，次のように考えられている．脊髄後根神経節には血管神経関門 (blood-nerve barrier) が欠如しており，抗がん薬などの有害物質が末梢神経に進入しやすいと考えられている．したがって，体内に静注されたオキサリプラチンそのものや解離したシュウ酸が脊髄後根神経節に蓄積してしまう．それがNaチャネルの特定のアイソフォームに作用しチャネルの長期開放による脱分極状態が生じる．そして持続感覚神経細胞の興奮状態が亢進し末梢神経障害が生じると考えられているが詳細な機序は判明していない[1]．急性期には，冷水を飲む際に喉にしびれを感じたり，冷たいものに触る際，指先にビリっとしたしびれを感じることが多い．急性期のしびれは，冷たいものに可能な限り触れないことで，ある程度対応が可能である．しかし，慢性期のしびれについては現段階で確立された予防法や治療法はない．オキサリプラチンは，体内への蓄積によりその障害の程度が顕著になってくる．末梢神経障害による機能障害は累積投与量850mg/m^{2}でおよそ10％，1,020mg/m^{2}でおよそ20％と報告されている[2]．つまり，化学療法を累積するほど末梢神経障害出現の可

能性が高くなるということである．したがって，障害が出始めた段階から，早期に状態を把握して無理な投与をしないことが一番大切と考える．

3　オキサリプラチンによる末梢神経障害への対策

　末梢神経障害対策として，グルコン酸カルシウムと硫酸マグネシウムの投与[3]，オキシコドン，プレガバリンなどが有効との報告もあるが確実なものではない．オキサリプラチンを一定期間投与した後，一定期間投与を中止し，その後また再開するいわゆるstop and goもOPTIMOX-1 studyとして報告されているが日本人における有効性，安全性はまだ確立されていない．現在プラチナ製剤の中和薬であるグルタチオンやジメスナが臨床開発中だが，奏効率におよぼす影響なども不明であるうえ，現段階ではまだ臨床で使用できない．

4　なぜ牛車腎気丸？　その機序は？

　われわれは，オキサリプラチンの末梢神経障害に対して牛車腎気丸が有効であると報告してきた[4〜7]．医療経済学的にみると，1ヵ月内服治療を行った場合，オキシコドン，プレガバリンなどよりも，牛車腎気丸の方が安価である．牛車腎気丸は，地黄5.0g，牛膝3.0g，山茱萸3.0g，山薬3.0g，車前子3.0g，沢瀉3.0g，茯苓3.0g，牡丹皮3.0g，桂皮1.0g，附子1.0gからなる漢方薬で，その適応は，疲れやすくて四肢が冷えやすく尿量減少または多尿で時に口渇がある次の諸症：下肢痛，腰痛，しびれ，老人のかすみ目，かゆみ，排尿困難，頻尿，むくみなどである．おもに泌尿器科領域で多く使用されてきた漢方薬であるが，われわれはしびれに対する適応に注目し，この漢方薬を末梢神経の副作用対策として選択した．牛車腎気丸の作用機序については，徐々に解明されているが，しびれや疼痛に関しては，脊椎内κオピオイド受容体刺激，痛覚感知部位における一酸化窒素（NO）産生促進の2つの機序，またNO産生促進による末梢性の血流量増加作用によるものと報告されている[8]．自験例で牛車腎気丸内服前と内服後2時間の皮膚温（サーモグラフィー）が，指先で約5.1℃，足趾で約2.4℃上昇していることを確認している（図1）[5〜7]．

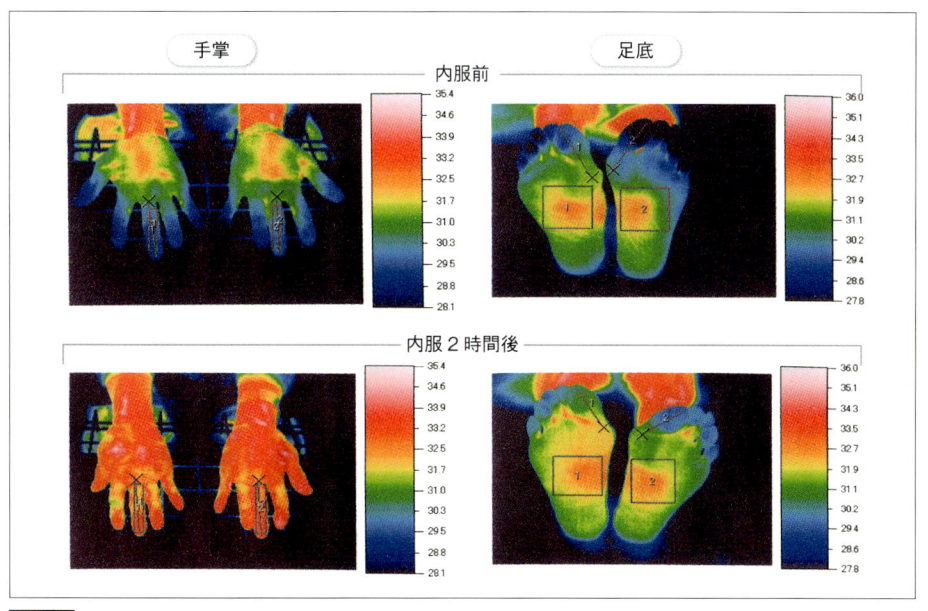

図1 牛車腎気丸内服後の皮膚温の変化（thermography）

5 症　例

　ここでわれわれが後ろ向きに検討した牛車腎気丸の末梢神経障害に対する効果を紹介する．対象はFOLFOX療法を施行した進行再発大腸がん患者98例である．牛車腎気丸投与群（投与群）48例，牛車腎気丸非投与群（非投与群）50例について検討した．年齢平均，投与群：非投与群/66：68歳，施行回数，投与群：非投与群/4～23：4～19サイクル，男女比，投与群20/28例：非投与群23/27例，PS（ECOG）0/1，投与群43/5例：投与群45/5例，ベバシズマブ上乗せ症例は，投与群/非投与群：25/29例，オキサリプラチンのRelative dose intensity（mg/m^2/week）は，投与群：非投与群/39.5：38.0，牛車腎気丸の服薬アドヒアランスは89％，奏効率は，投与群52.1％でCR3，PR23，SD7，PD7，NE8例，非投与群52.0％でCR1，PR25，SD8，PD9，NE7例であった（**表1**）．末梢神経障害を検討すると，非投与群と比べ，投与群の障害発現が有意に軽減されていた（**図2**）．

　オキサリプラチンを含むレジメンでは，末梢神経障害により継続困難となる症例がある．オキサリプラチンの投与中止により症状は改善すると考えられるが，実臨床の場では，オキサリプラチン投与中止後も長期にわたり末梢神経障害で苦しむ患者を散見する．したがって，オキサリプラチン投与の中止時期を見落とさないことが重要と考える．

表1 患者背景

	牛車腎気丸投与群（n=48）	牛車腎気丸非投与群（n=50）
平均年齢（歳）	66	68
男性：女性（例）	20：28	23：27
化学療法施行回数（コース）	4〜23	4〜19
ECOG PS0：PS1*（例）	43：5	45：5
ベバシズマブ併用症例（例）	25	29
オキサリプラチン相対用量強度（mg/m^2/week）	39.5	38.0
牛車腎気丸服薬アドヒアランス（%）	89	—
奏効率（%）	52.0	52.1

＊ECOG PS：Eastern Cooperative Oncology Group performance status
　PS0：無症状で社会的活動ができ，制限を受けることなく発病前と同等に振る舞える．
　PS1：軽度の症状があり，肉体労働は制限を受けるが，歩行，軽労働や座業はできる．

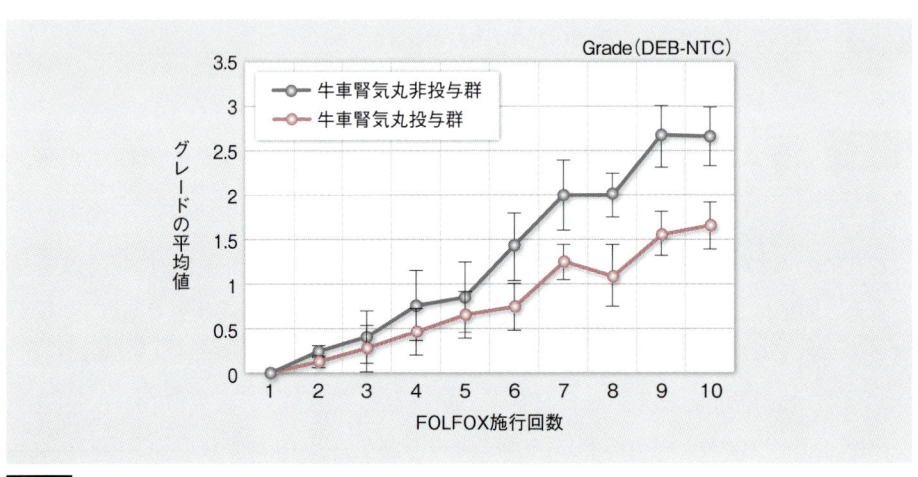

図2 牛車腎気丸内服後の皮膚温の変化（thermography）

　牛車腎気丸に関しては，筆者の経験から末梢神経障害が出始めてから内服するよりも，化学療法開始当初から予防的に内服していたほうがその効果が大きいと思われる．
　われわれの症例では認めていないが，漢方薬そのものにも肝機能障害や腎機能障害などの副作用を認めることがあるため注意が必要である．近年，牛車腎気丸の二重盲検無作為化第Ⅱ相臨床試験（Gone Study）や，二重盲検第Ⅲ相試験（GENIUS）も行われ，その効果が全国多施設二重盲検試験で証明されつつある．筆者は牛車腎気丸内服症例でも，軽減効果を認めにくい症例に対し，成分の1つであるブシ（TJ-3023）を追加することにより症状の軽減を認めた症例を経験，報告しているが，[5〜7]今後さらなる検討が必要と思われる．

（進藤吉明）

参考文献

1) Adelsberger H, et al. : The chemotherapeutic oxaliplatin alters voltage-gated Na (+) channel kinetics on rat sensory neurons. Eur J Pharmacol, 406 (1) : 25-32, 2000.
2) de Gramont A, et al. : Leucovorin and fluorouracil with or without oxaliplatin as first-line treatment in advanced colorectal cancer. J Clin Oncol, 18 (16) : 2938-2947, 2000.
3) Gamelin L, et al. : Prevention of oxaliplatin-related neurotoxicity by calcium and magnesium infusions : a retrospective study of 161 patients receiving oxaliplatin combined with 5-Fluorouracil and leucovorin for advanced colorectal cancer. Clin Cancer Res, 10 (12) : 4055-4061, 2004.
4) 進藤吉明, ほか：牛車腎気丸によるOxaliplatin関連末梢神経障害の軽減効果についての検討. 癌と化学療法, 35 (5) : 863-865, 2008.
5) Yoshiaki Shindo, et al. : Care by Kampo medicine for toxicities of colorectal cancer chemotherapy : Effect of Goshajinkigan (TJ-107) and powdered processed aconite root (TJ-3023) on oxaliplatin-related neurotoxicity, and effect of Hangeshashinto (TJ-14) on CPT-11-related diarrhea. ASCO-GI : Abstract No : 601, ASCO, 2011.
6) Yoshiaki Shindo, et al. : Reduction of oxaliplatin-ralated neurotoxicity by Gosha-jinki-gan and powdered processed aconite root. ASCO-GI : Abstract No : 413, ASCO, 2010.
7) Yoshiaki Shindo, et al. : Japanese Traditional KAMPO Medicine Reduce Toxicities with Colorectal cancer Chemotherapy. [Reduction of Oxaliplatin-Related Neurotoxicity by Goshajinkigan, Powdered processed aconite root and Reduction of CPT-11-Related Diarrhea by Hangeshashinto]. GI-ESMO : Abstract No : 375, ESMO, 2011.
8) 後藤和宏：牛車腎気丸の抗侵害受容作用機序　ダイノルフィンと一酸化窒素の関与. ペインクリニック, 19 (8) : 1179-1185, 1998.

7 イリノテカンの副作用対策

1 イリノテカンについて

　イリノテカン（CPT-11）はカンプトテシンの半合成誘導体でトポイソメラーゼⅠの阻害による核酸合成阻害作用を有する抗がん薬である．CPT-11は広い抗腫瘍スペクトルを有し，肺がん，乳がん，大腸がん，悪性リンパ腫などで，その抗腫瘍効果が示され，現在，他剤との併用療法が多くの施設で試みられている[1, 2]．

　がん化学療法に伴う副作用は多様であり，そのなかで血液毒性，非血液毒性の消化器症状（とくに悪心・嘔吐）に対して，わが国をはじめ世界的な研究グループから副作用対策についてのガイドラインが示されている．

　CPT-11のおもな副作用として白血球減少，下痢と全身倦怠感があり，これらの副作用は化学療法の継続を中断・中止するおもな理由となる[3]．白血球減少に対しては，ヒト顆粒球コロニー刺激因子（G-CSF）の投与により改善してきた．下痢と全身倦怠感に対する予防および緩和策については，十分に確立されたとはいえないのが現状と思われる．本項では，抗がん薬CPT-11に伴う下痢と全身倦怠感の対策における，半夏瀉心湯と補中益気湯の漢方治療の役割について述べる．

2 イリノテカンに伴う下痢について

■イリノテカンによる下痢の発生頻度

　がん化学療法に伴う下痢は患者のQOLの低下，高度の脱水，電解質異常，腎不全，循環不全などを引き起こし，病状を重篤な状態へ進展させることがある．好中球減少症を伴うときに下痢を併発すると敗血症などの重症感染症を起こし，致命的な状況となる．早期に適切な対処が必要となる．下痢を起こしやすい抗がん薬としては，イリノテカン（CPT-11），シスプラチン，5-FU，エトポシド，メトトレキサート，分子標的薬（ゲフィチニブ，エルロチニブなど）などが知られている．CPT-11による下痢の出現頻度は単剤および併用療法の報告によると47〜79％である[1〜3]．

表1 イリノテカンに伴う下痢の種類と発現機序および支持療法

下痢の種類	発現機序	支持療法
急性下痢	コリン作動性（抗コリンエステラーゼ作用，胃腸管運動の亢進）	抗コリン薬（アトロピン，臭化ブチルスコポラミンほか）
		止瀉薬（ロペラミドほか）
遅発性下剤	腸管粘膜傷害	半夏瀉心湯

■ イリノテカンによる下痢の発生機序

　CPT-11による下痢には，投与早期に出現する急性下痢とその後に発現する遅発性下痢（CPT-11投与後8時間以降の下痢）がある（表1）．急性下痢はCPT-11が有する抗コリンエステラーゼ作用に起因すると考えられており，一過性のことが多く，抗コリン薬により対処可能である[4]．遅発性下痢はときに重症となり，コントロール困難な症例もみられ，CPT-11の継続投与が困難になる場合も認められる[6]．下痢に対する対策はいくつかの施設で抗コリン薬[4]，ロペラミド[4,5]，半夏瀉心湯[6]が臨床応用されている．遅発性下痢はCPT-11が肝臓で，7-ethyl-10-hydroxy-camptothecin（SN-38）に変換され，SN-38はグルクロン酸抱合を受け，不活性体であるSN-38 glucuronideに変換される．その後，胆汁中に排泄され，腸管内の腸内細菌の3-glucuronidaseにより脱抱合を受け，再びSN-38に変換される．このSN-38が腸管粘膜に直接傷害をおよぼし，遅発性下痢を発現する[7]．

　また，近年，UGT1A1の遺伝子多型（検査は保険適応）がCPT-11の重篤な副作用の発現に関与することが報告されている[8,9]．UGT1A1は肝臓のUDPグルクロン酸転移酵素（uridine diphosphate glucuronosyl transferase；UGT）の分子種の1つであり，抗がん薬として世界で広く使用されているCPT-11の代謝酵素である．*UGT1A1*28*と*UGT1A1*6*はUGT1A1の遺伝子多型であり，UGT1A1の活性低下によりCPT-11の重篤な副作用の発現率が高くなること（とくに好中球減少症）が報告されている[8,9]．このUGT活性の個体間差が，CPT-11の副作用の個体間差の原因の1つと考えられる．その他の原因として，腸管感染症や菌交代現象が存在する可能性も忘れてはならない．

■ 半夏瀉心湯の作用メカニズム

　CPT-11の遅発性下痢はβ-glucuronidase阻害作用を有しているグルクロン酸抱合体の投与により予防することが可能と考えられる[10]．

　漢方薬の半夏瀉心湯はこのグルクロン酸抱合体の役割をもつバイカリンの成分を含んでおり，ラットにおいて，CPT-11の遅発性下痢を予防する効果が認められている．

■半夏瀉心湯の有用性

　筆者らは，進行非小細胞肺がんにおいてシスプラチンおよびCPT-11の併用療法を行い，CPT-11に伴う下痢の出現を予防する目的でツムラ半夏瀉心湯を投与し，その臨床的有用性について 無作為比較試験にて評価している[6]．対象患者はシスプラチン，CPT-11の2剤併用療法を受けた非小細胞肺がんの入院患者で，以下の選択基準を満たす症例を対象とした．①切除不能（病期Ⅲ，Ⅳ）の未治療例，②performance statusが0〜2の症例，③主要臓器機能が保持されている症例，④年齢は75歳以下，⑤インフォームド・コンセントが得られている症例，また，重篤な合併症を有する症例，下痢のある症例，高度の胸水貯留例，症状を有する脳転移例は対象から除外した．評価可能例は41例で，半夏瀉心湯投与群18例，非投与群23例であった．下痢は投与群の2例を除き39例（95％）に認めた．下痢の発現日は化学療法開始後投与群で平均6.3日目（1〜11日），非投与群で平均5.9日目（1〜11日）であった．下痢の1日の回数がもっとも多かった日は化学療法開始後それぞれ平均9.2日目（1〜14日），9日目（1〜16日）であった．

　表2に1コース目における半夏瀉心湯投与群と非投与群における下痢の評価を示した．投与群は非投与群に比べ，優位に下痢のGrade[12]の改善（$P = 0.044$）およびGrade3以上の下痢の発現が低かった（$P = 0.018$）．しかし，下痢の回数および持続日数においては，両群間に差は認められなかった．

　半夏瀉心湯による副作用はGrade1の便秘を2例に認めたのみで，とくに問題となる副作用はなかった．また，便秘に対し下剤の投与は行われなかった．

3　イリノテカンに伴う全身倦怠感

■イリノテカンによる全身倦怠感の発生頻度

　がん化学療法は一般的に2剤，3剤の抗がん薬併用療法が行われている．また，近年，初回化学療法後，維持療法として長期に抗がん薬を投与される症例や有効な経口抗がん薬の開発に伴い長期服用する症例が増えてきた．多剤併用抗がん薬投与，長期抗がん薬投与に伴い全身倦怠感を訴える患者が増え，全身倦怠感のため治療の継続が困難な患者が認められるようになった．しかし，現状では化学療法に伴う全身倦怠感の予防および緩和策についての対策はほとんど施行されていない．全身倦怠感はイリノテカンをはじめ，ほとんどすべての抗がん薬で起こる[12,13]．

■補中益気湯の有用性について

　補中益気湯は体力の低下を補う薬（補剤）のなかでも代表的な漢方薬である．補剤は全身状態の改善や化学療法あるいは慢性疾患の衰弱時に伴う胃腸障害，全身倦怠感の

表2 ツムラ半夏瀉心湯投与群と非投与群における下痢の評価

	ツムラ半夏瀉心湯		検 定
	投与群 (n=18)	非投与群 (n=23)	
下痢の Grade			P = 0.044
0	2	0	
1	5	7	
2	10	6	
3	1	6	
4	0	4	
Grade ≧ 3	1	10	P = 0.018

両群とも1コース目での下痢の評価　　　　　　　　　　（文献6）より引用）

改善目的で用いられる．筆者らは，進行非小細胞肺がんにおいてシスプラチンとCPT-11も含む多剤併用療法に伴う全身倦怠感の予防および緩和策としてのツムラ補中益気湯の臨床的有用性について無作為比較試験にて評価した[14]．評価は1週間に1回，全身倦怠感の有無・程度，気分の程度，消化器症状のアンケート調査（健康日記，**表3**）を行い判定した．対象患者はシスプラチンを含む多剤併用療法を受けた非小細胞肺がんの患者である．評価可能例は41例で，補中益気湯投与群21例，非投与群20例であった．補中益気湯投与群は非投与群に比べ有意に全身倦怠感の頻度は少なく，程度も軽かった（$P<0.01$，**表4**）．気分・食欲不振の改善も認められ，副作用はなかった．化学療法に伴う全身倦怠感の予防に対し，補中益気湯は有用であった．

4　漢方服用の投与タイミングと患者指導のポイント

　漢方服用の投与タイミングについて，漢方は一般的に即効性に効果を示さず，化学療法を行い，副作用が起きてから漢方薬を用いるよりも，副作用症状が起きる前に用いたほうが症状発生の抑制や緩和の効果を期待できる．つまり予防的投与になるので，漢方の投与タイミングとしては，抗がん薬を投与する少なくとも3日〜1週間前に服用を開始すべきと考える[6, 14]．服用期間は，抗がん薬投与中は継続して投与し，抗がん薬終了後はできれば抗がん薬の影響がなくなる頃，最終抗がん薬投与後の約2週間位服用することが望ましい．

　服薬時は，1包/1回を1日3回，食前あるいは食間に内服する．漢方薬は空腹時または食前に服用されるものである．これは，食事の影響や漢方薬の構成成分の吸収率を考慮してのことである．製剤は散剤なので，服用方法として，オブラートに包んで服用（漢方の香り・味に敏感な方にお勧め），ぬるま湯に溶かして服用（入れ歯使用で

表3 健康日記

症状	スコア	
全身倦怠感	0	なし
	1	ときどき疲れる（軽作業可）
	2	よく疲れる（見回り可）
	3	いつも疲れている（食事はとれる）
	4	疲れがひどくて何もできない（臥床している）
	期間（朝・午前・午後・夜 or 1日中）	
食欲	0	全部食べられる
	1	やや落ちている（75%）
	2	半分しか食べられない（50%）
	3	少ししか食べられない（25%）
	4	まったく食べられない（0%）
気分	0	とくによい
	1	よい
	2	格別悪くない
	3	あまりよくない
	4	非常によくない
悪心・嘔吐	0	異常はない
	1	ときに悪心がある程度
	2	強い悪心がある
	3	ときどき吐く
	4	しばしば吐く

表4 ツムラ補中益気湯投与群と非投与群における副作用の評価

症状とGrade		ツムラ補中益気湯（%）		検定
		投与群	非投与群	
全身倦怠感	0	223（90）	99（50）	
	1	21（9）	46（23）	P<0.01
	2≦	3（1）	55（27）	
	全身倦怠感のスコア	35	228	P<0.01
気分	0〜1	116（47）	6（3）	
	2	125（51）	142（71）	P<0.01
	3〜4	6（2）	52（26）	
食欲	0〜1	226（91）	131（65）	P<0.01
	2≦	21（9）	60（35）	
悪心・嘔吐	0	241（98）	183（92）	N.S.
	1〜2	6（2）	17（8）	

（文献6）より引用）

薬が入れ歯に挟まる方にお勧め）など服用方法を状況により選択できることを説明する．継続は力なりで，抗がん薬投与中はできるだけ継続して内服することを勧める．

一方，漢方薬のアドヒアランスが問題となる[6, 14]．漢方薬は製剤の特有の味，においにより，服用を中止，評価できなかった例が7％認められ[6]，漢方薬のアドヒアランス確保の工夫が必要である．半夏瀉心湯の副作用として便秘が11％に認められたが，いずれもGrade1の軽症であった[6]．便秘の対策も怠らないようにすることも必要である．補中益気湯による副作用は認められなかった[14]．

5 漢方薬使用の著効例

■症例1

68歳，男性，進行肺腺がん（肝臓転移）．抗がん薬シスプラチン/CPT-11併用抗がん薬1サイクル施行．抗がん薬投与後下痢出現．2サイクル施行前から半夏瀉心湯を内服．2サイクル以降下痢の発現がなかった半夏瀉心湯有効症例．

抗がん薬1サイクル施行後，3日目から水様性下痢が1日3～5回，4日間続いた．腫瘍縮小を認めたため，同レジメン，同じCPT-11投与量で2サイクル目を施行することを患者と話し合い，決めた．下痢の発症予防目的で，2サイクル投与1週間前から半夏瀉心湯1包（2.5 g）/1回を1日3回食前に開始．以後，4サイクルまで下痢の発現はなく，抗がん薬の投与が完遂できた．がんの縮小効果も得られ，患者は平均的余命より長く生活できた．

■症例2

62歳，男性，進行肺小細胞がん（副腎転移）．シスプラチン/CPT-11併用抗がん薬施行．治療後半から，全身倦怠感出現．その後腫瘍が再増大し，2次治療前から補中益気湯を内服．2次治療期間中，軽度の全身倦怠感のみで治療完遂．補中益気湯が有効な症例であった．

シスプラチン/CPT-11併用抗がん薬の初回治療が著効を呈したが，治療終了5ヵ月後，腫瘍再増大を認めた．2次治療は初回治療で著効したシスプラチン/CPT-11併用療法の再チャレンジ療法を選んだ．患者は初回治療後半から，全身倦怠感を訴えていた．2次治療開始1週間前から補中益気湯1包（2.5 g）/1回を1日3回食前に内服開始．2次治療期間中，軽度の全身倦怠感のみで治療完遂できた．補中益気湯の投与は患者のQOLを向上させ，治療を進めるうえで非常に有用であった．現在も補中益気湯を服用しながら，仕事をこなしている．

本項では，抗がん薬イリノテカンに伴う下痢，全身倦怠感の副作用に対する漢方薬半夏瀉心湯と補中益気湯の使用経験について記載した．漢方薬が西洋薬と異なる点の1つは，漢方薬の作用機序が明確でないことである．ただし，半夏瀉心湯は漢方製剤のなかでも，CPT-11に誘発される下痢を抑える作用メカニズムが基礎的に解明されている．また，日常診療において，漢方製剤に精通していない医師でもCPT-11の下痢予防に半夏瀉心湯の効果は浸透し，よく処方されている．補中益気湯は全身倦怠感や気分の不快感を改善するばかりでなく，食欲不振や体力低下などにも効能を示す補気剤であり，抗がん薬に伴う副作用の予防・緩和対策として今後患者のQOLの向上に大きな役割を担っていると考える．

(森　清志)

参考文献

1) Ohe Y, et al. : Randomized phase III study of cisplatin plus irinotecan versus carboplatin plus pac1itaxel, cisplatin plus gemcitabine, and cisplatin plus vinorelbine for advanced non-small-cell lung cancer : Four-Arm Cooperative Study in Japan. Ann Oncol, 18 : 317-323, 2007.
2) Mori K, et al. : A phase I study of irinotecan and infusional cisplatin with recombinant human granulocyte colony-stimulating factor support in the treatment of advanced non-small cell lung cancer. Eur J Cancer, 33 : 503-505, 1997.
3) 福岡正博，ほか：原発性肺がんに対するCPT-11週1回投与の臨床第I相試験．癌と化学療法，17：993-997, 1990.
4) Rothenberg ML, et al. : Phase I and pharmacokinetic trial of weekly CPT-11. J Clin Oncol, 11: 2194-2204, ASCO, 1993.
5) Abigerges D, et al. : Irinotecan (CPT-11) high-dose escalation using intensive high –dose lope–amide to control diarrhea. J Natl Cancer Inst, 86 : 446-449, 1994.
6) 森　清志，ほか：進行非小細胞肺癌のCisplatin, Irinotecan hydrochlorideに伴う下痢に対する半夏瀉心湯の有用性について．癌と化学療法，25：1159-1163, 1998.
7) Asumi R, et al. : Identification of the metabolites of irinotecan, a new derivative of camptothecin, in rat bile and its biliary excretion. Xenobiotica, 21 : 1159-1169, 1991.
8) Ando Y, et al. : Polymosphisms of UDP- Glucuronosyltransferase gene and irinotecan toxicity : A pharmacogenetic analysis. Cancer Res, 60 : 6921-6926, 2000.
9) Minami H, et al. : Irinotecan pharmacokinetics/pharmacodyna-mics and UGT1A1 genetic polymor phisms in Japanese : role of UGT1A1 6 and * 28. Pharmacogenet Genomics, 17 : 497-504, 2007.
10) Narita M, et al. : Inhibition of (β - gluclonidase by natural glucuronides of Kampo medicines using glucuronide of SN-38 (7-ethyl-10-hydroxy-camptothecin) as a substrate. Xenobiotica, 23 : 5-10, 1993.
11) Takasuna K, et al. : Protective effects of Kampo medicines and baicaline against intestinal toxicity of a new anticancer camptothecin derivetive. irinotecan hydrochloride (CPT-11), in rats. Jpn J Cancer, Res, 86 : 978-984, 1995.
12) Mori K, et al. : A phase I study of irinotecan and infusional cisplatin with recombinant human granulocyte colony-stimulating factor support in the treatment of advanced non-small cell lung cancer. Eur J Cancer, 33 : 503-505, 1997.
13) Takahashi T, et al. : Phase II study of Erlotinib in Japanese patients with advanced non-small cell lung cancer. Anticancer Research, 30 : 557-564, 2010.
14) 森　清志，ほか：肺癌化学療法の全身倦怠感に対する補中益気湯の有用性．Biotherapy, 6：624-627, 東京，1992.

8 タキサン系薬の副作用対策

1 タキサン系薬の位置づけ

　パクリタキセルやドセタキセルなどのタキサン系薬剤は，イチイの樹皮成分から見つかった抗がん薬である．さまざまながんにおいて単独もしくはほかの抗がん薬との併用で効果が認められており，シスプラチンやカルボプラチンなどの白金製剤とならぶ代表的な薬剤となった．とくに，乳がん，卵巣がんや子宮体がんにおける化学療法では標準的レジメンの1つになっている．

　タキサン系薬剤においてもほかの抗がん薬と同様，副作用の発現には十分に注意しながら治療を行うことが重要である．タキサン系薬剤の使用成績調査におけるおもな副作用および臨床検査値異常の発現率を**表1**および**表2**に示した[1,2]．ここには示されていないが，頻度（約1.0％）は少ないもののとくに注意すべき副作用として過敏症状（アナフィラキシーショック）がある．原因として注射剤の溶媒が考えられており，この溶媒専用の点滴器具が用いられたり，治療前に抗ヒスタミン剤やステロイドホルモ

表1 パクリタキセルのおもな副作用

	副作用の種類	発現率
副作用	末梢神経障害	35.7%
	関節痛	21.4%
	筋肉痛	16.8%
	悪心	19.3%
	嘔吐	13.9%
	脱毛	28.2%
	発熱	10.5%
臨床検査値異常	白血球数減少	46.6%
	好中球数減少	41.8%
	血小板数減少	8.6%
	ヘモグロビン減少	13.9%

（パクリタキセル注射液使用ガイドより引用）

表2 ドセタキセルのおもな副作用

	副作用の種類	発現率
副作用	食欲不振	58.2%
	脱毛	56.7%
	全身倦怠感	49.6%
	悪心	48.5%
	嘔吐	48.4%
臨床検査値異常	白血球数減少	80.3%
	好中球減少	73.8%
	ヘモグロビン減少	46.5%

（ドセタキセル注射剤医薬品インタビューフォームより引用）

ンを投与するなどの対策が標準化されている．一方，末梢神経障害としての筋肉痛・関節痛およびしびれ感はタキサン系薬剤における特徴的な副作用といえる．症状が強い場合には抗がん薬治療の中断や薬剤変更の検討を要したり，治療に苦慮する症例も経験するようになってきた．これまで，筋肉痛・関節痛に対しては非ステロイド性抗炎症薬（NSAIDs），グルタミン，ビタミンE，プレガバリン，しびれ感に対してはビタミンB_{12}製剤などでの対応がなされてきたが，十分な緩和効果は得られておらず，その予防や治療が重要な課題となっている．

最近では抗がん薬の副作用軽減を目的とした漢方治療が注目されるようになっており，末梢神経障害に対する芍薬甘草湯や牛車腎気丸の有効性も報告されている[3〜8]．漢方薬を用いることで，西洋薬とはまったく異なるメカニズムにより，比較的速やかに症状が改善されることも少なくない．本項ではタキサン系薬剤のなかでもパクリタキセルによる神経障害性疼痛（筋肉痛・関節痛）に対する芍薬甘草湯の臨床効果および筆者らが作製したパクリタキセル誘発神経障害性疼痛マウスモデルを用いた基礎的検討に関して概説する．

2 パクリタキセルによる末梢神経障害のメカニズム

パクリタキセルは微小管に結合して安定化させ，脱重合を阻害する．すなわち，微小管の形成過程を阻害することで腫瘍細胞の分裂を抑制し，抗腫瘍活性を発揮する．同時に，軸索を構成する神経細胞とシュワン細胞における微小管形成も阻害するため，しびれや痛みなどの末梢神経障害を引き起こすことになる[10]．病理組織学的にもパクリタキセルによる感覚神経軸索の退行性変化（脱髄，ミエリン鞘の退行，軸索の萎縮など）が確認されている[11]．

3 パクリタキセルによる神経障害性疼痛の臨床経過と芍薬甘草湯の臨床効果

筆者らの検討では筋肉痛・関節痛などの疼痛症状は，薬剤投与開始後2〜5日に一旦ピークに達し，その後徐々に軽快していく．また，パクリタキセルの使用が長期にわたると発現頻度も高くなる傾向がある[3]．筋肉痛は感覚障害と同時に四肢の筋肉から生じることが多く，徐々に大きな体軸の筋肉，すなわち，肩および脊柱に沿った筋肉や骨盤，腕の筋肉に移行していくことが多い．筆者らは，パクリタキセル（180mg/m^2，3時間投与）・カルボプラチン（AUC 5）併用化学療法を開始した漿液性卵巣がん患者のうち，第1コースでNSAIDs（ロキソプロフェンナトリウム180mg分3/日，

もしくはジクロフェナクナトリウム75mg分3/日）を使用してもGrade2（鎮痛薬の内服を数回要する程度）以上の筋肉痛を認めた患者20人（平均年齢：59.8±7.7歳，36〜73歳）を対象とし，筋肉痛に対する芍薬甘草湯の臨床効果を検討した．第2コースでは初日から芍薬甘草湯エキス顆粒（7.5g分3/日）を7日間，NSAIDsに加えて併用投与した．筆者らが作成した痛みの5段階評価（**表3**）を用いて鎮痛効果を評価し，各コースにおけるpain scale値を指標に比較検討した．その結果，芍薬甘草湯を用いることで経過中の筋肉痛の程度は有意に（$P=0.015$）低下し（**図1**），持続日数も有意に（$P<0.01$）短縮された（**図2**）[3, 12]．筋肉痛の程度と持続日数の改善は患者のQOL（quality of life）やADL（activity of daily living）を維持・向上させることになり，化学療法を継続していくうえできわめて有用であった．

表3 パクリタキセル投与に伴う筋肉痛の程度の評価

ペインスケール	痛み（自覚症状）	痛み（他覚症状）
4	耐えられない 痛くてじっとしていられない まったく眠れない	耐えられない痛み ペンタゾシンのような強い鎮痛薬を要す
3	テレビ，ラジオも嫌だ トイレに行くのもおっくうだ ほとんど眠れない	臥床を要し，睡眠も妨げられ，内服の鎮痛薬を頻回に要するような強い痛み
2	トイレなどで動くと痛い 売店まで行ける 夜中ときどき目が覚める	臥床を要するほどではないが，トイレなどで動くと痛い 夜中ときどき目が覚める 内服の鎮痛薬を1〜2回要する
1	痛みはあるが，普段と同じように生活できる 散歩できる 気になるが眠れないほどではない	気にはなるが，普段と同じように生活でき，鎮痛薬を要しない程度の軽度の痛み
0	痛くない ぐっすり眠れた	無痛

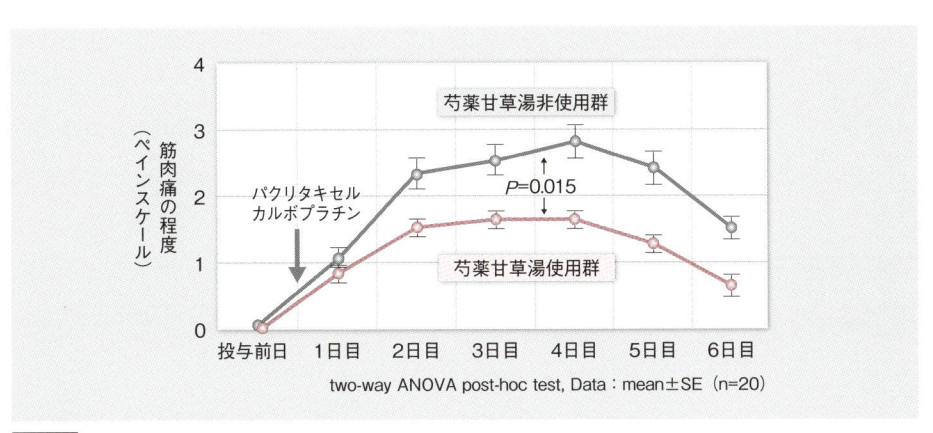

図1 芍薬甘草湯使用による筋肉痛（ペインスケール）の推移

（文献12）より引用）

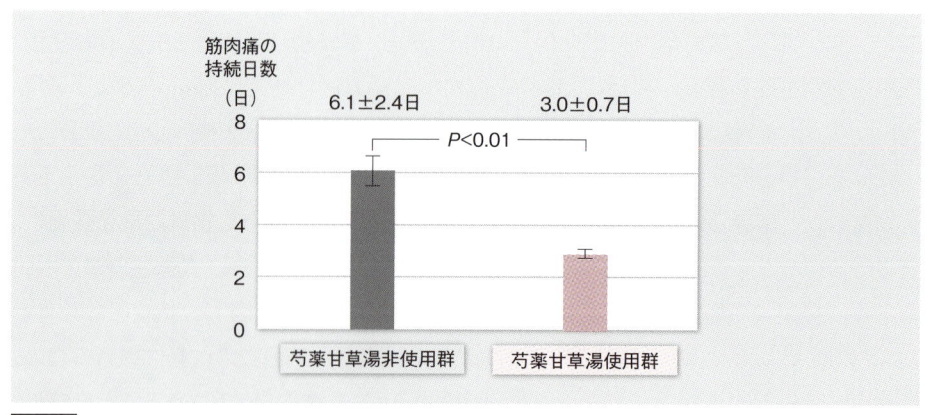

図2 芍薬甘草湯使用の有無による筋肉痛の持続日数

(文献3, 12)より作成)

4　芍薬甘草湯の作用メカニズム

　芍薬甘草湯は芍薬と甘草の2種類の生薬で構成される．芍薬はペオニフロリン，甘草はグリチルリチンが主成分で，胃腸，胆囊，尿路や子宮などの平滑筋や四肢の骨格筋の緊張を解くことで，痛みを和らげる作用が認められる．臨床的には，胃けいれんを含め胃痛や腹痛，胆石や尿路結石による疝痛，筋肉のこわばりを伴う筋肉痛や神経痛，腰痛，肩こり，生理痛などと広く用いられている．筆者らは，卵巣がん患者に対するパクリタキセル投与時の筋肉痛の推移ときわめて類似したパターンを示すパクリタキセル誘発神経障害性疼痛マウスモデルを作製した[13]．このモデルを用いて，Takasakiらの鎮痛試験法[14]にならって，von Frey filamentを用いた機械的刺激に対するallodynia（異痛：正常な場合，痛みを感じない刺激によって生じる痛み）およびhyperalgesia（痛覚過敏：正常な場合，痛みを生じさせる刺激に対する反応の亢進）を指標とした基礎的検討を行った．その結果，芍薬甘草湯は有意に疼痛関連スコア（Pain-related score）を低下させることが示された（図3）[13]．

　芍薬甘草湯の神経障害性疼痛緩和のメカニズムとして，子宮筋細胞に存在するホスホリパーゼA_2活性を抑制することによる子宮筋のプロスタグランジン産生阻害作用[15〜18]，ヒアルロニダーゼ活性阻害による抗炎症，抗アレルギー作用[19]などが報告されているが，筆者らの臨床的および基礎的検討から，NSAIDsの末梢における鎮痛効果には限界があること，さらに芍薬甘草湯は末梢における鎮痛作用だけではなく，中枢抑制作用を介した鎮痛作用も有する可能性が推測される．

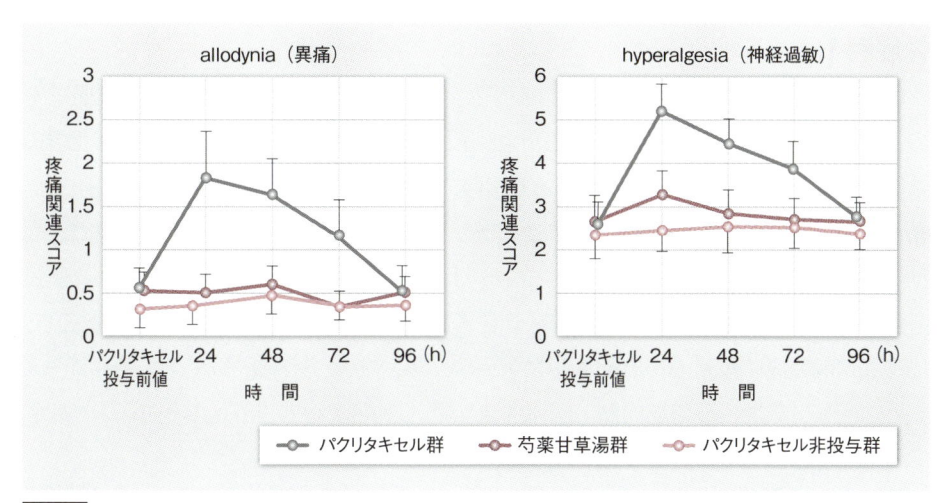

図3 パクリタキセル誘発疼痛マウスモデルを用いた芍薬甘草湯の疼痛緩和効果

(文献13)より引用)

5 芍薬甘草湯の服用時の留意点

　タキサン系抗がん薬投与中の患者が筋肉痛や関節痛を訴える場合は，NSAIDsを投与することが多いが，実際には十分な緩和効果が得られないことが多い．このような場合は，次コースから毎回抗がん薬投与の第1日目～7日間，芍薬甘草湯(7.5g/分3/日)を投与している．従来，抗がん薬投与の3～7日前からの服用開始が推奨されてきたが，筆者らの検討では芍薬甘草湯の効果は比較的早期に現れるため，抗がん薬投与開始日からの服用でも十分な効果が得られることが確かめられている．

　芍薬甘草湯の構成生薬の甘草の副作用として偽アルドステロン症がある．血液学的には低カリウム血症を呈し，全身倦怠感，血圧上昇，浮腫，体重増加，手足のしびれ・痛みなどの症状が認められる．長期連用は可能な限り避けることが重要であるが，服用期間が長くなる場合や利尿薬との併用時に全身倦怠感や浮腫を認めたり，血圧が上昇してくる場合には注意が必要である．筆者らは芍薬甘草湯投与中の患者においては偽アルドステロン症症状出現の有無に注意するとともに，血清カリウム値を定期的に(少なくとも1コースに1回)チェックするようにしている．

6 漢方薬使用の著効例

　パクリタキセル・カルボプラチン併用化学療法に伴い出現した末梢神経障害に対して西洋薬が奏効しなかった症例に対して，漢方薬が著効し，がん治療を完遂し得た2症例を示す．

■症例1

　53歳，女性，卵巣がんⅢc（漿液性腺がん）のため，卵巣がん根治術を施行した．その2週間後からパクリタキセル（180mg/m^2）・カルボプラチン（AUC 5）併用化学療法を開始した．第2コース3日目から5日目にかけて筋肉痛・関節痛（Grade3）を認めたため，NSAIDs（ロキソプロフェンナトリウム180mg/分3/日）を処方されたが，効果不十分で臥床していなければならないほどとなった．第3コースでは抗がん薬投与当日より，NSAIDsに加えて芍薬甘草湯（7.5g/分3/日）を7日間投与したところ，筋肉痛・関節痛は著減（Visual analogue scale；VAS　10 ⇒ 3）した．第4コースからは芍薬甘草湯のみで筋肉痛・関節痛はVAS 3前後を保ち，予定の6コースを終了できた．

■症例2

　62歳，女性，卵巣がんⅠc（類内膜腺がん）のため，卵巣がん根治術を施行した．術後にパクリタキセル（180mg/m^2）・カルボプラチン（AUC 5）併用化学療法を開始した．第2コース目からしびれ感（Grade1）を認めたため，ビタミンB_{12}製剤（メコバラミン1,500 μg/分3/日）を投与して経過観察とされていた．しびれ感は徐々に増悪し，第3コース目からボールペンや箸も握れないほどとなり，QOL・ADLに大きな支障をきたすようになった．ビタミンB_{12}製剤に加えて，牛車腎気丸（7.5g/分3/日）を継続投与したところ，しびれ感は徐々に軽減し，1ヵ月後には軽度の違和感は残るもののボールペンや箸も問題なく持てるようになった．予定の6コースは終了したが，本人の希望もあり，現在も牛車腎気丸を継続投与している．

　がん治療において化学療法は重要な位置を示しているが，タキサン製剤などの新たな抗がん薬の導入とも相まって，その有効性は高まっている．その一方で，抗がん薬の副作用のため，治療継続が困難となる場合もみられ，血液毒性のみならず非血液毒性に対する副作用対策は患者のQOLやADLの維持・向上およびがん化学療法を継続していくうえで非常に重要である．とくに，筋肉痛・関節痛，しびれは西洋薬ではコントロールできないことも多く，適切なガイドラインもない現状では末梢神経障害対策の1つとして芍薬甘草湯や牛車腎気丸の使用はきわめて有用である．

〈日高隆雄〉

参考文献

1) パクリタキセル注射液使用ガイド：ブリストル・マイヤーズ株式会社
2) ドセタキセル注射剤医薬品インタビューフォーム：サノフィ・アベンティス株式会社
3) 日高隆雄，ほか：Paclitaxel 投与による筋肉痛に対する芍薬甘草湯の効果．産婦人科漢方研究のあゆみ，17：79-83，2000．
4) 山本嘉一郎，ほか：Paclitaxel によるしびれ・筋肉痛に対する漢方薬の有効性　VAS を用いた検討．産婦人科漢方研究のあゆみ，18：101-104，2001．
5) 藤井和之，ほか：上皮性卵巣がんに対する Paclitaxel 併用化学療法の末梢神経障害に対しての芍薬甘草湯の効果．癌と化学療法，31(10)：1537-1540，2004．
6) 高島　勉：乳がんにおけるパクリタキセルの末梢神経障害への牛車腎気丸の応用．癌の臨床，51：58-59，2005．
7) 田畑　務：婦人科悪性疾患におけるパクリタキセルの末梢神経障害への牛車腎気丸の応用．癌の臨床，51：60-61，2005．
8) 山本智也，ほか：Paclitaxel による末梢神経障害の臨床的特徴と牛車腎気丸の役割．癌と化学療法，36：89-92，2009．
9) Nishioka M, et al.：The Kampo medicine, Gosha-jinkigan, prevents neuropathy in patients treated by FOLFOX regimen. Int J Clin Oncol, 16：322-327, 2011.
10) Hagiwara H, Sunada Y：Mechanism of Taxane neurotoxicity. Breast cancer, 11(1)：82-85, 2004.
11) Rowinsky EK, et al.：Neurotoxicity of Taxol：J. Natl. Cancer Inst. Monogr., 15：107, 1993.
12) 米澤理可，ほか：婦人科がん化学療法（パクリタキセル，カルボプラチン，シスプラチン）時の副作用に対する漢方治療の効果．産婦人科漢方研究のあゆみ，28：40-45，2011．
13) Hidaka T, et al.：Herbal medicine Shakuyaku-kanzo-to reduces paclitaxel-induced painful peripheral neuropathy in mice. Eur J Pain, 13：22-27, 2009.
14) Takasaki I, et al.：Allodynia and hyperalgesia induced by herpes simplex virus type-1 infection in mice. PAIN, 86：95-101, 2000.
15) 柴田哲生，ほか：子宮筋 Prostaglandin 産生に及ぼす芍薬甘草湯の効果．日産婦会誌，48：321-327，1996．
16) Imai A, et al.：Possible evidence that the herbal medicine Shakuyaku-Kanzo-To decreases prostaglandin levels through suppressing arachidonate turnover in endometrium. Jounal of Medicine, 26：163-174, 1995.
17) Vane JR：Inhibition of prostaglandin synthesis as a mechanism of action for aspirin-like drugs. Nature New Biol, 231：232-235, 1971.
18) Ferreira SH：Prostaglandins, aspirin-like drugs and analgesia. Nat New Biol, 240：200-203, 1972.
19) 前田有美恵，ほか：抗炎症剤，抗アレルギー剤及び漢方エキス製剤の hyaluronidase 阻害作用．静岡県衛生環境センター報告，30：41-45，1988．

9 がん転移の抑制効果

1 天然薬物への期待と基礎研究

　高齢化社会の進行とともに，医学的，社会的難題として認識されつつある多くの疾患の1つに，がんが含まれる．わが国では，がんによる死亡数が増え続け，今や国民の3人に1人以上ががんで亡くなっている．とくに，肺がん，大腸がんや乳がんによる死亡数は増加の一途をたどり，また，多くの場合，遠隔組織への転移が直接的あるいは間接的にその死因にかかわっている．化学療法をはじめとするがんに対する近代医学の進歩にもかかわらず，依然として再発・転移による死亡を阻止することが難しく，克服すべき大きな課題となっている．さらに，合成医薬品のもたらす劇的な治療効果に対して，その重篤な副作用（免疫抑制あるいは毒性など）が逆に疾患の完治あるいは根絶を困難にしている．QOL（Quality of Life：生活の質あるいは生活の輝き）の概念の確立とともに，生体とがんが首尾よく共存・共生しようとする考え方もある一方で，これに対応すべくがん治療への新たな方法論や方向性を導入する動きがある．こうした現状のなかで，漢方薬などの伝統薬物，いわゆる天然薬物への社会的関心や期待から，これらを用いた基礎的および応用研究が活発に行われつつある．

　臨床における漢方方剤は，術後の全身状態の改善あるいは放射線照射・化学療法による副作用の軽減などを目的に使用されている．最近では，がん治療の免疫応答修飾薬（BRM）の1つとして漢方方剤が注目され，数多くの報告がなされている．なかでも，3大補剤として知られている十全大補湯，補中益気湯あるいは人参養栄湯は，免疫賦活作用を有し抗腫瘍・抗転移効果を発揮する漢方方剤として知られている．

　正常な細胞ががん化して遠隔組織へと転移するまでの過程は，便宜上，3つに分けて考えられる．複数の遺伝子の変異が積み重なることによって正常細胞ががん化する〈発がん〉過程，さらに発がんと同様に遺伝子の変異を受けることによって，当初できたがん細胞がより悪性度の高いがん細胞に変化していく〈悪性化進展〉，およびそのなかからごくわずかな細胞が遠隔組織へと〈転移〉する過程である．本項では，がん細胞の悪性化進展および転移におよぼす漢方方剤の効果とその作用機構について紹介する．

2 漢方医学における証と証診断

漢方医学において，その治療効果を上げるためのもっとも重要な指標は，東洋医学的な病態認識としての「証」である（図1）．証（pathogenic alteration）は，ヒトが生来有する体質（遺伝的要因）と環境などによって変化する症候（環境的要因）の組み合わせにより規定される．すなわち，ある特定の因子のみで規定されるものではなく，複数の要因がさまざまに絡みあってその時点の「証（病態）」を形成していることになる．漢方医学では四診（望診，聞診，問診，切診）と呼ばれる診断法に基づいて1人ひとりに「証」を定め，患者ごとに応じた治療（個の医療，すなわち西洋医学的にはテーラーメード医療）を行っている．すなわち，本来の漢方治療を行うにあたっては，証に基づく診断は必須なものであり，その診断結果により治療の方針や漢方方剤が決定される（これを方証相対という）．

西洋医学的には，関節リウマチ，アレルギー，更年期障害といった病名診断に基づく治療が行われているが，東洋医学的には，患者の体質や症候を含む，いわゆる「証」と呼ばれる漢方医学的診断のものさしを用いて，気虚，瘀血，水滞といった病態の診

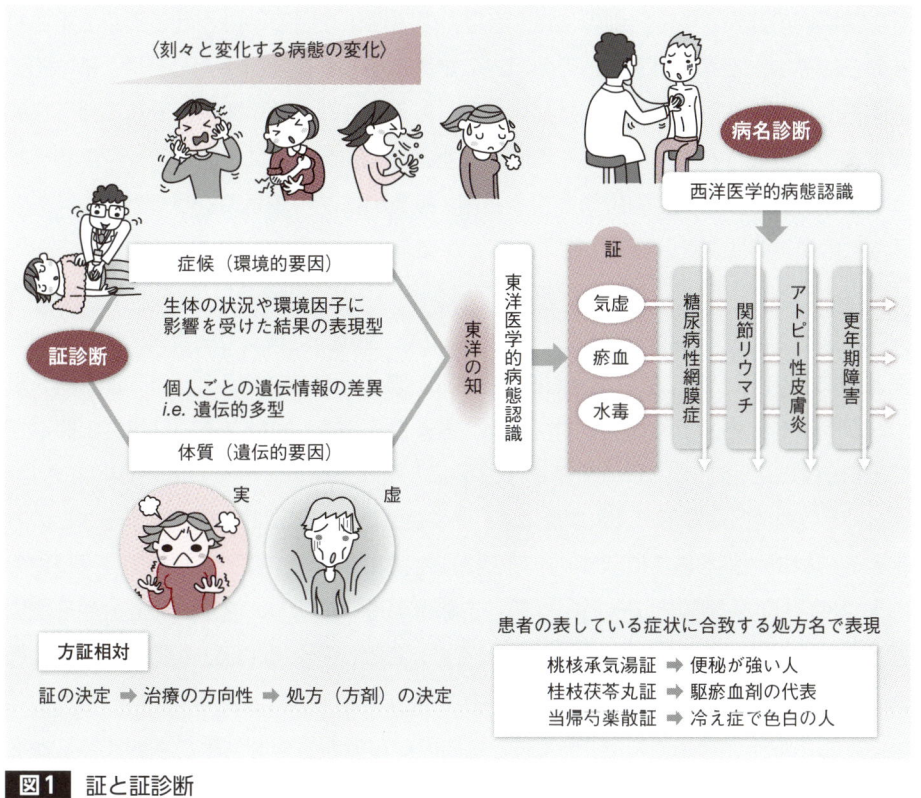

図1 証と証診断

断を行い，治療の方向性と漢方方剤を決定している（**図1**）．たとえば，瘀血とは，血流の停滞に相当するが，西洋医学的には微小循環障害およびそれに伴って発生するさまざまな病理学的変化ととらえられる病態であり，更年期障害，関節リウマチ，ベーチェット病，高尿酸血症などさまざまな疾患で見受けられる．しかし，証診断には血液生化学検査のように，客観的な数値化された検査指標がなく，東洋医学の体系を熟知し長年にわたる経験も必要とされることから，漢方を専門としない医師には証の概念はつかみにくい．この証が西洋医学的に理解されるようになれば，医師にとっても患者にとっても漢方医学がより身近なものとなり，治療に役立てることができるものと思われる．

3 漢方薬（補剤）および関連方剤

がん治療において，漢方薬の守備範囲は，実際には通常の標準治療における副作用の防止，体力回復，効果の増強，日和見感染の防止などの多くの報告がある．また，がん細胞への直接的な攻撃を必要としない場合に，術後の体力回復，再発・転移の予防，がん体質の改善などにも適用されうる．末期のがん患者で，西洋医学ではもはや望みがないというときに使われ，QOLの改善，あるいはがんとの共存を求めて漢方薬により生存期間の延長，生体防御の強化，治癒力の活性化を図るというところで使用されるのではないかと考えられる．その目的のために使われる漢方薬としては，基本的には体力回復や生体防御の強化のための補剤，あるいは微小循環障害とそれに伴う病態変化として定義されている瘀血を改善する駆瘀血剤，あるいは水のバランスを調節する利水剤，生体の諸機能の調節をする和剤，あるいはがん患者の抑うつ状態，ストレスなどの精神的要因を改善する理気剤などがある．

十全大補湯は，『大平恵民和剤局方』に1151年に初めて収載された処方であり，10種類の生薬を配合した漢方方剤である[1, 2]．川芎，当帰，地黄，芍薬で構成される四物湯と蒼朮，人参，茯苓，甘草を含む四君子湯に，黄耆と桂皮を加えて，気・血・陰・陽のバランスをとるように配合され（**図2**），古くから病後，術後あるいは慢性疾患などで全身倦怠感が著しく，顔色不良で食欲不振の傾向がある場合に有効とされてきた．また，その関連方剤である，人参養栄湯，補中益気湯，四物湯および四君子湯などの方剤とその構成生薬を**表1**に示す．方剤の構成生薬について，採取した時期，原植物の由来や使用部位，調製方法あるいは煎じ方などの違いにより，含まれる成分やそれに基づく効果あるいは活性発現に違いが出てくることが考えられる．実際に，十全大補湯の構成生薬の1つを類似関連生薬で置換した変異処方（たとえば，蒼朮→白朮あるいは大和当帰→北海当帰に置換）では，後述のがんの転移抑制効果が減弱することを明らかにしてきた[3]．したがって，できるだけ一定の効果を得るため，漢方方剤の

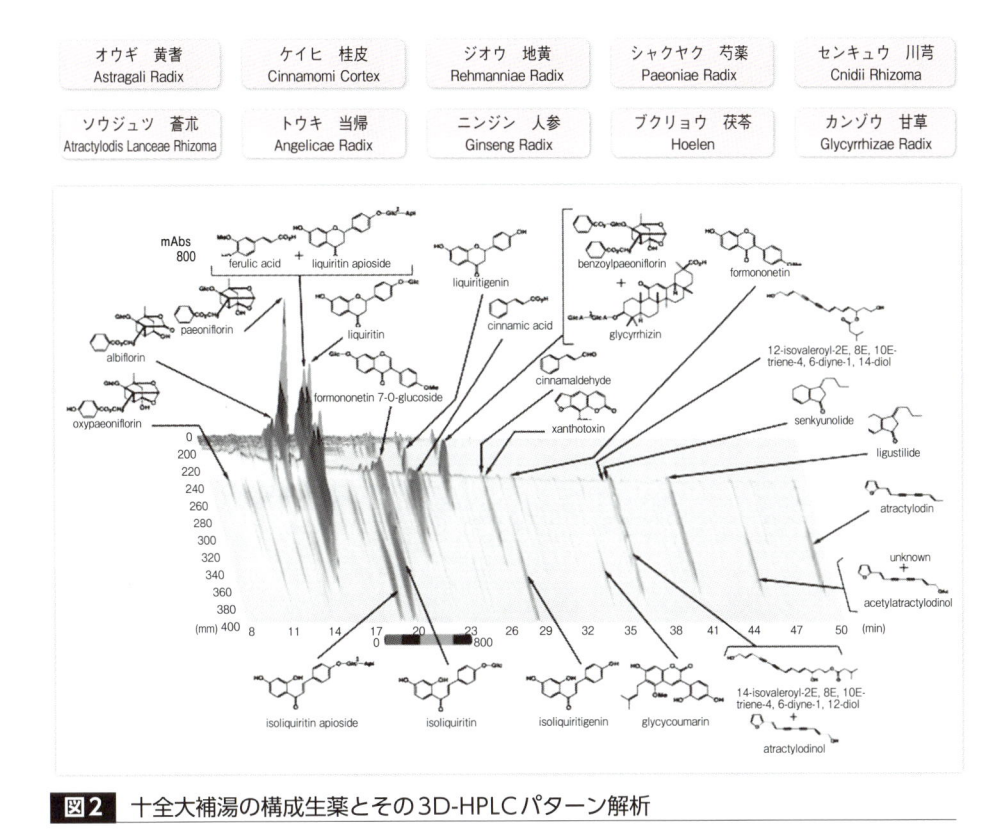

図2 十全大補湯の構成生薬とその3D-HPLCパターン解析

HPLCパターン分析[3]すなわちフィンガープリント解析をしてロットなどを確認することにより（図2），常に一致あるいは類似したパターンの方剤を用いることが望まれる．

4 十全大補湯の経口投与によるがんの悪性化進展（プログレッション）の抑制 [1, 2]

C57BL/6マウス線維肉腫より分離したQR-32退縮型がん細胞は，正常同系マウスに皮下，あるいは静脈内移植すると自然退縮して生着しないが，ゼラチンスポンジ，プラスチック小片などの異物あるいは低用量の抗がん薬と同時に皮下移植することにより，致死的増殖性を獲得したがん細胞に不可逆的に変換する．この実験モデルを用いて検討した結果，十全大補湯の経口投与により増殖型への悪性化変換が阻止された[4]．悪性化進展を促進する因子として宿主反応細胞が注目されるが，この宿主反応細胞（主として好中球）から放出されるオキシラジカルやサイトカイン・増殖因子などが関与していることが示されている．いくつかの生薬あるいは漢方方剤にラジカル

表1　十全大補湯および関連方剤の構成生薬

構成生薬			十全大補湯	四物湯	温清飲	四君子湯	六君子湯	人参養栄湯	当帰芍薬散	補中益気湯
黄耆	オウギ	Astragali Radix	●					●		●
桂皮	ケイヒ	Cinnamomi Cortex	●							
地黄	ジオウ	Rehmanniae Radix	■	■	■			■	□	
芍薬	シャクヤク	Paeoniae Radix	■	■	■			■	■	
川芎	センキュウ	Cnidii Rhizoma	■	■	■			□	■	
当帰	トウキ	Angelicae Radix	■	■	■			■	■	■
蒼朮	ソウジュツ	Atractylodis Lanceae Rhizoma	□			□	□	□ ビャクジュツ	□	□
人参	ニンジン	Ginseng Radix	□			□	□	□		□
茯苓	ブクリョウ	Hoelen	□			□	□		□	
甘草	カンゾウ	Glycyrrhizae Radix	□			□	□	□		□
生姜	ショウキョウ	Zingiberis Rhizoma				○	○			●
大棗	タイソウ	Zizyphi Fructus				○	○			
半夏	ハンゲ	Pinelliae Tuber					●			
柴胡	サイコ	Bupleuri Radix								●
陳皮	チンピ	Aurantii Nobilis Pericarpium					●	●		●
遠志	オンジ	Polygalae Radix						●		
五味子	ゴミシ	Schisandrae Fructus						●		
升麻	ショウマ	Cimicifugae Rhizoma								●
黄芩	オウゴン	Scutellariae Radix			●					
黄柏	オウバク	Phellodendron Cortex			●					
黄連	オウレン	Coptidis Rhizoma			●					
山梔子	サンシシ	Gardeniae Fructus			●					
沢瀉	タクシャ	Alismatis Rhizoma							●	

●：結腸がんの肝転移の抑制効果を示した方剤

スカベンジャー作用があることが報告されており，十全大補湯の構成成分である桂皮にも強力なラジカルスカベンジャー作用があることも明らかになっている．実際，ビタミンC，次硝酸ビスマス（メタロチオネインを誘導），好中球に対する抗体，10Gyの放射線照射（炎症性細胞の破壊），クレスチン®の投与（マンガンスーパーオキシドジスムターゼやグルタチオンペルオキシターゼの誘導）により，悪性化変換が抑制されることが証明されている．したがって，悪性化進展におよぼす十全大補湯の作用機序の1つとして，腫瘍組織へのラジカルスカベンジャーの誘導が関与している．

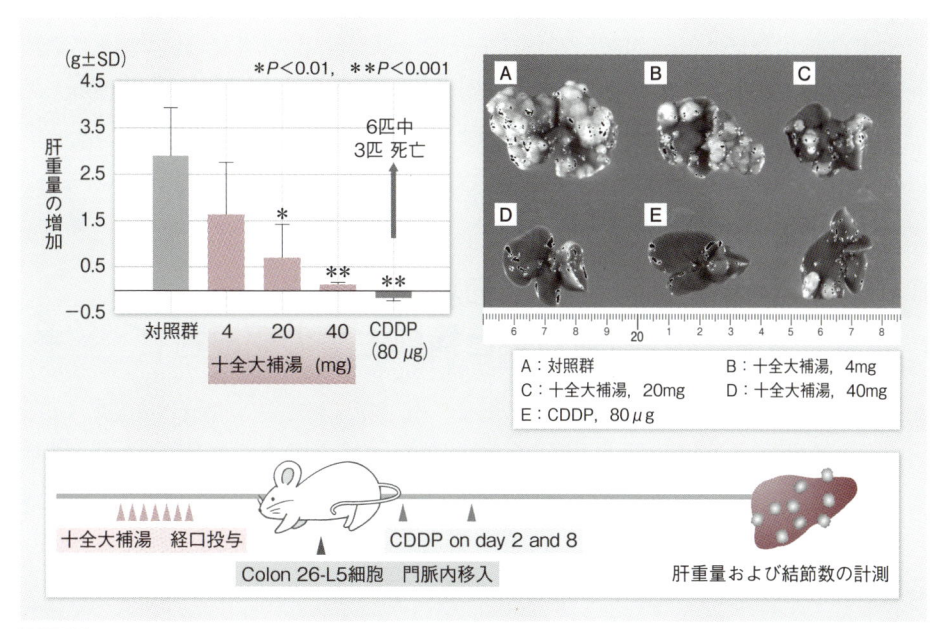

図3 マウス大腸がんColon26-L5細胞の門脈内移入による肝転移におよぼす十全大補湯の効果

5 十全大補湯によるがん転移の抑制効果とその作用機序 [1, 2, 5, 6]

　十全大補湯をcolon 26-15結腸がん細胞の接種前の7日間，経口投与した群は，用量依存的に顕著にがん細胞の肝転移（肝重量および結節数の増加）を抑制した（図3）[1, 2, 5, 6]．さらに，十全大補湯（40mg/日）を投与した群では病理組織学的に微小転移もほとんど認められず，有意な生存期間の延長が観察された．陽性対照のシスプラチン（CDDP）投与群は効果が認められたものの著しい体重の減少を伴い，50%のマウスが死亡するという重篤な副作用を示したのに対して，十全大補湯投与群では，そのような副作用はまったく認められなかった[5]．このことから，転移の予防あるいは防止に十全大補湯を長期間投与することが可能であると考えられる．

　生体防御機構をつかさどる免疫担当細胞のなかで，とくに抗腫瘍作用にかかわる代表的なNK細胞，マクロファージ，T細胞を，それぞれ除去あるいは欠損したマウスを用いて十全大補湯の転移抑制効果を検討した結果，十全大補湯の経口投与による肝転移の抑制効果の機序として，NK細胞が介在した様式ではなく，マクロファージおよびT細胞が関与して抗転移効果を発揮することが明らかとなった（図3）[1, 2, 5, 6]．さらに，経口投与された十全大補湯は，マクロファージ上のToll-like receptor 4（TLR4）自身の発現の増強には影響しないが，それを介してリポ多糖（LPS）誘導性のインターロイキン（IL）-12 p40および，IFN-γのサイトカイン産生を増強した[7]．十全大補湯は

TLR4の下流のシグナル伝達経路であるNF-κB p65，p38 MAPKのリン酸化の増強を認めたが，c-Jun N末端キナーゼ（JQNK），細胞外シグナル調節キナーゼ（ERK）のリン酸化に関しては減弱を示した[7]．このように，多成分系の漢方方剤を用いた分子レベルでの効果発現メカニズムも明らかにされつつある．

6 十全大補湯関連方剤の経口投与によるがん転移の抑制効果と構成生薬の組み合せ

　十全大補湯は，四物湯と四君子湯に黄耆と桂皮を加えた処方であることから，四物湯と四君子湯について転移抑制効果を検討した結果（効果のある方剤は表1中の下線部），四物湯（表1中の4つの■で示した生薬を含む）は有意な抑制効果を示したが，四君子湯（表1中の4つの□で示した生薬を含む）ではまったく効果が認められなかった[1, 2, 6]．さらに，関連処方として，四物湯と黄連解毒湯の合剤である温清飲も転移抑制効果を示したことから，十全大補湯の転移抑制効果の発現には，補血作用（血虚を改善する作用）を有する四物湯の処方が活性発現に重要な働きをしていることが示唆された．

　さらに，人参養栄湯および当帰芍薬散には転移抑制効果が認められなかった．人参養栄湯は，効果を示さなかった四君子湯処方に加え，四物湯の処方のなかで川芎を欠いた構成生薬を含んでいること，当帰芍薬散は四物湯の処方のなかで地黄を欠いた構成生薬を含んでいること（すなわち，四物湯の構成生薬を含んでいないこと）から，抑制効果が認められないと推察される．そのことから川芎および地黄が効果の発現に重要な役割を演じている可能性が考えられる．

　一方，四物湯の処方を含まない補中益気湯も明らかな転移を抑制する効果を示した（表1）[1, 2]．上述のごとく同様に，免疫担当細胞を除去あるいは欠損したマウスを用いて検討した結果，補中益気湯による転移抑制効果は，興味深いことに，十全大補湯の場合と異なった抑制機序，すなわち主としてNK細胞を介した経路が関与していることが示された（図4）[1, 2]．このように多成分系の漢方方剤（たとえば，十全大補湯および補中益気湯）が異なった作用メカニズムを示すことが明らかにされることにより，漢方薬による分子標的治療や漢方薬同士あるいは西洋薬との併用治療も今後可能であると推察される．また，従来から指摘されているように，漢方方剤の効果発現にどの単一有効成分，どの組み合わせの処方がかかわっているかなどをさらに詳細に明らかにするための分析・解析手法を確立することも，この複雑系の漢方方剤を扱ううえで重要な今後の課題と思われる．

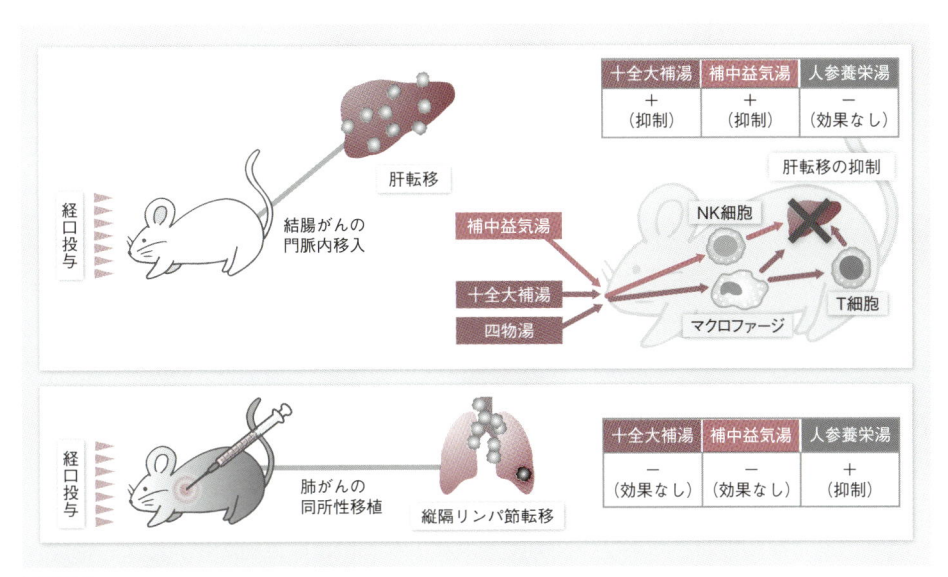

図4 漢方方剤による肝転移の抑制機序および肝あるいは肺転移実験モデルによる漢方方剤の効果発現の差異

7 漢方方剤のハーモナイゼーション効果

　十全大補湯の転移抑制効果は，四君子湯というより四物湯の抑制効果に依存しているが（**表1**）[1, 2, 6]，四物湯単独の抑制効果は，有意差はあるものの，十全大補湯に比較して明らかに減弱している．四君子湯単独では効果を示さないが，現代医学的に両方剤を併用，すなわち，四物湯と四君子湯を一緒に併用投与した結果，四物湯単独の効果以上の成果は得られない．すなわち，それぞれの漢方薬を単に併用（combination）するのではなく，十全大補湯のように最初から2つの処方を一緒にし，調製の段階から煎じることが，より効果を発揮することを意味している．これは，処方中の構成生薬，各生薬に含まれている多くの成分が，煎じている段階で相互に作用あるいは反応した結果，総合的な効果を発揮するためと考えられる．したがって，漢方薬の効果は，単なる生薬やそのエキスの総和（足し算）としての併用（combination）効果ではなく，複合生薬あるいは成分の調和（harmonization）効果であると考えられる．

8 漢方方剤の効果発現は臓器選択性（反応の場）あるいは体質（系統差）が関係しているか？

　十全大補湯は，すでに述べたように，BALB/cマウスを用いた結腸がんの肝転移モデル系では有効性を示したが，C57BL/6マウスにルイス肺がんを肺に同所性（左肺）

移植することによる縦隔リンパ節転移の実験系では，補中益気湯と同様にほとんどリンパ節転移の抑制効果が認められなかった（図4）．一方，結腸がんの肝転移系で効果がみられなかった人参養栄湯および当帰芍薬散は，このリンパ節転移モデルにおいて効果のない十全大補湯とは異なり転移抑制効果を示した（図4）[1, 2, 8]．この結果の違いとして，用いたマウスの系統差すなわち体質（constitution，あるいはresponder/non-responder）の差における漢方薬の効果発現の違いが考えられるか，あるいはがん細胞の転移する臓器（肝あるいは肺）での環境などの因子の差異などに基づく可能性などが示唆される．たとえば，BALB/cおよびC57BL/6マウスは，Th1およびTh2細胞由来サイトカイン（IFN-γあるいはIL-4）がそれぞれ優位に発現していることがよく知られていることから，漢方薬の効果とTh1およびTh2バランスとの関連性も1つの可能性かもしれない．

　同一の結腸がん細胞を同系マウスの門脈内移入あるいは尾静脈内移入により形成される肝転移および肺転移に対して，十全大補湯および人参養栄湯の抑制効果は明らかに異なり，十全大補湯は肝転移に対して有意に抑制したが，肺転移には抑制効果を示さなかった[8]．これに対して，人参養栄湯は逆の効果，すなわち肝転移には効果を示さなかったが，肺転移に対して有意な抑制を示した[1, 2, 8]．このように，2つの方剤の臓器選択的な転移抑制効果が観察された解釈として，興味あることに，13世紀に確立された中医学の経絡論theory of Jing and Lun（引経報使）の考えに部分的に通じるものがあるかもしれない．十全大補湯は肝胆経に，あるいは人参養栄湯は肺経に作用する生薬（それぞれ川芎あるいは五味子，陳皮，遠志）を含んでいることが病態の改善と関係していると推察される．

9 現行の治療と漢方方剤との併用による転移抑制効果の増強

　ヒト腎細胞がんに対してIFN治療が行われているにもかかわらず，奏効率が低いため，より有効な治療法の開発が望まれている．マウス腎細胞がんの肺転移モデルを用いて，十全大補湯とIFN-αA/Dの併用効果を検討した結果，明らかに各単独投与群と比較して有意な肺への転移抑制効果の増強とIFNによる副作用の軽減が認められた[1, 2, 9]．黄連や黄柏の主成分であるベルベリンは止瀉，抗炎症，抗菌作用，抗コレステロール作用などを有するとともに，その経口投与によりルイス肺がんの同所性（左肺）移植による縦隔リンパ節転移を抑制し，さらにイリノテカン塩酸塩（CPT-11）との併用により移植部位の腫瘍増殖ならびにリンパ節転移を相乗的に抑制した（図5）[10]．また，CPT-11が引き起こす遅延性の下痢に対してベルベリンの止瀉効果が期待できるかもしれない．リンパ節転移の抑制機序として，転移関連分子の発現や増殖の制御にかかわ

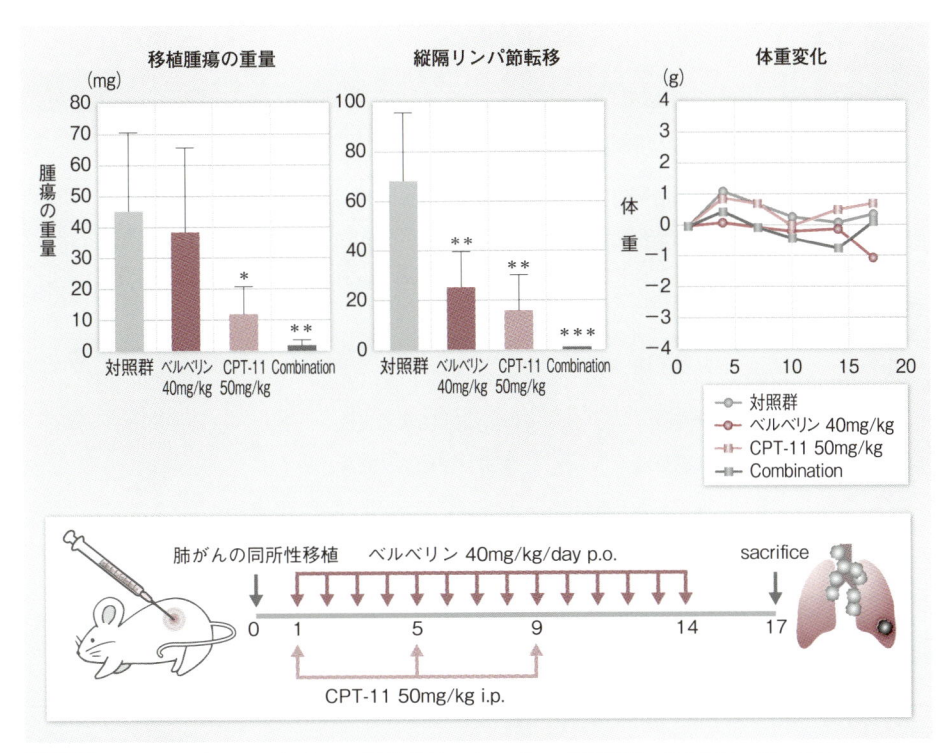

図5 マウス肺がん LLC 細胞の同所性移植によるリンパ節転移におよぼすベルベリンおよびCPT-11の併用効果

る転写因子AP-lの活性抑制作用が関与している[10]．黄連を含み，止瀉作用を有する半夏瀉心湯とCPT-11との併用による効果も興味がもたれる．ウコンの主成分であるクルクミンとシスプラチンとの併用により，単独投与に比較して強い抑制効果が認められた[11]．

　薬用人参のサポニン成分はメラノーマ細胞の肺転移抑制効果を示し，その効果発現は腸内細菌によって分解されて生じた代謝産物（M_1, M_4）が担っていることを明らかにしてきた．したがって，サポニン成分を腸内細菌により分解代謝できる能力の高いマウスは，低いマウスに比較して転移を抑制する効果が高く，よく相関することを見い出した（図6）．転移抑制の機序としてはその代謝産物によるアポトーシスの誘導，細胞周期関連分子の制御（cyclin D1↓，c-Myc↓，p27Kip1↑），がん細胞の浸潤抑制，血管新生阻害などに基づくことも明らかにした[12〜14]．

　最後に，現行のがん治療と漢方薬の併用に基づく治療効果の増強に加えて，がんを含む生命を脅かす疾患に直面した患者の身体，精神，社会的な面をとらえて，全人的に支えていく医療としての緩和・終末期医療にも，西洋薬とともに漢方薬が積極的に用いられつつある（表2）．

表2 緩和・終末期医療に用いられている漢方薬

症　状	漢方処方	備　考
全身倦怠感	十全大補湯	基本処方．免疫力強化・化学療法や放射線療法の副作用軽減，QOLを改善．
	補中益気湯	食欲不振が強い場合．
食欲不振	補中益気湯	基本処方．
	茯苓飲	胃酸の逆流を伴う場合．胃でつかえてうまく入っていかない場合．
	六君子湯	胃もたれ感が強い場合．胃の中に物がたまって出て行かない場合．
嘔気・嘔吐	茯苓飲	胃酸の逆流がある場合．
	六君子湯	胃もたれ感が強い場合．
	六君子湯＋香蘇散	気分の落ち込みが強い場合．香蘇散は2～3包（1日）．
化学療法・放射線療法の副作用	十全大補湯	基本処方．すべての治療開始前（できれば2週間以上）より投与．
	加味逍遙散	胸椎に放射線治療施行後の胸部の不快感．
	茯苓飲・六君子湯	化学療法中の嘔吐．頓服もよい．
	半夏瀉心湯	化学療法中の下痢（イリノテカンの下痢の場合）・口内炎．
	啓脾湯	化学療法中の下痢（上記以外）．
	牛車腎気丸	化学療法時のしびれ．
便秘	大建中湯	イレウスやモルヒネによる便秘．6包分3．
吃逆	呉茱萸湯	エキス剤をお湯に溶かして内服．1日目は9包分3，2日目以降は6包分3．
せん妄	抑肝散	―
筋けいれん・筋肉痛	芍薬甘草湯	―
咳嗽	麦門冬湯	―
ゾレドロン酸使用時の発熱・痛み	麻黄湯	―
ホルモン剤治療時の更年期様症状	加味逍遙散・十全大補湯	―
悪夢	桂枝加竜骨牡蛎湯	―

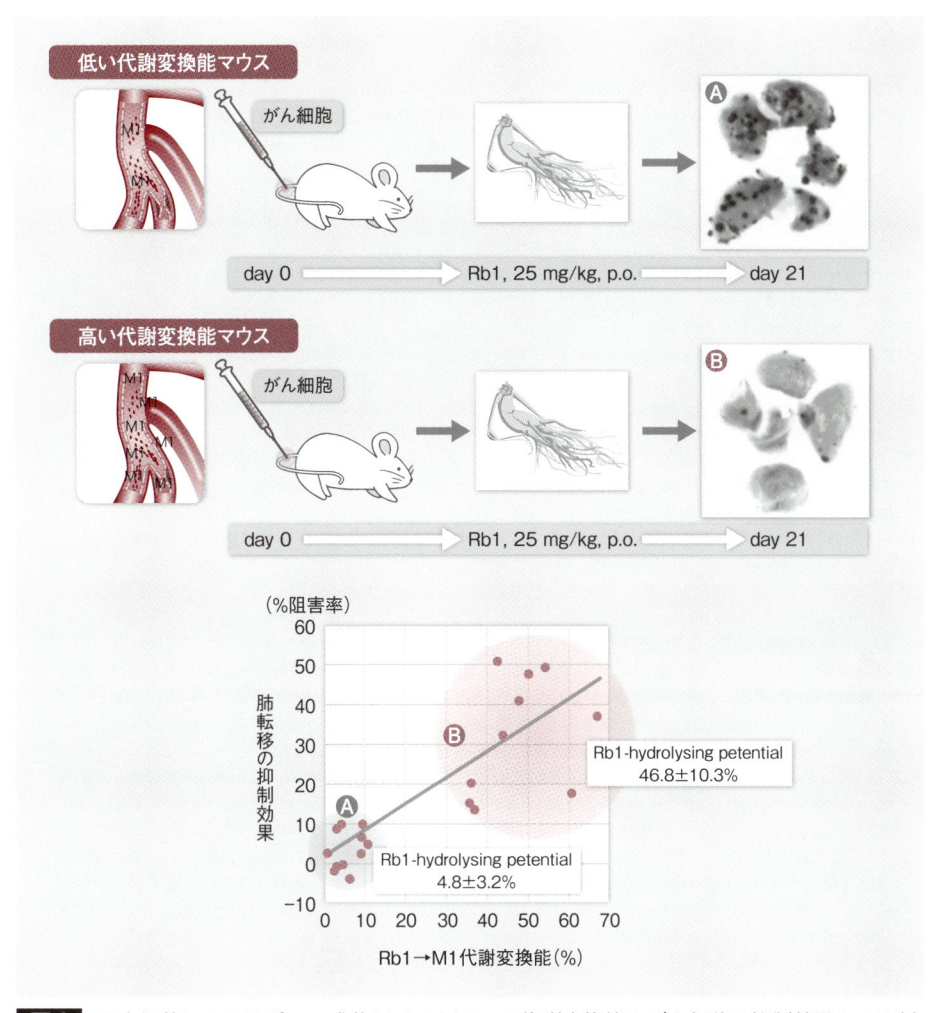

図6 腸内細菌によるサポニン成分Rb1のM1への代謝変換能とがん転移の抑制効果との関係

　漢方薬は経口摂取が長期間可能であり副作用がほとんどみられることなく，生体内調節機構を巧みに利用しながら恒常性の維持，さらに病態の改善に有効な治療薬であると思われ，BRMとしての役割がさらに注目されるものと考えられる．今後，基礎・臨床の両面での研究の発展が大いに期待される．さらに，2000年以上の歴史を有する漢方医学の経験に基づく知識，すなわち経験知（Experience Based Medicine；EBM）を，最新の解析技術などを導入して西洋医学に基づく科学知（Evidence Based Medicine；EBM）に変換し，さらなる解釈と理解をする努力が必要であると思われる．

（済木育夫）

参考文献

1) Saiki I : A Kampo medicine "Juzen-taiho-to" –Prevention of malignant progression and metastasis of tumor cells and the mechanisms of action–. Biol Pharm Bull, 23 : 677-688, 2000.
2) Traditional herbal Medicines for Modern Times Volume 5, "Juzen-taiho-to (Shi-Quan-Da-Bu-Tang)" Scientific Evaluation and Clinical Applications, Yamada H and Saiki I (eds.) pp. 1-242, CRC Press Taylor & Francis Group, 2005.
3) Saiki I, et al. : HPLC analysis of Juzen-taiho-to and its variant formulations and their antimetastatic efficacies. Cherm Pharm Bull, 47 : 1170-1174, 1999.
4) Ohnishi Y, et al. : Inhibitory effect of a traditional Chinese medicine, Juzen-taiho-to on progressive growth of weakly malignant colne cells derived from murine fibrosarcoma. Jpn J Cancer Res, 87 : 1039-1044, 1996.
5) Ohnishi Y, et al. : Oral administration of a Kampo medicine Juzen-taiho-to inhibits liver metastasis of colon 26-L5 carcinoma cells. Jpn J Cancer Res, 89 : 206-213, 1998.
6) Ohnishi Y, et al. : Expression of anti-metastatic effects by Juzen-taiho-to is based on the content of Shimotsu-to constituents. Biol Pharm Bull, 21 : 761-765, 1998.
7) Chino A, et al. : Juzentaihoto, a Kampo medicine, enhances IL-12 production by modulating Toll-like receptor 4 signalling pathways in murine peritoneal exudates macrophages. Int Immunopharmacol, 5 : 871-882, 2005.
8) Matsuo M, et al. : Organ selectivity of Juzen-taiho-to and Ninjin-yoei-to in the expression of anti-metastatic efficacy. J Trad Med, 19 : 93-97, 2002.
9) Muraishi Y, et al. : Effect of interferon-α A/D in combination with the Japanese and Chinese traditional herbal medicine Juzen-taiho-to on lung metastasis of murine renal cell carcinoma. Anticancer Res, 20 : 2931-2938, 2000.
10) Mitani N, et al. : Inhibitory effect of berberine on the mediastinal lymph node metastasis produced by orthotopic implantation of Lewis lung carcinoma. Cancer Lett, 165 : 35-42, 2001.
11) Ichiki K, et al. : Regulation of activator protein -1 activity in the mediastinal lymph node metastasis of lung cancer. Clin Exp Metastasis, 18, 539-545, 2001.
12) Wakabayashi C, et al. : *In vivo* anti-metastatic action of ginseng protopanaxadiol saponins is based on their intestinal bacterial metabolites after oral administration. Oncol Res, 9 : 411-417, 1997.
13) Wakabayashi C, et al. : An intestinal metabolite of ginseng protopanaxadiol saponins has the ability to induce apoptosis in tumor cells. Biochem Biophys Res Commun, 246 : 725-730, 1998.
14) Cancer prevention by Ginseng via its intestinal bacterial metabolites, Hasegawa H and Saiki I (eds.) pp1-149, Art Village, 2003.

第3章

漢方・補完代替医療による診療科横断的ながん患者のマネジメント

① 栄養管理に有効な漢方薬

　職種，診療科の枠を越えた総合的な知識が必要となる栄養管理において，医師，薬剤師，歯科医師，看護師，放射線技師，臨床検査技師，管理栄養士，理学療法士など，医療機関で活躍するすべての職種が参加するNutrition Support Team (NST) を組織し，主治医との意見交換を行いながら医療を進めていく環境が整いつつある．現在，褥瘡管理においても栄養管理が重要視されており，在宅医療においても栄養管理が導入されている．今後は，がん患者に対しても同様なアプローチが必要とされる．がん患者の栄養管理については，予防医学，周術期管理，がん薬物療法，終末期医療など，その重要性が注目されている．予防医学については，1981年にDollらが米国人のがん死亡に食生活が35％関与するとの報告をして以来，がん発生と食生活に関しての研究報告が多くなされている．周術期管理では，術前の栄養管理が術後合併症発生率を抑制するなどの報告があり，外科医にとって術前後における栄養管理が外科的治療成績に大きく関与することは周知の事実である．がん薬物療法において，副作用により経口摂取不良に陥り低栄養状態となった場合，患者のQOLが低下するばかりでなく，治療の継続が困難となり治療結果も悪化する．終末期医療については，Best support careの一環として栄養療法が行われている．

　このように，がん診療における補完療法として栄養管理が行われているように，漢方医学も同様に活用されることにより，患者の状態からより多くの情報を得ることができ，がん患者のQOLを少しでもよい方向へ導き，がん医療に貢献することができる．

1 栄養アセスメント

　NSTで初期評価を行う際には，病気の進行を念頭において評価する必要がある．入院時栄養評価を行い栄養状態良好例であっても，治療後はNSTの介入が必要となる症例となることを考慮する．栄養状態の二次評価をするタイミングを主治医，看護師などはよく考え，注意しておく必要がある．

　症例検討・栄養管理プランニングを行う際には，病態の変化に注目することが大切である．外科療法を受ける予定の患者では，術前と術後では全身状態は異なるし，が

ん化学療法を受ける場合は，投薬期間と休薬期間や，投与する薬剤によって全身状態が変化する．また，病気の進行によるがん悪液質により全身状態が週単位から時間単位で変化する場合もあり，注意を要する．

　栄養管理の実施については，経腸栄養を行える場合と静脈栄養しか行えない場合があり，病態を十分に理解しておく必要がある．外科的治療による経口摂取の一時的な制限や，がん化学療法による悪心・嘔吐，口内炎などの副作用による経口摂取困難の症例などがあるため，単に栄養管理のみならず薬物治療上の管理も必要となる．

　栄養状態の定期的評価（再評価）は，DPC導入などによる入院期間の短縮に伴い十分な回復ができない状態で退院し，再評価を待たずに終了してしまうことがある．このため外来診療においても継続的な栄養管理ができる体制づくりが必要となる．

　また，多職種による栄養管理は多面的に管理が行われるため，医学的判断ばかりでなく生活習慣にも配慮されたプランが立てられ，必要に応じて修正することも可能となった．たとえば，入院中は静脈栄養を行えるが，在宅医療では経腸栄養となるため，薬品としての栄養補助剤と食品としての栄養補助食品を入院中からうまく使い分けることなどが管理栄養士を中心として行われる．

　患者アウトカムおよび栄養管理の評価を行う際には，必ずがん治療との経時的関係を考慮して進められる．がん治療が主体となるため，肉体的ストレス，精神的ストレスが大きくなり栄養状態の評価が後回しになることが多い．

　退院後の栄養管理の指導は重要である．補助療法の進歩に伴い，予後の改善と5年生存率の延長を認めている現在，在宅医療における栄養管理は今後の医療現場において重要視される．しかし，患者自身に負担となる栄養評価や記録方法などは避けることが大切である．

2 がん患者の栄養アセスメント

　患者の栄養評価を行う場合，従来行っている患者情報（性別，年齢，住所，家族構成，既往歴など）に加え，身長および体重測定は必須となる．栄養評価の経過観察において血液検査や身体測定値が指標として用いられるが，なかでも体重の変化は最も重要な項目となる．血液透析を行っている場合は，定期的に体重測定が行えるが，ベッドなどで搬送された患者では測定不能な場合があるので救急外来などで用いられる推定身長および推定体重を応用するとよい．最初に個々の栄養状態のアセスメントを行うことは不可欠である．がん患者の2/3はすでに低栄養の状態にあると報告されている[1]．これは，がん患者ではがんや宿主の免疫系細胞から放出されるサイトカインを介して全身の炎症反応亢進が惹起され，食欲低下，体重減少，さらには悪液質となるためである[2]．一般的には，がん患者の1日必要エネルギー量は，簡易法では30〜35kcal/

kg/day，ベッド上の場合は20 〜 25kcal/kg/dayで計算される．Harris-Benedictの近似式を用いた場合の基礎エネルギー予測値（Basal energy expenditure；BEE）と比較して，25％の患者で10％以上の上昇を呈し，25％の患者で10％以上の低下を示すが，50％の患者ではBEEの−10％〜＋10％の範囲であり，総合すると予測値の60％未満〜 150％以上と幅広い変動がありうると報告されている[3, 4]．

一方，がん患者の50％程度の例で，安静時エネルギー消費量（REE）は予測値に比べ上昇しているという報告もある[5〜7]．しかし，肺がん患者ではREEが有意に増加するものの，胆管がん，胃がん，大腸がん患者ではREEの増加は認められていない[8, 9]．

このように，がん患者の栄養アセスメントは，それぞれの症例に応じて検討する必要がある．その際，基本である主観的包括的評価（Subjective Global Assessment；SGA）と客観的栄養評価（Objective Data Assessment；ODA）を用いて行うことが必要となる．

3 がん患者への栄養療法

低栄養状態はQOLの低下をきたし，日常の活動性も悪化させる．外科的治療，がん化学療法，放射線療法によるがん治療の副作用も起こりやすくなる．また，治療効果も十分に期待することができなくなり，生存期間も短くなる[15]．しかしながら，経腸栄養や静脈栄養をがん患者に行うことで，投与した栄養によりがん組織の増殖が促進するというエビデンスはない[16]．静脈栄養を頭頸部および消化器がん患者に施行したときの腫瘍の生検所見では，その細胞回転に影響をおよぼさなかったとの報告もあれば，静脈栄養を行った群でがん細胞増殖がみられたとする報告もある[17, 18]．現時点では，がん患者のQOL改善を目的に栄養療法を行うことが大切であると考える．

4 栄養管理における漢方療法

■漢方医学診断によるスクリーニング

SGAとODAで栄養障害がない症例のなかから漢方医学診断を用いて栄養障害を拾い上げる．

SGAとODAによるスクリーニングでは，栄養状態の異常を見つけることができないが，臨床的視点からは，栄養障害の存在が疑わしい症例を漢方医学診断によって拾い上げることができる．たとえばくり返し行われる外来化学療法の症例においては，PS0 〜 1，血液検査においても治療が続行可能な状態としてスクリーニングされるため，栄養障害の存在を認めることが少ない．しかし，医師，看護師，薬剤師などの医療

スタッフは，経時的にがん患者の表情が暗くなり，肌の乾燥，目の下のクマ，皮膚色素沈着や湿疹，全身倦怠感，食思不振，便通異常，睡眠障害，精神的不安感など，多くの愁訴とともに変化していくことを感じている．これらの情報と栄養評価を連動して臨床の現場で活用するために漢方医学診断を用いる．

■栄養状態は，「気虚」

がん治療の方法によって，がん患者が受ける負担が決まる．治療前PSがどの程度低下するかを予測してがん治療が行われるため，治療後PSが予想できる．これはがん治療によっておこるPSの変化が一定であると考える (p.39, **図1**)．

栄養状態を漢方医学では，「気」としてとらえる．漢方医学における消化吸収機能は，胃ならびに脾といわれ，消化吸収機能障害は，「気虚」と考えられる．「元気がない，疲れる，全身倦怠感，易疲労感」ばかりでなく，「食欲がない，胃がもたれる」も「気虚」の症状である．術後の食思不振や化学療法における食欲低下なども「気虚」と考える．

■「気虚」に用いられる漢方薬

「気虚」には，参耆剤，人参湯類，建中湯類を用いる (**図1**)．

●参耆剤

「人参は中を補い，黄耆は気を益す」といわれ人参と黄耆が配合され，補剤として用いられる．疲労と倦怠感を主目標として用いられることからPSの低下に対応して使用することができる．参耆剤の代表として補中益気湯，十全大補湯，人参養栄湯などがある．

- **補中益気湯**：医薬の王様という意味から医王湯の別名がある．津田玄仙 (1737～1809『療治茶談』) は，この方剤の使用目標を①手足倦怠，②言語軽微，③目に勢いがない，④口中白沫，⑤食味がない，⑥熱物を好む，⑦臍にあたって動悸，⑧脈散大で力なし，として，すべてがそろわなくてもよく，いくつかがあればよいとした．

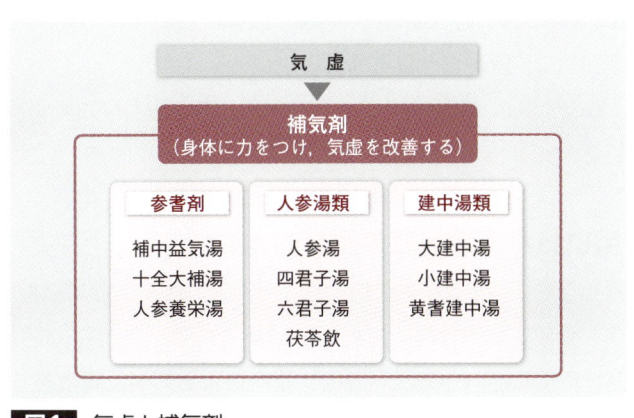

図1 気虚と補気剤

気虚 → 補気剤（身体に力をつけ，気虚を改善する）

参耆剤	人参湯類	建中湯類
補中益気湯	人参湯	大建中湯
十全大補湯	四君子湯	小建中湯
人参養栄湯	六君子湯	黄耆建中湯
	茯苓飲	

- **十全大補湯**：四君子湯に四物湯を合わせ，黄耆と桂皮が加わった方剤．四物湯がもつ「血虚」を治す目的が加わっているため，貧血，白血球減少などの骨髄抑制，手足の皮膚・爪などの障害に対しても用いられる．副作用として下痢があるので注意をする．
- **人参養栄湯**：十全大補湯から川芎を除き，五味子（鎮咳，去痰），遠志（精神安定），陳皮（健胃，鎮咳，去痰）を加えた方剤．十全大補湯の状態に呼吸器症状が加わった場合に用いる．

●人参湯類

「健胃，強壮作用，代謝促進，免疫賦活作用などをもつ人参を含む方剤」である．人参湯類には，人参湯，四君子湯，六君子湯，茯苓飲などがある．

- **人参湯**：人参湯は理中湯の別名があり，理中とは「胃の機能を整える」という意味がある．急性胃炎，慢性胃炎，消化性潰瘍，過敏性腸症候群，狭心症，気力・体力の低下を伴う慢性疾患に用いられる．
- **四君子湯**：人参湯の乾姜を生姜にかえ，茯苓，大棗を加えた「気虚」の基本的方剤である．
- **六君子湯**：四君子湯に二陳湯（茯苓，甘草，生姜，陳皮，半夏）を合わせた方剤で，四君子湯に陳皮，半夏が加わっている．舌の白い苔を認めることが多い．
- **茯苓飲**：四君子湯から甘草，大棗を除き，陳皮，枳実が加わった方剤である．胃部膨満感，胃液分泌過多に用いられる．

●建中湯類

「胃腸を建てなおす」という意味で，大建中湯，小建中湯，黄耆建中湯には水あめ（膠飴）が配合され，体の中の状態を補うことを目的とする．

- **大建中湯**：人参，乾姜，山椒，膠飴によって構成されている．小建中湯や黄耆建中湯とは，構成生薬が異なるので注意する．大建中湯で腹痛，下痢などの症状により内服が継続できない場合は，小建中湯へ変更するとよい．
- **小建中湯**：過敏性腸症候群に用いられる桂枝加芍薬湯（桂皮，芍薬，生姜，甘草，大棗）に膠飴が加わった方剤．桂枝加芍薬湯で腹痛，下痢などの症状により内服が継続できない場合は，小建中湯へ変更するとよい．
- **黄耆建中湯**：小建中湯に黄耆が加わった方剤．小建中湯よりも疲労感，倦怠感が強い場合に用いる．

■「気虚」に用いられる漢方薬の選び方（図2）

SGAとODAを参考に，栄養状態の評価を行った後，基本的な栄養療法を計画する．その上で，漢方診断を加え漢方薬を選択していく．実際には，漢方薬は内服薬が多いので，経腸栄養が行える症例が対象となる．場合によっては，胃瘻あるいは経管栄養で投与することも可能である（p.178）．

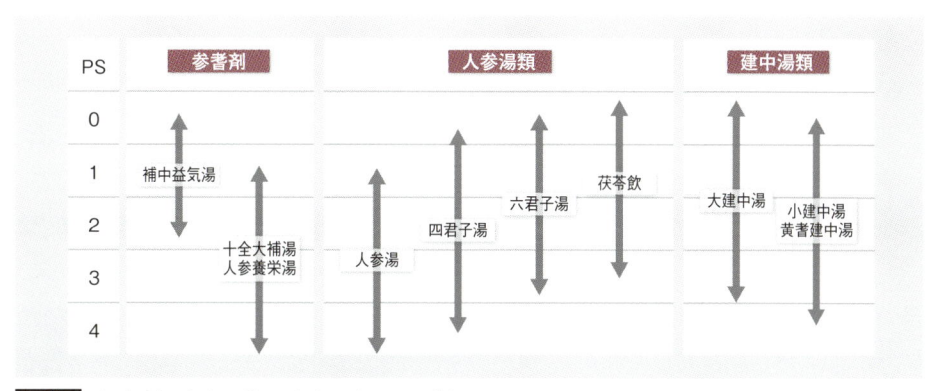

図2 参耆剤, 人参湯類, 建中湯類の選び方
PS：Performance Status

　投与量に関しては，がん化学療法と同じように満量投与を基本とする．BMIが18.5以下に落ちてしまっている慢性的な栄養障害や急激な栄養不良に伴う症例などでは，投与量を加減する必要がある．とくに十全大補湯は副作用として下痢を認めることがあるため注意すること．

　どの漢方薬を投与すべきか迷った場合には，適応に近い漢方薬から選択していくことである．たとえば，PS1症例に補中益気湯か十全大補湯か迷った場合は，十全大補湯を選択する．PS2症例に，六君子湯か四君子湯か迷った場合は，四君子湯を選択する．PS3症例に，四君子湯か人参湯か迷った場合は，人参湯を選択する．

5 漢方薬使用の著効例

■症例1

　51歳，女性，Cancer-phobia（既往歴：40歳　右卵巣嚢腫摘出術）．

　2ヵ月前より体がだるく食欲も減ってきた．自分の母親が胃がんで亡くなっているため，自分も同じ病気ではないか，と心配であった．いつもはご飯をお茶碗一杯ずつ食べていた3食もこの1ヵ月は半分残すようになった．悪心はあるが嘔吐はない．体重は1ヵ月前53kgだったが，2週間前は51kg，3日前には50kgになっている．普段からやや便秘気味だったが，3週間前よりむしろ下痢気味で，1日2〜3回の便があり，数日前から軟便，下血はない．

　SGA & ODAからは，軽度の栄養障害と診断．栄養療法と参耆剤である補中益気湯（7.5g／分3／日）を14日投与したところ，徐々に食欲が増し体重も増えてきた．

症例2

68歳，男性，身長160cm，体重55kg（術後59kg）．

200X年6月，腹腔鏡下直腸切断術施行．病理組織検査結果は，Moderately differentiated adenocarcinoma Rb type3 a1 ly1 v0 ow (−) aw (−) n (6/23)．200X年10月，術後補助化学療法としてFOLFILIを1クール終了後，最初の診察．重い足取りで診察室へ入って来た．顔貌は元気がなく，顔色もどこか土色をしている．目の下にはクマがあり唇はかさついている．指先はひび割れて色素沈着も目立つ．声に力がない．SGA & ODAからは，高度の栄養障害と診断し，経口栄養剤の投与とともに十全大補湯（7.5g／分3／日）を投与した．また，FOLFILIによる遅発性下痢に対する治療として半夏瀉心湯（7.5g／分3／日）を合わせて投与したところ，2クール目では，遅発性下痢がなく，顔色も改善して診察に訪れた．

米国農務省は，2011年6月に健康的な食生活を促進する米国人向けの食事ガイドライン「マイプレート」を発表した[20]．わが国においても「健康日本21」に栄養・食生活について適正な栄養状態，栄養素（食物）の摂取，適正な栄養素（食物）の摂取のための個人の行動，個人の行動を支援するための環境づくりを提言している[21]．これからのがん診療において栄養管理，つまり食生活とのかかわりなく治療を行うことは「ない」．

がん診療においては栄養管理ばかりでなく，緩和医療，地域医療など縦断的側面と横断的側面の両面を補完していく必要がある．がん診療において漢方医学をうまく活用することにより，的確な栄養評価が行え，がん患者のQOLをよりよいものにすることが可能であると考えられる．

（今津嘉宏）

参考文献

1) 松浦克彦：がん患者の栄養状態に関する院内調査．日病薬誌．43：1571-1574, 2007.
2) Tisdale MJ : Mechanism of cancer cachexia. Physiol Rev, 89 : 381-410, 2009.
3) Knox LS, et al. : Energy expenditure in malnourished cancer patients. Ann Surg, 197 : 152-162, Wilkins, 1983.
4) Dempsey DT, et al. : Energy expenditure in malnourished gastrointestinal cancer patients. Cancer, 53 : 1265-1273, 1984.
5) Hyltander A, et al. : Elevated energy expenditure in cancer patients with solid tumors. Eur J Cancer, 27 : 9-15, 1991.
6) Bosaeus I, et al. : Dietry intake and resting energy expanditure in relation to weight loss in undelected cancer patients. Int J Cancer, 93 : 380-383, 2001.
7) Moses AW, et al. : Reduced total energy expenditure and physical activity in cachectic patients with pancreatic cancer canc be modulated by an energy and protein dense oral supplement enriched with n-3 fatty acids. Br J Cancer, 90 : 996-1002, 2004.

8) Tisdale MJ : Cancer cachexia metabolic alterations and clinic manifestations. Nutrition, 13: 1-7, 1997.
9) De Blaauw I, et al. : Metabolic changes in cancer cachexia-first of two parts. Clin Nutr, 16 : 169-176, 1997.
10) 日本臨床腫瘍研究グループ（JCOG）：有害事象共通用語規準 v4.0日本語訳JCOG版. Available from : 〈http://www.jcog.jp〉
11) 日本乳がん情報ネットワーク・癌に伴う倦怠感 第1版, NCCN腫瘍学臨床実践ガイドライン, 2008. Available from : 〈http://www.jccnb.net/guideline〉
12) Oken MM, et al. : Toxicity and response criteria of the Eastern Cooperative Oncology Group. Am J Clin Oncol, 5 : 649-655, ASCO, 1982.
13) 河合 忠，ほか編：症状からみた臨床検査. 日本医師会雑誌. 98（suppl），1987.
14) 日本東洋医学会学術教育委員会 編：入門漢方医学，南江堂，2002.
15) Andreyev HJN, et al. : Why do patients with weightloss have a worse outcome when undergoing chemo therapy for gastrointestinal malignacies? Eur J Cancer, 34 : 503-509, 1998.
16) Andres J, et al. : ESPEN Guidelines on Enteral Nutriton : Non-surgical oncology. Clin Nutr, 25 : 245-259, 2006.
17) Dionigi P, et al. : Pre-operative nutritional support and tumor cell kinetics in malnourished patients with gastric cancer. Clin Nutr, 19 (suppl) : 77-84, 1991.
18) Westin T, et al. : Tumor cytokinetic response to total parenteral nutrition in patients with head and neck cancers. Am J Clin Nutr, 53 : 764-768, 1991.
19) 秋葉哲生：活用自在の処方解説，ライフ・サイエンス，東京，2009.
20) 米国農務省〈http://www.choosemyplate.gov〉
21) 財団法人健康・体力づくり事業財団：健康日本21〈http://www.kenkounippon21.gr.jp〉

② 緩和ケアに有効な漢方薬

1 緩和ケアとは

　最近，がんの緩和領域において漢方の重要性が見直され，がん患者のさまざまな症状緩和に漢方が処方される機会が多くなってきた．本稿では，緩和ケア，緩和医療について概説し，緩和ケア領域における漢方治療が果たす役割について述べ，緩和ケア領域に有効な漢方について解説する．

　WHO（世界保健機関）は「緩和ケアとは，生命を脅かす疾患による問題に直面している患者とその家族に対して，痛みやその他の身体的問題，心理社会的問題，スピリチュアルな問題を早期に発見し的確なアセスメントと対処（治療・処置）を行うことによって，苦しみを予防し，和らげることで，QOLを改善するアプローチである」と2002年に緩和ケアを定義している[1]．ちなみに1989年の定義では「緩和ケアとは，治癒を目指した治療が有効でなくなった患者に対する積極的な全人的ケアである．痛みやその他の症状のコントロール，精神的，社会的，そして霊的問題の解決が最も重要な課題となる．緩和ケアの目標は，患者とその家族にとってできる限り可能な最高のQOLを実現することである．末期だけでなく，もっと早い病期の患者に対しても治療と同時に適用すべき点がある」としている[1]．緩和ケアの対象者が1989年の定義では「患者」であったが，2002年の定義では「患者とその家族」と変更となり，緩和ケアの対象期間が1989年の定義では「末期だけでなく，もっと早い病期」と曖昧な表現から，2002年の定義では「早期」といいきったことが重要な点であると思われる．両方ともQOLの向上を目指す点は同じである．

2 がん治療と緩和ケア

　従来の緩和ケアに対する考え方[2]は，がん治療でがんを根治できなくなってから緩和ケアへと切り替えるものであった（図1）．いまだに，このような考え方をもっていて，患者とその家族に説明する医療者が一部にいるのが現状である．しかし，2007年4

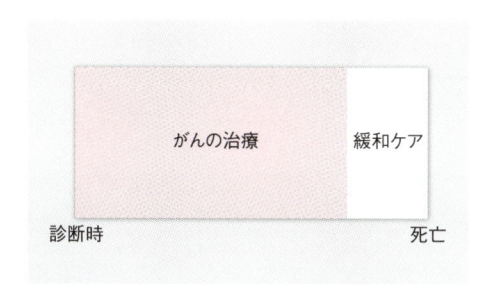

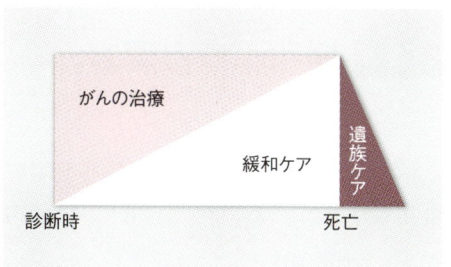

図1 従来の緩和ケアに対する考え方
（文献2）より一部改変）

図2 これからの緩和ケアに対する考え方
（文献2）より一部改変）

月1日に「がん対策基本法」が施行され，緩和ケアも大きく変わった．すなわち，これからの緩和ケアに対する考え方[2]は，がんの診断がついた早期から緩和ケアが開始され，治療と同時に並行して行われるものであり，病状の進行とともに緩和ケアの比重が大きくなっていくという考え方である（図2）．医療者が，このような考えをきちんと理解したうえで患者に説明して，大半の患者が考えている「緩和ケア」＝「終末期」＝「終わり」という後ろ向きの考え方を訂正し，前向きに生きるお手伝いをする必要がある．

3　緩和ケアと緩和医療

　緩和ケア領域における言葉の定義が混乱している．たとえば，緩和ケアと緩和医療は同義語のように扱われているがそうではない．緩和医療は医療者が行うものであり，緩和ケアは医療者以外も携わるものである．山崎[3]は「緩和ケアとは，患者・家族を中心にした医療であり，介護でもあり，福祉でもあり，宗教的支援でもあり，ボランティアによる支援でもある．要するに，緩和ケアにおける医療，すなわち緩和医療は緩和ケアの一部であり，緩和ケアと緩和医療はイコールとはいえない」と述べている．「緩和ケアとはQOLを改善するすべてのアプローチ」のことで，「緩和医療はその一翼を担っている」と考えたほうがそれぞれの言葉をスムーズに理解できると考える．

　緩和医療は，「がんの痛みやがんの症状を緩和すること」と，「がんの治療に伴う副作用，合併症を緩和すること」の2つに大きく分けられる．がんの標準治療は外科手術，化学療法，放射線治療であり，それぞれの副作用，合併症に対する対策が必要となってくる．「がんの痛みやがんの症状を緩和すること」と，「がんの治療に伴う副作用，合併症を緩和すること」を同時に行うことは，患者の治療意欲も向上させる．

4　緩和医療と漢方

「漢方は，本来あくまで症状緩和を追求する医学であり，疾患自体の治癒よりも，苦痛緩和がその最終目標である．」[4]と星野は述べている．がん治療においての漢方の目標（＝苦痛緩和）と，症状を緩和する緩和医療の目標は一致する．緩和医療に漢方を積極的に導入していくのは自然の流れであり，漢方を使うことによって緩和医療の治療の選択肢が増えるのである．緩和ケアは，がんの診断がついた早期からがん治療と並行して行うものであり，緩和ケアの一部である緩和医療のその一部の漢方も，がんの診断がついた早期より使用するべきであり，漢方を使用することで患者のQOLの向上に貢献すると考えている．

現代の医学は，西洋医学に基づいているのは疑いのない事実である．漢方をはじめとする東洋医学は，従来の西洋医学による治療では改善しない，あるいは効果が不十分である場合に行われる．たとえば，がんの痛みや呼吸困難に漢方薬を第1選択として症状コントロールを行うことは考えにくい．ほかの症状においても，まずは西洋医学を基本として行い，東洋医学をプラスすることによって，患者によい結果がもたらされると考える．医療者のなかには漢方のよさを理解しようともせず，はじめから除外している者もあれば，漢方のみで物事すべてを解決しようとする者もいる．西洋医学と東洋医学の適度なバランスが必要である．

西洋医学は病名から治療法が決定していくが，漢方には望聞問切（四診）という漢方学的診断があり，それに基づいて証（病態）を決定し，これを基に治療を行っていく（随証治療）．現在はEBMの時代なので，EBMがあれば，病名から漢方を使うことは問題ないと思われるが，漢方を使うにあたっては少しでも，生薬の働きを理解したうえで随証治療を行うよう心がけることが大切である．

5　緩和医療において使用される漢方

佐賀大学医学部附属病院（以下 当院）では院内処方で処方可能な漢方が29種類と少ない．以下は当院で処方可能な漢方を中心に解説する．よってすべてを網羅しているわけではないので，各自が各病院で採用されているものを把握し，使用できる漢方を補充して頂けると幸いである（表1）．

■緩和ケア領域の基本となる漢方薬：
　補中益気湯，十全大補湯，人参養栄湯

補中益気湯，十全大補湯，人参養栄湯は補剤といわれ，緩和ケア領域の基本となる

表1 佐賀大学医学部附属病院で緩和医療に使われている漢方薬

症　状	方　剤
全身倦怠感，食欲不振	補中益気湯，十全大補湯，人参養栄湯
化学療法・放射線療法の副作用予防	十全大補湯（p.137，症例1参照）
食欲不振，嘔気・嘔吐	六君子湯（p.138，症例2参照）
みぞおちのつかえ感，げっぷ，下痢	半夏瀉心湯（p.138，症例3参照）
咳	麦門冬湯（p.139，症例4, 5参照）
嘔吐，下痢，むくみ	五苓散（p.139，症例6参照）
便秘，イレウス	大建中湯
嚥下障害，抑うつ	半夏厚朴湯
抑うつ	半夏厚朴湯
せん妄	抑肝散
化学療法によるしびれ，排尿障害	牛車腎気丸
化学療法による吃逆・筋肉痛	芍薬甘草湯
化学療法による口内炎・放射線療法による咽頭痛	桔梗湯

漢方薬である．

　漢方には気血水に基づく診断方法があり，必要事項のみ解説する．

- 「気」とは，元気・病気・気合いなどの言葉があるように精神的・機能的なものであり，目には見えないが，確かに存在するものである．

　「気虚」とは，生命活動の衰弱であり，疲れ果てて，気力や食欲がない状態のことである．

- 「血」とは，血液とその働きであり，気の働きによって巡行し，全身にくまなく栄養を与えている．

　「血虚」とは，（血の）量的不足や循環機能が低下した状態のことである．症状としては西洋医学的な貧血をはじめ，皮膚の乾燥や荒れ，爪の割れ，頭髪が抜ける，手足のしびれなどがある．

- 「虚（証）」とは文字通り量の不足や機能低下であり，それを補うのが補剤である．補剤は消化吸収能や免疫能を高め，老化に伴う機能低下を抑制する．その補剤の代表が補中益気湯，十全大補湯，人参養栄湯であり三大補剤といわれる．

●三大補剤の相関図（図3）

　四君子湯は気虚の基本処方である．四君子湯から茯苓を引いて黄耆・当帰・陳皮・柴胡・升麻を足したのが補中益気湯であり，強壮作用がある黄耆を足したとまず理解すればよいと思われる．

　血虚の基本処方である四物湯に四君子湯を足し，そのうえに強壮作用のある黄耆と桂皮を足したのが十全大補湯である．十全大補湯から川芎を外して鎮咳作用のある五

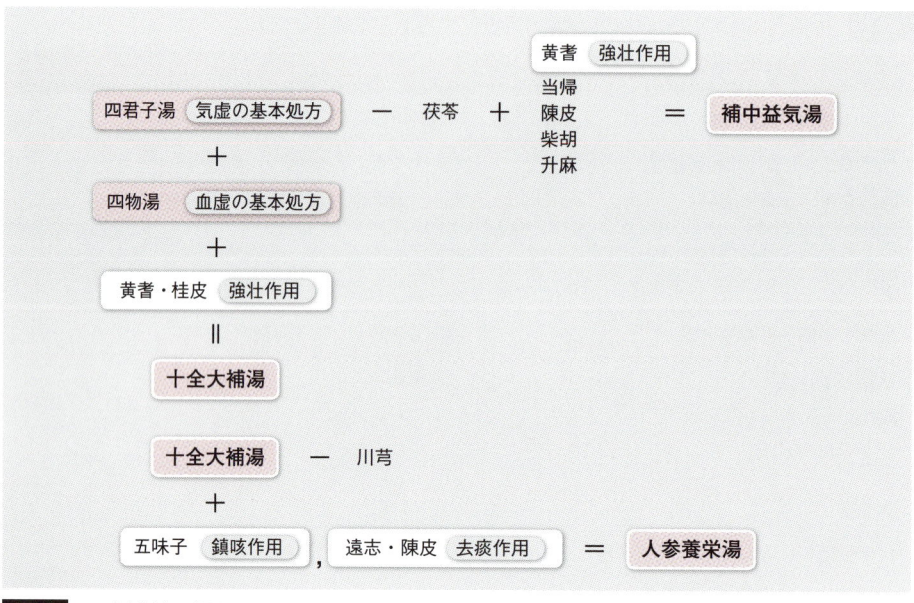

図3 三大補剤の相関図

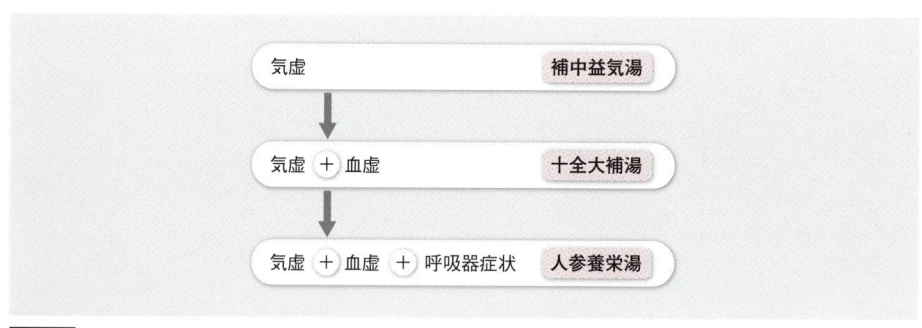

図4 患者の状態と補剤を使う流れ

味子，去痰作用のある遠志・陳皮を足したものが人参養栄湯である．

●**患者の状態と補剤を使う流れ**（図4）

　がん患者の状態は一般的には，気虚→気虚に血虚が加わった状態→気虚・血虚にさらに呼吸器症状が出現してくる．緩和ケア研修会でも教わる内容だが，呼吸困難はがんの種類・病期によるが21〜90％に起こり[5]，進行がん患者の70％が最期の6週間で呼吸困難を経験している[6]という疫学データがある．上記の流れに対応するように補中益気湯→十全大補湯→人参養栄湯と処方していくのがベストと思われる．

●**気虚の診断基準**（表2）**・血虚の診断基準**（表3）

　気虚・血虚についての診断についてまだ慣れない場合には寺澤[7]が記載した診断基準があるので，ぜひ参考にされるのもよろしいかと思われる．

表2 気虚の診断基準（合計して30点以上は気虚）	
気虚スコア（点数が高いものほど重症）	
身体がだるい	10
気力がない	10
疲れやすい	10
日中の睡気	6
食欲不振	4
カゼをひきやすい	8
物事に驚きやすい	4
眼光，音声に力がない	6
舌が淡白紅，腫大	8
脈が弱い	8
腹力が軟弱	8
内臓のアトニー症状	10
小腹不仁（下腹に力がなく感覚低下）	6
下痢傾向	4

（文献7）より転載）

表3 血虚の診断基準（合計して30点以上は血虚）	
血虚スコア（点数が高いものほど重症）	
集中力低下	6
不眠，睡眠障害	6
眼精疲労	12
めまい感	8
こむらがえり	10
過少月経，月経不順	6
顔色不良	10
頭髪が抜けやすい	8
皮膚の乾燥と荒れ，赤ぎれ	14
爪の異常	8
知覚障害	6
腹直筋攣急	6

（文献7）より転載）

6 漢方薬使用の著効例

　従来の西洋医療による治療では改善しなかった，あるいは効果が不十分であったが，漢方薬使用によって著効を示した例をあげる．漢方は随証治療（証に従って治療すること）を基本にしているが，今回は読みやすさを重視したので，随証治療をあえて省略した．

■症例1 [8]

　52歳，男性．左下顎歯肉腫瘍（T4N2M0・Stage Ⅳ），頸部リンパ節転移．
　X年12月左下顎歯肉に潰瘍自覚するも放置．
　X＋2年7月左頬部に腫脹・疼痛出現．8月 当院口腔外科に精査治療目的で入院．精査の結果，左下顎歯肉腫瘍（T4N2M0：Stage Ⅳ）の診断で，化学療法および放射線療法施行．放射線療法は，1回150cGyを1日2回×10日間（計30Gy）施行．11月左下顎歯肉腫瘍切除＋左頸部リンパ節郭清術施行．X＋3年2月左下顎腫瘍再発および右頸部リンパ節転移の診断で再入院．入院後，再発腫瘍切除および右頸部リンパ節郭清術施行．術後，放射線療法施行時の倦怠感予防を目的として3月下旬よりツムラ十全大補湯7.5g/日内服開始．4月初旬より化学療法および放射線療法施行．放射線療法は，1回120cGyを1日2回×25日間（計60Gy）施行．1回目の放射線治療では，

治療開始後1週間後より全身倦怠感・食欲不振・抑うつ気分が著明となり，終日臥床している状態が続いた．ツムラ十全大補湯を治療前から投与していた2回目の放射線治療では，治療期間が長かったにもかかわらず，毎週末自宅に外出するほどで，臥床して過ごすことはなかった．

■症例2

55歳，男性，食道がん（緩和ケアチーム・緩和ケア病棟入所待ち，亡くなる直前まで漢方も併用して症状コントロール）．

食事のつまり感を自覚し当院受診．食道がんの診断で，術前化学療法後，X年9月6日に鏡視下食道切除＋3領域郭清＋後縦隔胃管再建施行．最終病理診断は，T1N2M0：StageⅢ．その後，外来フォローしていたが，急速に進行する胸膜播種様所見を認め，X＋1年4月5日緊急入院．入院後，化学療法施行．フォローのCTで食道がんの再発の診断．徐々に全身倦怠感や呼吸困難が増強したため，症状コントロール目的にて5月23日緩和ケアチームに依頼あり．呼吸困難に対しては，オプソ®（10mg）はもともと処方されていたが，頓用の必要性を患者さんに納得してもらい内服したところ（後にピーガード®に変更）呼吸困難は改善．しかし介入時「液体を飲んだ後，胃から喉のほうに上がってくる．吐き出すとすっきりする．喉のところが細くなって詰まっているような感じ．液体を飲むと下りていくのがはっきりわかる．痛みはとくにない」との訴えあり．胃内容物の逆流には六君子湯，咽喉頭の閉塞感および心窩部閉塞感には半夏厚朴湯の方針とした．まず5月23日よりツムラ六君子湯7.5g分3内服を開始したところ，5月26日には六君子湯のみで喉の狭くなった感じはなくなり，上がってくるものも少なくなった．全身倦怠感，呼吸困難，胃内容物の逆流，咽喉頭の閉塞感および心窩部閉塞感までも改善，表情も明るくなり安定した状態になった．6月3日意識レベルの低下を認め，ゾメタ®投与を行う．さらに急激な症状の悪化を認め，オピオイド，漢方薬の内服困難となり，塩酸モルヒネの持続皮下注射での症状コントロールとなり6月6日永眠された．

■症例3

72歳，男性，前立腺がん，骨転移，がん性疼痛，消化器症状（ゲップ，嘔吐），早期胃がん術後．

60歳時，早期胃がんの診断にて胃部分切除術施行．また，前立腺がんの診断で前立腺全摘術施行．61歳時，前立腺がんが再発し，以後ホルモン療法継続．66歳時，骨転移の診断で放射線治療施行．今回（72歳時）骨転移によるがん性疼痛治療および化学療法目的で当院泌尿器科入院．がん性疼痛および消化器症状（ゲップ，嘔吐，食欲不振）に対して緩和ケアチームへ介入依頼あり．12年前に早期胃がんの診断で胃部分切除術を受けた後よりゲップが出現し，会話中もゲップが出る状態であった．他院にて種々

の薬物治療を受けるも改善せず，そのままあきらめていた．就寝時以外は1日に数十回，会話中もゲップが出る状態であった．心下痞鞭（胸のつかえ感）が著明であったため，夕方と翌朝ツムラ半夏瀉心湯5g/回を服用したところ，「ゲップが軽くなった」と自覚症状の改善を認めた．その後，半夏瀉心湯7.5g分3を毎食前に服用継続した．服用数日後よりゲップの回数は著明に減少し，服用2週間後にはゲップはほとんど出なくなった．

■症例4

60歳代，女性，胃がん，肺転移，肝転移，骨転移．

X年1月初旬より一度出たら止まらない咳嗽出現．咳嗽は夜間とくに強い．その後，腰痛も出現したため，近医受診．気管支炎および骨粗鬆症との診断で内服加療していた．2月7日血性の嘔吐を認め，当院緊急入院．精査の結果，胃がん，肺・肝・骨転移の診断．咳嗽は持続するが，呼吸苦はない．最近1週間は，夜間咳嗽で不眠状態になっていた．胸部CT所見：右肺門部〜下葉腫瘤（+）．前医より，咳嗽に対して，デキストロメトルファン，リン酸コデインを処方されていたが無効であった．2月8日眠前に麦門冬湯エキス顆粒6gをお湯に溶かして服用したところ，その夜は久しぶりに咳に悩まされず，よく眠れた．2月9日より麦門冬湯エキス顆粒9g（起床時1包，眠前2包）に増量．2月14日より麦門冬湯エキス顆粒12g（起床時1包，午後1包，眠前2包）に増量し，転院．

■症例5

50歳代，男性，小細胞肺がん，骨転移．

X年8月，咳嗽と労作時呼吸苦が出現し，近医受診．肺がん疑いで当院紹介受診．精査の結果，小細胞肺がんの診断で化学療法施行．X+1年2月10日咳嗽増悪と背部痛のためモルヒネ徐放錠1日20mg開始．2月15日背部痛は改善したが，咳嗽が持続するためモルヒネ徐放錠1日40mgに増量．しかし，夜間咳嗽で眠れない状態持続．胸部CT所見：右肺門部〜下葉腫瘤（+）．鎮咳剤として，デキストロメトルファン，リン酸コデイン服用，2月に入ってモルヒネ徐放性剤服用していたが，咳嗽に対しては効果が乏しかった．2月16日眠前に麦門冬湯エキス顆粒6gをお湯に溶かして服用したところ，その夜は久しぶりに咳も出ずよく眠れた．翌日より麦門冬湯エキス顆粒9g（起床時1包，眠前2包）に増量．

■症例6

61歳，女性，卵巣がん（Stage ⅢA, clear cell adenocarcinoma）．

X年6月に単純子宮全摘＋両卵巣摘出＋大網切除術施行．骨盤内・大網に播種残存（+）．

術後に化学療法施行するも嘔気・嘔吐，下痢，便秘，胃部不快感などの消化器症状の副作用著明に出現．嘔気に対してプリンペラン®投与されていたが，化学療法施行のたびに消化器症状は著明に増悪していた．8月，腹部の疼痛出現してきたため緩和ケアチームに介入依頼あり．デュロテップ®MTパッチ (4.2mg) 1枚/3日間貼付開始．体動時に嘔気が出現していたので，抗ヒスタミン薬のアタラックス®P眠前処方．上腹部の不快感および下痢が認められたためツムラ半夏瀉心湯 7.5g/日投与したが，嘔気・嘔吐あり服薬できず，抗ドーパミン薬のドグマチール®処方．11月に入り嘔気持続あり，腹水・浮腫も出てきたためリンデロン®処方．嘔気持続・浮腫があり，舌診では舌辺縁に著明な歯痕が認められたため，ツムラ五苓散7.5g/日（アイスボール）処方．投与開始後3日目より眠気は徐々に改善．1週間後にアイスボールからお湯に溶かして内服するようになり，10日後には常食を摂取できるまでになった．

7 漢方薬内服の工夫

　漢方薬が飲みにくいという場合には，さまざまな工夫を要する．施設によって，漢方内服の工夫が種々なされているが，当院においては，とろみの使用や上澄みの内服などを行っている．また，著明な浮腫に対して，五苓散は著効を示すが，服用しにくいという難点がある．この場合，五苓散を水に溶かし，冷やして固めて飴玉くらいの大きさにしたアイスボールで服用するという工夫もしている．また，桔梗湯は1日3包分を500mLのお湯に溶かして冷ましてから痛い時に少しずつ口に含ませて飲んでいただいている．患者からはなかなか好評である．

8 漢方薬をよりよく内服していただくために

　前述のように内服の工夫も必要であるが，それ以上に大切なのは言葉と思われる．もともと患者の大半は，漢方は苦くて，できれば飲みたくないなと思っている．
　「西洋医学では期待できなかった症状がコントロールできるかも」「いつでも中止できる」「どうしても飲めない場合は，証が違っている場合もあるので，中止もしくは変更することも可能」「少しでもいいから飲んでみたら」と気楽に飲んでいただけるように声かけをしている．せっかく飲むなら，気持ちよく内服していただきたいし，積極的に内服していただいた方がより効果が期待できると思われる．少しでも効果が出れば，あとは患者に自発的に内服していただける．

9 漢方薬を処方するにあたって

　緩和ケア領域の患者は，補剤が中心になってくると思われる．西洋医学では補うという薬は見当たらない．緩和ケア領域で漢方を使っていこうとしたら，まずは補剤を使いこなせるようにしたい．補剤が必要ないと考えたら，一番困っている症状をターゲットに漢方薬を1剤選択してみてはいかがであろうか．漢方は生薬の兼ね合いで副作用が増強されることを不安に感じている医療者がいると思われるが，その点1剤であれば，生薬すべてを1つずつチェックしていくのは容易である．

　漢方をはじめとする東洋医学は，従来の西洋医学による治療では改善しない，あるいは効果が不十分である場合に有効である．緩和医療において，漢方をその1つのツールとしてフルに活用することで，治療や症状緩和の選択肢が広がり，患者のQOLの向上につながる．

（園部　聡／佐藤英俊）

参考文献

1) 日本ホスピス緩和ケア協会：WHO（世界保健機関）の緩和ケアの定義. Available from 〈http://www.hpcj.org/what/ definition.html〉[accessed July 31, 2011]
2) 武田文和 訳：がんの痛みからの解放とパリアテティブ・ケア―がん患者の生命へのよき支援のために―. 世界保健機関編, 金原出版, 東京, 1997.
3) 山崎章郎：ホスピスと緩和ケア―歴史からみた違いと共通点―. 緩和ケア, 21: 378-381, 2011.
4) 星野惠津夫：癌専門病院における漢方診療の重要性. 漢方医薬学雑誌, 34: 26-29, 2010.
5) Thomas JR, von Gunten CF : Clinical management of dyspnoea. Lancet Oncol, 3 (4) : 223-228, 2002.
6) Reuben DB, Mor V : Dyspnea in terminally ill cancer patients. Chest, 89 (2) : 234-236, 1986.
7) 寺澤捷年：絵で見る和漢診療学, 第1版. 医学書院, 東京, p.34, 42, 1996.
8) 佐藤英俊：漢方を用いた緩和ケアの実例―十全大補湯：放射線治療の副作用予防―. 漢方と最新治療, 13 : 347-349, 2004.

3 がんの経過に伴う症状へ有効な漢方薬

　がんの経過においてはさまざまな症状が出現する．その症状コントロールは患者のQOLを保つためには重要で，早期からの緩和ケアの必要性が認識されつつある昨今では緩和ケアチームとしてかかわる機会が増えている．このような緩和医療では，がん患者を苦しめる疼痛をはじめとするさまざまな症状を軽減させることが重要な課題で，患者のQOLの向上を目指した全人的医療が求められている．漢方医学は多岐にわたる症状に有効で，緩和医療を必要とする患者の不快な症状を軽減させる可能性が期待できる[1]．すべての症状に対して漢方製剤のみで対処する東洋医学医も状況によっては可能であるが，わが国では現実味に乏しい．西洋医学の薬剤との併用が一般的で，われわれの施設（日生病院，以下当院）においてもさまざまな状況で漢方薬を取り入れた緩和医療を行っている．

1　緩和ケアチームにおける漢方製剤の使用状況

　当院緩和ケアチームは2008年2月より発足した．2008年2月より2011年12月までの間に緩和ケアチームが介入したがん患者は2008年53人，2009年68人，2010年77人，2011年95人の計293人であった．依頼理由となった症状は疼痛がもっとも多く，不眠・不安・せん妄・抑うつなどの精神症状，倦怠感・消化器症状なども依頼の理由となっている．そのうち漢方薬を処方した患者は79人（男48人，女31人），年齢31〜94歳（平均68歳）であった．漢方薬は26種類・120処方を用いており，1剤が49例，2剤が21例，3剤が8例，5剤が1例であった．使用目的は疼痛緩和がもっとも多く，ほかは消化器症状，精神症状，全身倦怠感であった（図1）．疼痛に対しては五苓散，芍薬甘草湯，立効散，真武湯，牛車腎気丸，桂枝加芍薬湯，猪苓湯，大柴胡湯，柴胡桂枝乾姜湯，柴苓湯，治打撲一方，ブシ末が使用されていた．消化器症状に対しては六君子湯，大建中湯，潤腸湯，半夏厚朴湯，精神症状に対しては抑肝散，抑肝散加陳皮半夏，四逆散，香蘇散，全身倦怠感には十全大補湯，補中益気湯，人参湯，呼吸困難に麦門冬湯，皮膚症状に紫雲膏が投与されていた（図2）．もっとも処方が多かったのは六君子湯で，次に抑肝散，大建中湯，十全大補湯であった．

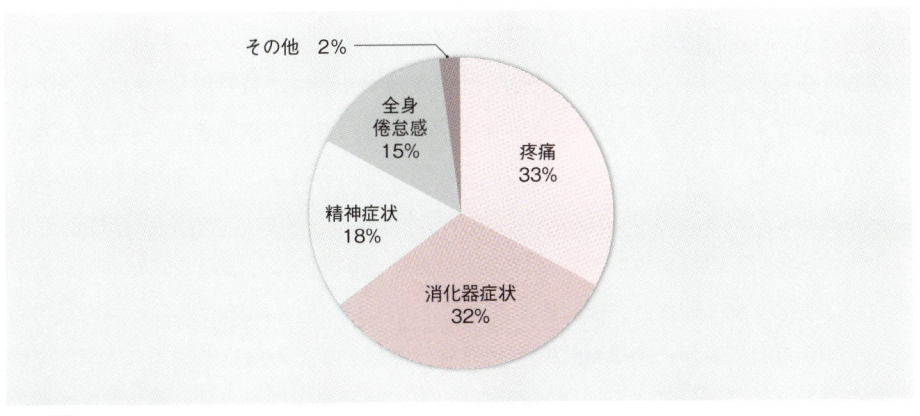

図1 症状別処方数

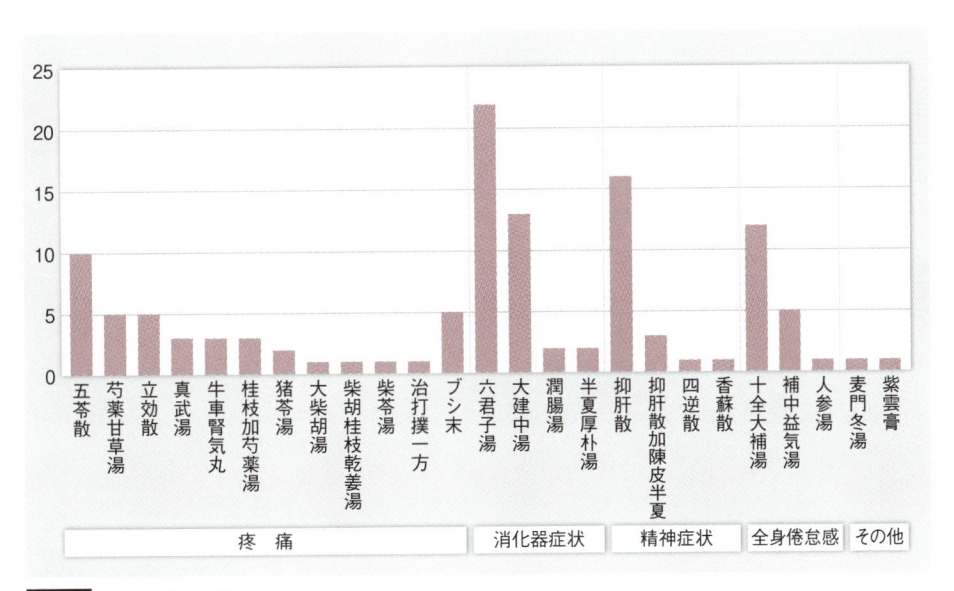

図2 薬剤別処方数

■疼　痛

　緩和ケア患者では個別の症状に対する治療だけでなく患者全体としてのQOLの改善が重要な課題である．症状だけでなく証をみて処方をする漢方治療は全人的観点に立脚し，緩和ケアに適した治療法と考えられる．今回投与されていた漢方薬の対象症状は疼痛がもっとも多かった．緩和ケア患者の肉体的苦痛としては疼痛がもっとも早期より出現し，症状として多くなる．そのためがん性疼痛対策が重要となるから，漢方薬も鎮痛効果を期待されるのは当然と考えられる．がん性疼痛の緩和にはすでに麻薬が投与されていることが多いが，鎮痛補助薬としての漢方薬が併用投与されることは多い．芍薬甘草湯，治打撲一方など直接疼痛を抑える薬剤のみならず，真武湯，柴苓湯，桂枝加芍薬湯などは神経因性疼痛にも投与している．鎮痛効果の増強を意図し

てブシ末を加えた症例も多かった．同時に浮腫がみられる患者も多いため，五苓散・柴苓湯・牛車腎気丸・猪苓湯などでは浮腫軽減効果も期待されて投与された．とくに五苓散はアクアポリンなどの作用で浮腫が著明な場合は利尿作用を示し，脱水となると保水作用をもつという漢方薬独特の調節作用が認められるため，ほかの利尿薬のように短時間での効果は期待できないが，副作用をきたしにくいことが利点である．

化学療法後の末梢神経障害性疼痛は疼痛のみならず四肢のしびれや知覚異常などをきたし，症状は長く続き，治療に難渋することが多い．その疼痛に対して漢方薬の有効性が報告されており，牛車腎気丸・芍薬甘草湯などが試みられている．化学療法後の口内炎や疾患の浸潤による口腔内疼痛は治療に難渋することが多いが，歯痛などに用いられる立効散を用いたところ有効であったので使用が増加してきた．キシロカイン®ビスカスを食前に使用すると味がわからない，食感が変わるなどの訴えがあったが，立効散の場合は食事も味わえると好評であった．出血で飲み込めない症例には立効散の含嗽も効果があり，細辛のしびれをきたす作用が有効ではないかと考えている．

そのほかに，抑肝散は帯状疱疹後神経痛に効果があったとの報告や動物での神経障害性疼痛への効果が報告されており，今後は疼痛への使用が検討される薬剤である[2]．

■ 消化器症状

消化器症状としては嘔気・嘔吐，便秘，消化管閉塞などの症状があげられた．嘔気・嘔吐に対しては六君子湯がもっとも多く使用されていたが，嘔気・嘔吐のみならず食欲不振にも効果があることと，その効果にはエビデンスがはっきりしている点が多用された理由と考えられる．六君子湯は，人参，白朮，茯苓，半夏，陳皮，甘草，大棗，生姜の8つの生薬の合剤である．上部消化管機能障害による機能性ディスペプシア（functional dyspepsia；FD）に六君子湯が有効であることはよく知られている．六君子湯は，①胃粘膜血流量増加作用，②胃排出促進作用，③胃粘膜電位差（potential difference）低下抑制作用が認められている[4]．生薬別では，人参に消化吸収機能賦活，新陳代謝亢進などの作用，半夏には消化管の水分停留状態の改善作用が存在するとの報告がみられる[3]．動物実験で，半夏と生姜に鎮吐作用があるとも報告されている．

便秘対策はがん患者で麻薬が投与されている場合には，予防的投与が勧められている．漢方薬は副作用も少なく，ほかの症状にも効果的であるため早期より投与することが可能である．大建中湯や潤腸湯を早期より投与し便秘予防することができるうえ，ほかの作用機序が異なる緩下剤との併用が可能などの利点もある．大建中湯は酸化マグネシウムと同様に便を軟便として排出を促す点や，排便回数の増加などで緩やかな効果が得られるため，プルゼニド®による排便時の腹痛を好まない患者には好評である．1日15gまで投与可能であるが，個人の状態により投与量を増減させることが可能で調節性に優れている．ただ頑固な便秘となってしまった場合は1剤のみでは排便できないことがあり，ほかの下剤との併用が勧められる．胃切除後の患者で，食前に

大建中湯を飲んで腸管の動きがよくなってから食事をすると摂取量が増加すると，好んで服用した例もみられた．また従来よりイレウスに対し多用されており，緩和ケアチーム紹介時にすでに大建中湯が処方されていることもあり，使用症例数が多い一因となっている．

精神症状

　精神症状としてはせん妄に対する抑肝散の投与が増加しているのが特徴である．人間としての尊厳を保ちながら最後のときまで近親者とともに過ごすことは緩和医療の大きな目標の1つである．しかし，肉体的苦痛を取り除いて精神的サポートを強力に行っても，せん妄や認知症が悪化すると，家族と共有する時間を快適に送ることが困難になる．抑肝散は柴胡，釣藤鈎，蒼朮，茯苓，当帰，川芎，甘草という7種類の生薬からなる漢方薬である．肝気の高ぶりによる多怒，不眠，性急などの症を抑える働きがある．古くは小児のカンの虫の薬とされていた．しかし近年，認知症患者の心理行動異常やレビー小体型認知症に対し有効と報告され，とくに幻覚・興奮・攻撃性・焦燥感・異常行動・睡眠障害に対し効果が認められている[5〜7]．神経障害性疼痛を抑制し，抗アロディニア効果があるという報告もある[2]．今回使用した症例では，臨床症状やせん妄スコアの改善が得られたことから，イライラ，興奮しやすいといった症状を呈する過活動型せん妄には効果があるのではないかと考えられる[8〜10]．とくに軽度のせん妄や症状の初期に投与すると抗精神病薬の併用なしでも症状の消失が得られるので，少しつじつまが合わないかなと感じた時点で開始するのも，副作用の少ない漢方薬の強みを発揮できる投与法と考えられる．抑肝散は認知症の陽性症状に対する効果は臨床的にも動物実験でもエビデンスが得られており，緩和領域や術後のせん妄に対する効果も報告がみられ，今後の展開が期待される．

　そのほかの精神症状としては，不眠・不安・抑うつを訴える患者が多く，その対策も肝要である．漢方薬は副作用が少ないため，症状の早期から投与がしやすく，ほかの抗精神病薬との併用が可能であるため使用しやすい．

全身倦怠感

　補中益気湯・十全大補湯・人参湯などは以前より免疫力亢進に対して投与されてきたが，現在は全身倦怠感に対する効果についても期待される．全身倦怠感に対する薬物治療はステロイドが主流で，ほかにスルピリドなど抗精神病薬も併用される場合があるが，いずれも副作用の強い薬剤である．これらの薬剤に比し，漢方薬は副作用が軽微であることやこれらの薬剤との併用が可能であることから，有力な薬剤になりうると考えている．漢方薬は全身の状態（証）から処方するため，患者の症状を単独に治療するのでなく，全体のバランスを整える効果を目指して投与する．このような漢方薬の特徴より，全身倦怠感のような範囲の広い症状に対しての使用は西洋薬にはない

効果が期待でき，早期より漢方薬を投与することで症状の悪化の抑制につながる．しかし効果の判定に難渋したり，効果が得られるまでに時間がかかる場合がある．また，経口薬しか剤形がなく独特のにおいはエキス剤でも煎じ薬でも内服の妨げとなり，全身状態の悪化した症例には投与しにくいことも欠点である．

2 投与方法と特殊製剤

　漢方薬は現時点では経口投与が基本である．エキス剤と抽出液とがあるが，病院で使用できるのはたいていの場合，エキス剤である．エキス剤を7.5g（3包）分3で食間投与というのがもっとも多く使用されているスタイルである．しかし，食後や5g分2で朝夕のほうがのみ忘れが少ないため，適宜変更されているのが実情である．芍薬甘草湯や六君子湯，抑肝散などは頓用で使用してもすぐに効果が得られるので，必ずしも継続投与をしなくてもよい．漢方薬も種類が多く，すべてを使いこなすには東洋医学的知識などが必要であろうが，漢方という分類にこだわらず日常のなかで使っている薬がたまたま漢方薬であった，効果が得られた，という広がり方もあるのではないかと考えている．

　緩和ケアの患者の場合は終末期になると食欲が低下したり，経口投与が困難となったりすることが多いため，せっかく効果的に使用されていた漢方薬を中止せざるを得ない場合がある．漢方薬には独特のにおいがあり，エキス剤は細粒であるので食欲不振時にはさらにのみにくくなる．その場合はさまざまな投与方法が試みられている．胃管やPEGから投与したり，小児では注腸投与したりしていた．湯に溶かして飲ませる，凍らせて経口投与する氷漢方，水あめ状に練る，ゼリーに混ぜて食べるなど経口投与の方法にはさまざまな工夫がなされてきた[11]．当院では坐剤を作成して経直腸的な投与や，口腔内疼痛に対してアイスボールの使用などを行っているので，その方法について述べる．

■ 坐　剤

　消化器症状が激しくなると，エキス剤も抽出液も経口投与のみで，独特のにおいのある漢方薬は投与継続不能となる．そこで当院では六君子湯の坐剤を作成し，投与した[12]．倫理委員会において承認を得たのち，当院薬剤部において作成している．硬度維持のため当初1個当たり1.5g含有であったが，その後改善を重ね現在1個当たり2.5g含有が可能となった（図3）．作成方法は，たとえば六君子湯坐剤の場合，表1に示す通りである．

　その後，せん妄の患者では内服の協力が得られない場合があったため抑肝散坐剤を，全身倦怠感や食欲減退で摂食不能の患者に対して十全大補湯坐剤を，腹水や胸水の症

▶ がんの経過に伴う症状へ有効な漢方薬

表1　六君子湯坐剤作成法

Ⅰ 処方	六君子湯 ホスコ®H-15 全量	2.5g（1包） 1.5g 2.25mL
Ⅱ 調整法	① 乳鉢にて六君子湯を粉砕し，100メッシュにて篩過する（微粉末）． ② ビーカーにてホスコ®H-15（丸石）を温浴中（50〜60℃）で融解した後，六君子湯微粉末を均一に溶解（混合）する． ③ シリンジにて2.25mLずつ（別方法：ビーカーから直接でも可）坐薬コンテナに充填する． 　　トレー1個＝2.25mL 　　ホスコ®H-15：1g＝1mL 　　トレーに六君子湯＋ホスコ®1個入れて2.6mL＝3.25g ④ 放冷固化後，上部開口部をアルミホイルにて封をする．	
Ⅲ 貯法	冷蔵庫保存	

例に五苓散の坐剤を作成し，現在4種類の漢方製剤の坐剤を使用している．処方が多いため，坐剤作成要望が強かった4剤を坐剤で投与しているが，そのためさらに処方数が増加する結果となっている（図2）．六君子湯の処方の22例中11例が坐剤で，抑肝散の処方の16例中6例が坐剤であった．十全大補湯の坐剤は2011年より作成し，12例のうち3例に使用している．五苓散坐剤も

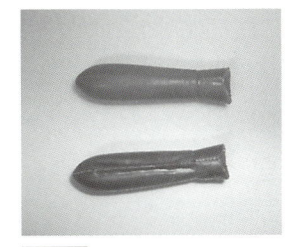

図3　六君子湯坐剤

2011年作成開始のため，10例のうち1例のみ坐剤であるが，今後使用が増加すると予想される．六君子湯坐剤がもっとも多く使用されているのは消化器症状で内服不能な症例に投与しているためで，緩和領域以外でも術後嘔気・嘔吐に対して，周術期の絶食期間中は坐剤での投与を行うなど応用範囲が広く，院内ではなくてはならない製剤となっている[12]．

　五苓散の坐剤は腹水・胸水が著明で経口摂取が不可能な症例に投与したが，腹水・胸水および下肢の浮腫が軽減し，摂食が可能となり，経口投与へ変更した．経直腸投与時の血中濃度の推移や効果発現の信憑性を裏付けるデータはまったくないが，臨床的には効果が認められること，経口不可能な症例には投与中止か坐剤かの選択肢しかないことなどからわれわれは経直腸投与を頻用薬剤では行っているのが現状である．

■アイスボールと冷凍綿棒

　がんに対する化学療法や放射線療法の有害事象の1つに口腔粘膜障害がある．また，頭頸部がんでは，病変が口腔粘膜内に出現することもある．このような口腔粘膜病変による痛みは摂食障害を招き，がん患者のQOLの低下につながるが，従来の鎮痛薬では治療に難渋するケースが多い．立効散は口腔の疼痛に有効とされる漢方薬で，細辛，升麻，防風，甘草，竜胆を組成とする．効能は抜歯後の疼痛・歯痛で，用法は口に含んでゆっくり服用する，となっている．しかし口腔内疼痛を有する患者に立効散を勧め

たが，疼痛で内服困難であった．キシロカイン®ビスカスのアイスボールが以前より院内製剤として作成されており使用経験があったことや，氷漢方の報告があったため，立効散のアイスボールを作成（図4, 5）したところ，内服が可能となり疼痛の軽減がみられた．アイスボール作成法を表2に示す．立効散だけでは味に苦味があり，いろいろなものに混入しアイスボールを作成して試用した．リンゴジュースやオレンジジュースの添加では味が消せず，苦味が残った．テルミール®（コーヒー味）添加では凍らすことでさらに苦みが増した．ハチミツを加えたところ，味がマイルドになり患者から好評であった．ハチミツ添加により苦みの減少と味の改善がみられ，長く口腔内にとどめることが可能となった．アイスボールで効果が得られた後，誤嚥のため継続が困難となった症例には，冷凍綿棒を作成して口腔内清拭に使用して奏効した症例もあった．

　立効散アイスボールは現在まで5例投与し，4例で口腔内の痛みが軽減した．効果発現までは約1日であった．立効散のアイスボールや冷凍綿棒（図6）で局所冷却にて血管が収縮したことと，口腔内で緩徐に吸収されたため鎮痛効果を得られたと推測している．味は苦味があるためハチミツを併用したが，ハチミツの抗炎症・粘膜保護作用も期待できる．また，作成が容易で，患者自身が管理でき，患者の判断による使用が可能である点も利点である．出血の著しい症例には，アイスボールも不可能で立効散の溶解液の含嗽を行ったほうが鎮痛効果が得られたので，今後もさまざまな方法で投与継続が可能な方法を工夫模索していきたい．

表2　立効散アイスボール・冷凍綿棒の作成法

●アイスボールの作成法

① 立効散3包を湯約100mLに溶解．
② 溶解液を製氷機に少量ずついれ，その上にハチミツを薄く全面を覆うように流し入れ冷凍庫で凍結．直径1.8cmのアイスボールとなる．

●冷凍綿棒の作成法

① 立効散1包をお湯約20〜30mLに溶解．
② 綿棒にしみこませるようにしてビニールに入れ冷凍庫で凍結．

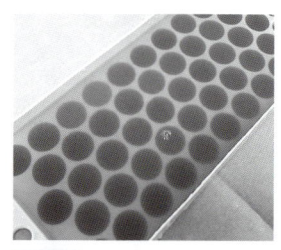

図4　立効散アイスボール作成トレイ

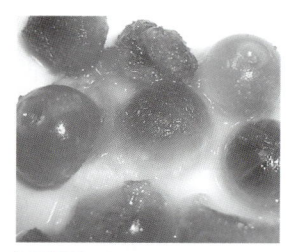

図5　立効散アイスボール

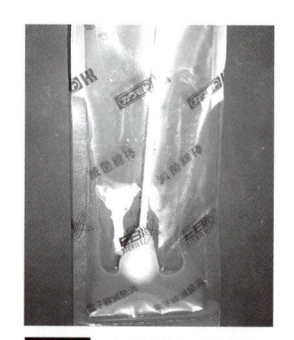

図6　立効散冷凍綿棒

▶がんの経過に伴う症状へ有効な漢方薬

　現在までの投与例のうち1例では逆に疼痛増強がみられ中止した．口腔粘膜より腫瘍が露出し，水道水の刺激でしみる，痛みが生じるなど過敏状態の患者であった．組織の損傷が大きい場合には効果が得られない場合もある．しかし，がん患者における口腔粘膜病変によって難渋する疼痛に対して，立効散のアイスボールや冷凍綿棒は有用な管理法の1つと考えている．

3　漢方薬使用の著効例

■症例1：六君子湯，十全大補湯

　30歳代，女性，卵巣がん，橋本病，パニック障害．化学療法後の倦怠感・嘔気・心窩部痛コントロールのため緩和ケアチームに介入依頼となる．オキノーム®20mg分4/日，プロクロルペラジン5mgで投与されていたが，MTパッチ4.2mgに増量，オプソ®5mg疼痛時頓用，オランザピン5mgへ変更した．甲状腺機能は正常でチラーヂン®50μg，ピコスルファート，パロキセチン5mg，スルピリド150mg，テプレノン150mgは続行した．咳嗽に対しデキストロメトルファン15mgも続行した．嘔気が続くためメトクロプラミド10mg投与したが効果なく，六君子湯5gで開始した．湯煎で内服したところにおいで嘔気が出たため，坐剤へ変更した．六君子湯坐剤7.5gで投与し，全身倦怠感に対しスルピリドを600mgまで増量した．持ち込み食は少しずつ摂取可能となり，テルミール®も開始した．嘔気は改善したが，全身倦怠感は持続した．Hb6.0g/dLと貧血が認められ輸血を施行したが，気力低下を訴えたため，十全大補湯を坐剤で投与開始した．坐剤の個数が多くなるため，六君子湯5g・十全大補湯5gとし，1日4個を挿肛することとした．チョコレートなど好物は摂取可能で，少量ずつ食べることができ，声に張りが出てきてはきはきとした会話が可能となった．十全大補湯開始後3日で外泊することが可能となり，自宅での入浴や買い物ができた．食事摂取量は六君子湯投与前は0割であったが，開始後病院食0～1割に加え嗜好物を摂取し，十全大補湯投与後3日で病院食も3割程度摂取可能まで回復した．漢方薬にも慣れてきて，咳嗽に対し麦門冬湯を頓用で使用した．疼痛コントロールも良好でレスキューなしの日もみられ，いったん退院することができた．

■症例2：抑肝散

　70歳代，女性．浸潤性膀胱がん，膀胱子宮全摘除術・回腸導管造設術後，直腸浸潤．下腹部痛，左下肢痛，下血時の会陰部の疼痛があり，Patient Controlled Analgesia（PCA）を用いてフェンタニル静脈投与にてオピオイド投与量の調整中であった．フェンタニル25μg/時，1回投与量25μg，ロックアウトタイム10分，最大有効回数3回/時に加え，オランザピン5mg，ドンペリドン30mg，酸化マグネシウム660mg，

大建中湯7.5gが投与されていた．夜間に病棟の廊下を静脈ルートや導尿カテーテルの接続を外しておむつを握り全裸で歩行しているところを発見された．翌朝には前夜の記憶は明瞭ではないが混乱していたことを認めていた．夜間せん妄と判断し，抑肝散2.5g眠前で開始したところ夜間の異常行動はなくなった．しかし夜間には3時間ごとにトイレに行き睡眠が不十分で，昼間の会話も「テレビ局のアベックがきた」など不可解な言動があり，曜日の混乱や薬剤の内服時間を間違えたりしていた．そこで抑肝散を2.5g夕食後・2.5g眠前として5gまで増量した．2日後には言動も落ち着き，異常行動はなくなり，睡眠もとれるようになった．疼痛に対してフェンタニルを増量し37.5μg/時としたが，せん妄の出現はみられなかった．

■症例3：立効散

60歳代，男性，舌がん，下咽頭がん，下咽頭部・舌半切除施行後．放射線療法と化学療法施行後，汎血球減少となり，口腔内出血と口腔粘膜障害が出現した．トラマドール100mg，プロクロルペラジン5mg/生食100mLを1時間かけて静脈投与したが，口腔内疼痛は軽減しなかった．口腔清拭時の痛みが増強し，NSAIDsでは効果なく腎機能低下もみられたため，PCAを用いてフェンタニル6μg/時で静脈投与を開始した．口腔清拭前にボラス投与を行ったが疼痛は残存していた．そこで立効散のアイスボールを作成して投与したが，苦みが強く内服が困難であった．味をよくするためハチミツを用いて甘みをつけたところ内服が可能となった．立効散アイスボール内服後に口腔清拭を行うと，疼痛がNRS 5〜3へ軽減し口渇も減少した．内服の量や時間は指定せず，自由にアイスボールを摂取してもらうこととした．ところが舌の手術後で気管切開中であったため，アイスボール摂取時に誤嚥し，むせて咳込むことがあった．開口も2cm程しかできず，内服も少量ずつで時間がかかった．そこで立効散の凍結綿棒を作成して口腔清拭に使用したところ，疼痛はほぼNRS 0になった．

■症例4：五苓散

40歳代，女性．膵臓がん，イレウス，がん性腹水．オキシコンチン®10mg，オキノーム®2.5mg疼痛時頓用，フロセミド40mg，スピロノラクトン50mg，大建中湯7.5gが投与されていたが，腹満著明で腹痛が強く内服が困難となってきた．MTパッチ2.1mg，アンペック坐剤10mg，フルルビプロフェン50mg×2回/日へ変更するも上腹部痛・背部痛が強く，疼痛コントロールのため緩和ケアチームへ介入依頼となった．PCAを用いてフェンタニル静脈投与を開始した．ivPCAの条件はフェンタニル100μg/時，1回投与量50μg，ロックアウトタイム10分，最大有効回数2回/時（＝2.4mg/日）と設定した．イレウスと嘔気に対しオクトヌクレオチド200μg，六君子湯坐剤2.5gを開始した．腹水に対し腹水濾過濃縮再静注法（Cell-free and Concentrated Ascites Reinfusion Therapy：CART）を施行したが，2日後には腹水が再

貯留し，腹痛や腹満を訴えた．KM-CART2回（4,000mL，4,200mL），腹水穿刺4回（1,200mL，2,000mL，1,800mL，3,000mL）施行した後も，腹水貯留と嘔気はコントロールできなかった．六君子湯坐剤を中止しメトクロプラミド30mg/日，オランザピン5mg眠前に変更し，五苓散坐剤を2.5gより開始した．1日尿量が増加し腹水貯留の速度が減ったため，五苓散坐剤7.5gまで増量した．尿量は950〜1,200mLと維持されたが，腹水は消失しないため排液カテーテルを留置した．アルブミンの投与やリドカインの360mg/日静脈投与，下肢浮腫に対するエラスコット，アロママッサージ，フットポンプの併用なども行い症状緩和に努め，腹水排液の頻度を減らすことが可能となった．

　がん患者の緩和治療においては，その症状は複雑多岐にわたり，ADLも著明に低下していくため全人的な治療の必要性が高まっていく．漢方治療においては病名を診断するのではなく，全身の証（状態）を診断し，それを改善する処方を選択するオーダーメード治療が可能である．証（状態）を診断するためには，陰陽虚実・気血水などの考え方の理解が必要である点や，投与経路が原則的に経口のみであること，効果発現に時間を要する場合があるなど漢方治療の特徴を理解したうえでの展開が必要である．西洋医学のエビデンスとは思考の隔たりがあるため，欧米での認知度が低い点も短所である．しかし，昨今は西洋医学でも合剤の投与が増加しつつあるため，漢方薬の単一の生薬ではない組み合わせの妙味が理解される可能性は高いのではないだろうか．また，現実の臨床では人をみて薬剤を選択していることは往々にしてあるため，証の選択も同様と考えてみるのも一考である．神経障害性疼痛の第1選択薬は抗てんかん薬あるいは抗うつ薬であるが，痛くて気持ちが落ち込んでいる症例には抗うつ薬を，痛くてイライラしている症例には抗てんかん薬を選択するのは西洋医学の現場でも通常に行われている．そのように考えて，的確に薬剤の選択が行われれば，西洋医学と東洋医学の癒合は可能ではないかとも考えられる．そのためには漢方薬の臨床疫学的検討の積み重ねを行い，漢方医学を導入した新しい緩和治療の展開が望まれる．

〈川原玲子〉

参考文献

1) 川原玲子，ほか：緩和医療における漢方薬の使用—当院緩和チームでの経験を中心として—．痛みと漢方，21：106-110，2010．
2) 光畑裕正，ほか：神経障害性疼痛に対する抑肝散の効果—臨床症例と動物実験結果．痛みと漢方，20：13-19，2009．
3) Tatsuta M, et al.: Effect of treatment with liu-jun-zi-tang (TJ-43) on gastric emptying and gastrointestinal symptoms in dyspeptic patients. Aliment Pharmacol ther, 7: 459-462, 1993.

4) 原澤 茂, ほか：運動不全型の上腹部愁訴 (dysmotility-like dyspepsia) に対するTJ-43六君子湯の多施設共同市販後臨床試験—二重盲検群間比較法による検討. 医学のあゆみ, 187：207-229, 1998.
5) Mizukami K, et al.：A randomized cross-over study of a traditional Japanese medicine (kampo), yokukansan, in the treatment of the behavioural and psychological symptoms of dementia. Int J Neuropsychopharmacol1, 2：191-199, 2009.
6) Monji A, et al.：Effect of yokukansan on the behavioral and psychological symptoms of dementia in elderly patients with Alzheimer's disease. Prog Neuro-Psychopharmacol Biol Psychiatry, 33：308-311, 2009.
7) 宮原 桂：漢方ポケット図鑑, 58-59, 源草社, 東京, 2008.
8) 井上潤一, ほか：がん末期のせん妄に対する抑肝散 (TJ-54) 投与の経験. ペインクリニック, 30：525-528, 2009.
9) 川原玲子：がん患者のせん妄に対する抑肝散の効果の臨床的検討. 痛みと漢方, 20：63-67, 2009.
10) 高山宏世：抑肝散. 腹証図解漢方常用処方解説. 218-219, 三考塾, 東京, 2005.
11) 恵紙英昭, ほか：緩和ケアにおける氷漢方 (iced rikkunshito) の役割. 痛みと漢方, 20：20-29. 2009.
12) 奥野聡子, ほか：術後悪心・嘔吐 (PONV) に対する六君子湯による予防的治療. 麻酔, 57：1502-1509, 2008.

4 メンタルケアに有効な漢方薬

　がんと宣告されたときの心の動揺は十人十色であり想像を絶するものであろう．がん診療連携拠点病院などで開催されている緩和ケア研修会の「悪い知らせを伝えるコミュニケーション・ロールプレイ」では，参加者は患者体験を通して，「頭が真っ白になって医師の話しが頭に残らなかった」「どうしてよいかわからなくなり混乱した」「早く治療法を聞き出したいと思った」「死ぬんじゃないか．残された家族はどうなるだろうかと考えた」「家族のことばかりずっと考えていた」など，数えきれないほどの感想が聞かれ，医療従事者ががん患者という疑似体験をしただけで，つらい心理がうかがえる．がん告知は，日常を根底から覆されるような状況に置かれ，その後から正常範囲の不安や恐怖，人によっては病的な不安，抑うつや不眠などを体験する．病的な精神症状の治療では向精神薬（抗うつ薬，抗不安薬，睡眠導入剤など）を用いることが一般的である．つまり抑うつ気分に対しては，一般的に抗うつ薬である選択的セロトニン再取り込み阻害薬（SSRI），セロトニン・ノルアドレナリン再取り込み阻害薬（SNRI），ノルアドレナリン・セロトニン作動性抗うつ薬（NaSSA）などを使用し，不安に対しては，ベンゾジアゼピン系抗不安剤を用い，不眠に対してはベンゾジアゼピン系睡眠導入剤や非ベンゾジアゼピン系導入剤を用いる．しかしがん患者は，抗がん薬，医療用麻薬などの鎮痛剤，制吐剤，胃薬，整腸剤などあらゆる西洋薬を処方され，薬を飲むことにうんざりしている場合が多く，漢方薬を希望することが少なくない．向精神薬の副作用である眠気，倦怠感，健忘などから，最近では漢方薬を希望する患者が後を絶たない．向精神薬における治療は成書にゆずり，本項では精神疾患の診断について述べ，がん患者の抑うつ，不安，不眠などのメンタルケアに用いる漢方薬を紹介する．

1 疫　学

　実際，がん患者不安や抑うつに関する有病率は，74研究のメタ解析では，がんを患い緩和ケアを受けている患者のうち，うつ病は16.3〜16.5％，適応障害は15.4〜19.2％，不安障害は9.8〜10.3％という報告であった[1]．国内の報告では，大うつ病が3〜18％，適応障害は4〜35％と報告されている[2〜7]．また，がんの部位による

抑うつの頻度は，頭頸部がん（22〜57%），膵がん（33〜50%），乳がん（1.5〜46%），肺がん（11〜44%）と多く，また大腸がん（13〜25%），女性器生殖がん（12〜23%），リンパ腫（8〜19%）と報告されている[8]．このようにがん患者が種々の精神症状を呈する可能性があることを医療従事者は認識しておかなければならない．

2 診　断

「気持ちのつらさ（抑うつと不安）」[9]，適応障害，うつ病，パニック障害について述べ，抑うつ，不安，不眠に有効な漢方薬を紹介する．

■「気持ちのつらさ」として

「気持ちのつらさ」という概念は，平成19年に施行された「がん対策基本法とがん対策推進基本計画」によりがん診療連携拠点病院で開催義務となっている緩和ケア研修会の精神症状のセッションで用いられている．図1に示すAkizukiらが推奨している『つらさと支障の寒暖計』[10, 11]を用いる．これは簡便に実施できることが特徴で，また，うつ病や適応障害など，ケアが必要な「気持ちのつらさ」のスクリーニング法として良好な性能をもつことが示されている．直近1週間を平均した，気持ちのつらさと，気持ちのつらさによる日常生活の支障を10点満点でたずね，つらさ4点以上，かつ，支障3点以上の場合（片方の点数がいくら高くても，もう一方が低い場合は該当しない）には，ケアが必要である気持ちのつらさである可能性が高いとされる．医療従事者の医師以外の職種でも簡便に用いることができる．

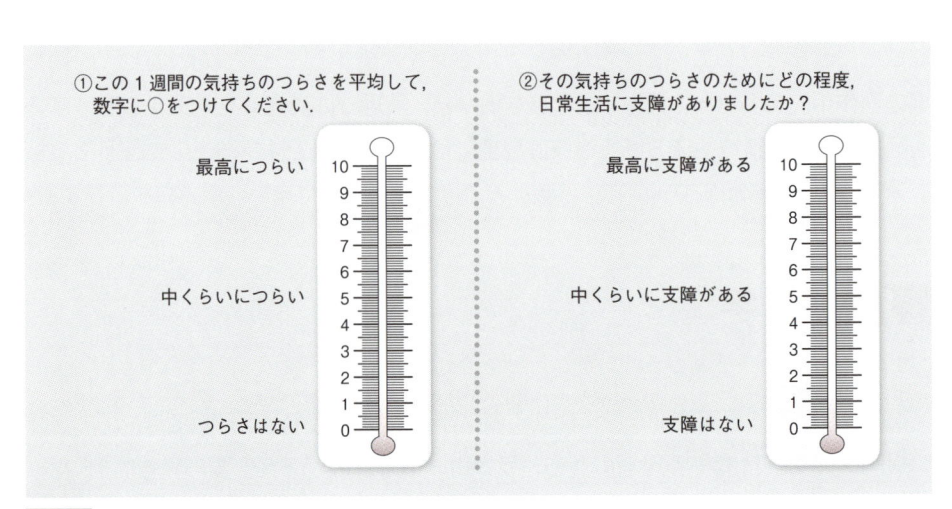

図1 つらさと支障の寒暖計

（文献11）より転載

▶ メンタルケアに有効な漢方薬

■ 適応障害[12]

　適応障害ははっきりした精神疾患と通常の心理的反応の中間的位置にあるが，ストレス反応性の疾患である．まずはうつ病や不安障害でないことを鑑別する必要がある．がんの告知などのストレスに対する反応は，通常に心理的反応でも抑うつや不安をきたすが，多くは2週間以内に最低限の日常生活レベルに戻るが，現実に適応していく段階で，日常生活への適応ができず，大きな支障をきたす状態が大うつ病である．適応障害はこの中間で，なかなか通常の適応レベルまで戻らず，2週間を超えても仕事や家事が手につかない，眠れないなどの症状が続き，治療的な介入を考慮すべき状態である[13]．

■ うつ病（大うつ病）[12]

　診断のポイントは，（Ⅰ）直近の2週間で1日の大部分の時間，毎日のように，抑うつ気分を感じること，（Ⅱ）この2週間で1日の大部分の時間，毎日のように，すべての活動に対して興味，喜びを感じない，ことをチェックすることである．（Ⅰ）と（Ⅱ）のうち1つを認めるか両方認めるかによって，以下の項目を満たす数が異なり，（Ⅰ）と（Ⅱ）両方を認めるときは3つ以上，片方の場合は4つ以上必要となる．その項目は，①食餌療法をしていないのに食欲の減退あるいは増加（例：この1ヵ月で5％以上の変化），②ほとんど毎日の不眠または睡眠過多がある，③ほとんど毎日の精神運動性の焦燥または制止（他者によって観察可能で，ただ単に落ち着きがないとか，のろくなったという主観的感覚ではないもの，④ほとんど毎日，やる気が出ない．すぐに疲れてしまう，⑤自信がなくなった．自分を責めることが多い，⑥考えるのに時間がかかる．決断ができなくなった，⑦生きるのがつらい．死について考えることがある，である．

■ パニック障害[12]

　パニック発作と広場恐怖は，いくつかの障害と関連して起こることから，パニック発作と広場恐怖の診断基準を独立して記載するが，それらは独立した単位として診断はできない．

　まずパニック発作は，強い恐怖または不快を感じるはっきりとしたほかと区別できる期間で，そのとき，以下の①から⑬の症状のうち4つ（またはそれ以上）が突然に発現し，10分以内にその頂点に達するものである．それらは，①動悸，心悸亢進，または心拍数の増加，②発汗，③身震いまたは震え，④息切れまたは息苦しさ，⑤窒息感，⑥胸痛または胸部の不快感，⑦嘔気または腹部の不快感，⑧めまい感，ふらつく感じ，頭が軽くなる感じ，または気が遠くなる感じ，⑨現実感消失（現実ではない感じ）または離人症状（自分自身から離れている），⑩コントロールを失うことに対する，または気が狂うことに対する恐怖，⑪死ぬことに対する恐怖，⑫異常感覚（感覚麻痺または

うなずき感），⑬冷感または熱感，である．

次にパニック障害には，広場恐怖を伴わないもしくは伴うものがあるが，まず①予期しないパニック発作がくり返し起こる，②少なくとも1回の発作の後1ヵ月間（またはそれ以上），以下のうち1つ（またはそれ以上）が続いていたこと：ⓐもっと発作が起こるのではないかという心配の継続，ⓑ発作またはその結果がもつ意味（例：コントロールを失う，心臓発作を起こす，"気が狂う"）についての心配，ⓒ発作と関連した行動の大きな変化，を満たし，またパニック発作は，物質（例：乱用薬物，投薬）または一般疾患（例：甲状腺機能亢進）の直接的な生理学的作用によるものではなく，ほかの精神疾患ではうまく説明できない（例：社会恐怖，特定の恐怖，強迫性障害，外傷後ストレス障害，または分離不安障害）ものとされる．これらに広場恐怖が存在しない，もしくは存在するものである．広場恐怖とは，逃げるに逃げられない（または逃げたら恥をかく）ような場所や状況，またはパニック発作やパニック様症状が予期しないで，または状況に誘発されて起きたときに，助けが得られない場所や状況にいることについての不安である．典型的には，橋の上，バス，列車，自動車で移動している状況などである．その状況が回避されているか，またはそうしなくても，パニック発作またはパニック様症状が起こることを非常に苦痛または不安を伴いながら堪え忍んでいるか，または同伴者を伴う必要がある．その不安または恐怖症性の回避は，社会恐怖（恥ずかしい思いをすることに対する恐怖のために社会的状況のみを避ける），特定の恐怖症（エレベーターのような単一の状況だけを避ける），強迫性障害，外傷後ストレス障害，または分離不安障害（家を離れることまたは家族から離れることを避ける）などと説明できないものである．

3 精神症状に対する漢方薬 [14, 15, 16]

がん患者のうつ病，適応障害，パニック障害について述べたが，ここでは各診断に認められる抑うつ気分，不安などに対して用いる漢方薬を紹介する．**表1**に気剤，人参湯類，柴胡剤，駆瘀血剤，その他に分けて示す．

漢方薬選択の基本は，がん患者が治療を受けている段階で，抗がん薬，麻薬などによる副作用として嘔気・嘔吐・食思不振を認めることが多いことを念頭に置いて，できるだけ副作用のない治療薬にすることである．がん患者は嘔気・嘔吐・食思不振という苦痛を感じていることが多いため，生きることの基本であり楽しみである「食」に関する症状を改善するような漢方薬を第1選択薬としたほうがよい．気剤，人参湯類，柴胡剤，駆瘀血剤などを処方し，状態によっては種々の漢方薬を併用する．

表1 適応障害の診断基準

	目標	薬剤
気剤	1. 不安，抑うつ 2. 気分が憂うつ	1. 半夏厚朴湯16（中間〜虚） 2. 香蘇散70（虚）など
人参湯類	1. 不安，抑うつ，消化器能低下 2. 不安，抑うつ，消化器能低下，全身倦怠感 3. 不安，抑うつ，消化器能低下，貧血	1. 四君子湯75（虚） 　六君子湯43（虚） 2. 補中益気湯41（虚） 　帰脾湯65（虚） 3. 加味帰脾湯137（虚）
柴胡剤	1. ストレスなどで緊張が持続 2. ストレスなどで緊張が持続 　焦燥感，眼瞼けいれん，チック症状など 3. ストレスなどで緊張が持続 　愁訴が多彩	1. 大柴胡湯8（実） 　柴胡加竜骨牡蛎湯12（実・不安焦燥が強い） 　四逆散35（実〜中間） 　抑肝散54（中間〜虚） 　柴胡桂枝湯10（中間〜虚） 2. 抑肝散加陳皮半夏83（虚） 　柴胡桂枝乾姜湯11（虚）など 3. 加味逍遙散24（中間〜虚）など
駆瘀血剤		1. 桃核承気湯61（実） 2. 通導散105（実） 3. 桂枝茯苓丸25（実〜中間） 4. 当帰芍薬散23（中間〜虚）
その他	1. 高血圧傾向，比較的体力あり， 　のぼせ気味，イライラ 2. 高齢者の脳血管障害後の不安，抑うつ 3. 気うつ 4. いわゆるヒステリー状態 5. 虚弱で，イライラ，不安，動悸など	1. 黄連解毒湯15（実〜中間） 2. 釣藤散47（実〜中間） 3. 柴朴湯96（中間） 4. 甘麦大棗湯72（虚） 5. 桂枝加竜骨牡蛎湯26（虚）

■気　剤

　気とは，目には見えない生体のエネルギーと考えられる．しかし他人や自分を鏡で見た場合に，生気が満ちているとか生気がないなど感じることはできる．そのような生気のバランスをとる薬が気剤と考えてよい．気の異常には，気虚，気滞，気逆がある．気虚は，元気が出ない，意欲減退，疲れやすく，だるい，食欲低下などで，気滞は喉のつまり，頭が重い，喉がつまる，お腹が張る，胸脇が痛むなど，気逆は冷え，のぼせ，動悸，頭痛，ゲップ，発汗，不安焦燥感などである．うつ病や不安障害などに用いる．

　表2に著者が頻用する消化器にやさしい半夏厚朴湯，茯苓飲合半夏厚朴湯，香蘇散を示す．半夏厚朴湯の保険適応[17]は，「気分がふさいで，咽喉，食道部に異物感があり，ときに動悸，めまい，嘔気などを伴う次の諸症：不安神経症，神経性胃炎，つわり，せき，嗄声，神経性食道狭窄，不眠症」である．なぜこのように保険適応が多いかを理解するためには，半夏厚朴湯の構成生薬を知る必要がある．構成生薬は，半夏，厚朴，茯苓，生姜，蘇葉であり，半夏は，薬性が温，代表的な制吐薬で，中枢性・末梢性にも制吐作用があり，胃内停水による嘔吐に奏効する．また消化器系，呼吸器系などの種々の湿痰による諸症状，鎮静作用，頭痛にも効果がある．厚朴は，薬性が温，過剰な消化管の緊張を解除し止瀉し，鎮痛する．また気道の平滑筋に対しても鎮痙し呼吸困難を

表2 半夏厚朴湯，茯苓飲合半夏厚朴湯，香蘇散の構成生薬

半夏厚朴湯 (16)・平・弱補	半夏	茯苓	厚朴	蘇葉	生姜					
茯苓飲（69）・平・弱補		茯苓				蒼朮	陳皮	枳実	人参	
茯苓飲合半夏厚朴湯 (116)・平・中	半夏	茯苓	厚朴	蘇葉	生姜	蒼朮	陳皮	枳実	人参	
香蘇散（70）・平・中				蘇葉	生姜		陳皮			甘草	香附子

併用する場合は，生薬を重複させて生薬の効果を引き出したり，幅広い生薬を追加することを目的にする．

緩解する．さらに抗うつ効果も有する．茯苓は，薬性が平，組織内および消化管内の過剰に偏在する湿痰に対して，偏在を矯正し，過剰水分を利尿によって排除し，かつ，めまい，動悸などを軽減させる．生姜は，微温で，半夏とともに冷えからくる嘔吐に効果があり，順方向性の蠕動運動を亢進する．胃液分泌も増加し，消化吸収を促進して健胃作用を発揮する．蘇葉は，温で，生姜とともに軽度の発汗作用，消化管の順方向性を促進させ，消化吸収を高める．妊娠悪阻による嘔気，魚貝類による中毒にも有効である．総じて，上部消化管由来の諸症状を消化管の正常機能を促進することにより緩和するとともに，呼吸器症状も緩和し，梅核気ほかの種々のうつ的症状に対しても効果がある．香附子を加味すると一層効果を高める．

茯苓飲合半夏厚朴湯は半夏厚朴湯と茯苓飲を合方したものであり，保険適応[15]は，「気分がふさいで，咽喉，食道部に異物感があり，時に動悸，めまい，嘔気，胸焼けなどがあり，尿量の減少するものの次の諸症：不安神経症，神経性胃炎，悪阻，溜飲，胃炎」である．半夏厚朴湯は前述したので，茯苓飲について述べる．構成成分の人参は薬性が微温で，消化管の機能障害による上腹部痞塞感，食欲低下，口苦感などに対して機能回復するとともに，低下した消化機能を補脾健胃する．蒼朮は，薬性が温で筋肉や関節および消化管内の過剰水分に対し利湿する効果が強く，発汗や利尿によって湿を除く．枳実は，薬性が微寒で消化管内の種々の原因による膨満感，痞塞感に対して，胃腸蠕動を促進して消化管内の炎症生産物や不消化便などを排除する．半夏厚朴湯の効果に加えて，茯苓飲を加えることで，茯苓飲の薬能を必要とする病状に対して，多目的に薬能を発揮するように配慮された合方である．

半夏厚朴湯や茯苓飲合半夏厚朴湯に香蘇散を併用することで，蘇葉，陳皮，生姜を増やし，香附子を追加することで抗うつ作用を増強させる場合もある．香蘇散の薬性と薬能は，香附子は薬性が平で，消炎解熱作用があり，とくに弛張熱，間欠熱，往来寒熱などに適応する．また月経痛，胸脇痛，腹痛，胸苦寒などに対して鎮静しつつ鎮痛作用を発揮し，肝庇護作用もある．軽い抗うつ効果もある．甘草は，薬性が平で，それぞれの薬性を緩和して脾胃の機能を調整するほか，緊張亢進した消化管平滑筋を鎮痙して止痛する．蘇葉，陳皮，生姜は前述した．香蘇散は無気力などを認めるときに併

用する.

気剤はうつ病，適応障害，パニック障害などに処方しやすい漢方薬である.

■ 人参湯類

表3に代表的な四君子湯，六君子湯，補中益気湯の構成生薬を示す．消化機能低下や抑うつ気分，軽い不安がある場合には，まず四君子湯や六君子湯を用いる.

四君子湯は衰弱した消化吸収や蠕動，緊張などの低下を回復し，それを補うことで精神的にも安定させ，全身の新陳代謝を活発にする作用があり，気虚の基本処方である.

六君子湯は四君子湯に半夏と陳皮を加味したものであり，一般的に四君子湯より六君子湯を多く用いる．さらに全身倦怠感などが強くなった場合には，補中益気湯や帰脾湯を用いる．補中益気湯は四君子湯から茯苓を除き，黄耆，当帰，陳皮，柴胡，升麻を加えたものであり，黄耆，人参，升麻は筋肉の緊張を強化し，柴胡はその補助的に作用するとされる．また当帰は血液の停滞を解除して気血の循行を改善する.

帰脾湯は，四君子湯に黄耆，酸棗仁，当帰，竜眼肉，遠志，木香を加味したものである．加味帰脾湯は，帰脾湯に柴胡，山梔子を加味したもので，焦燥感，不眠，動悸などを認める場合にもよい.

また香砂六君子湯は，食欲低下，意欲低下，抑うつ気分に用いられ，六君子湯と香蘇散を合方して代用する.

人参湯類は，基本的に胃腸にやさしく，抑うつ気分を伴う場合には使用頻度は高い.

■ 柴胡剤

柴胡が多く含まれるものを示す．向精神作用を有する柴胡，芍薬，甘草，牡蠣，竜骨，桂枝などを含む方剤を紹介する.

まず，向精神作用としてとくに柴胡，芍薬，甘草を含む方剤は，精神的ストレスに

表3 人参湯類

四君子湯 (75)・平・補	人参	甘草	蒼朮	茯苓	大棗	生姜							
六君子湯 (43) 平・弱補	人参	甘草	蒼朮	茯苓	大棗	生姜						陳皮	半夏
補中益気湯 (41)・微寒・補	人参	甘草	蒼朮		大棗	生姜	黄耆	当帰			柴胡	升麻	陳皮
帰脾湯 (65)・平・補	人参	甘草	蒼朮	茯苓	大棗	生姜	黄耆	当帰	竜眼肉	遠志	木香		
加味帰脾湯 (137) 微寒・補	人参	甘草	蒼朮	茯苓	大棗	生姜	黄耆	酸棗仁	当帰	竜眼肉	遠志	木香	柴胡	山梔子	(牡丹皮)

よるイライラ，緊張を和らげる．さらに不安，憂うつ，ふらつき，めまい，胸脇部の痛みも和らげる．

柴胡は，イライラ，緊張，不安，憂うつなどの精神的ストレスを解消する．ストレスに伴う自律神経支配領域の運動機能異常や，背部，胸脇部の筋緊張亢進による膨満感，違和感，凝りなどを和らげる．

芍薬は平滑筋，骨格筋のけいれんやけいれん性疼痛を緩解する．甘草はこの作用を助ける．

表4に柴胡と芍薬を含む方剤を示す．四逆散を基準に考え，体力があり便秘気味であれば大黄を含む大柴胡湯を用い，体力は中位であれば柴胡桂枝湯，愁訴が多い場合は加味逍遙散を用いる．柴胡は冷やす作用があるため，精神症状に効果があっても身体が冷える場合があるため注意が必要である．

次いで，柴胡，桂枝，甘草，牡蠣などを含む代表的方剤である柴胡加竜骨牡蛎湯，柴胡桂枝乾姜湯，桂枝加竜骨牡蛎湯を**表5**に示す．

桂枝と甘草は，抗不安，鎮静，強心利尿作用があり，心悸亢進や気の上衝を抑制する．茯苓や牡蠣を合わせると鎮静効果が増強される．とくに柴胡加竜骨牡蛎湯は，桂枝，茯苓，竜骨，牡蠣は抗不安作用，鎮静作用，強心利尿作用により心悸亢進，イライラ，不安，不眠などに効果がある．驚きやすく動悸を訴える場合に効果がある．冷えが強い場合は乾姜を含む柴胡桂枝乾姜湯，柴胡で冷えるものは桂枝加竜骨牡蛎湯を用いる．

抑肝散は蒼朮，茯苓，川芎，釣藤鈎，当帰，柴胡，甘草を構成生薬とし，小児疳症，神経症，不眠症等に用いてきたが，近年では認知症の興奮，攻撃性，易刺激性などの行動障害と精神障害といった周辺症状BPSD (Behavioral and Psychological Symptoms of Dementia) に用いられるようになった[18]．とくに抑肝散については

表4 柴胡と芍薬を含む柴胡剤

方剤	生薬	その他の生薬
四逆散	柴胡，芍薬	枳実，甘草
大柴胡湯黄	柴胡，芍薬	黄芩，半夏，枳実，大黄
柴胡桂枝湯	柴胡，芍薬	黄芩，半夏，人参，甘草，桂枝，大棗，生姜
加味逍遙散	柴胡，芍薬	蒼朮，当帰，茯苓，山梔子，牡丹皮，甘草，生姜，薄荷

四逆散，大柴胡湯，柴胡桂枝湯，加味逍遙散の構成生薬を示す．

表5 柴胡，桂枝，牡蠣などを含む代表的方剤

方剤	生薬	その他の生薬
柴胡加竜骨牡蛎湯	柴胡，桂枝，茯苓，牡蠣，竜骨	黄芩，人参，半夏，生姜，大棗，（大黄）
柴胡桂枝乾姜湯	柴胡，桂枝，甘草，牡蠣	黄芩，乾姜，栝楼根
桂枝加竜骨牡蛎湯	桂枝，甘草，牡蠣，竜骨	芍薬，大棗，生姜

柴胡加竜骨牡蛎湯，柴胡桂枝乾姜湯，桂枝加竜骨牡蛎湯の構成生薬を示す．向精神作用の柴胡，桂枝，茯苓，牡蠣，竜骨，甘草などが主薬となる．

堀口が詳細に報告[19]しているのでご一読いただきたい．抑肝散や抑肝散加陳皮半夏の主薬は釣藤鈎である．抑肝散は，セロトニン1Aのパーシャルアゴニスト，セロトニン2Aのダウンレギュレーション作用によって，不安や攻撃行動を改善すると推測され，グルタミン酸に関しては，グルタミン酸の細胞外液濃度上昇を抑制するが，機序は，①グルタミン酸放出抑制，②細胞外液グルタミン酸の取り込み（トランスポーター）による細胞外液グルタミン酸除去能を示すと考えられ，その結果として神経細胞死を抑制すると考えられている．神経細胞は，グルタミン酸受容体（NMDA受容体）興奮毒性に対して，シスチン・グルタミン酸アンチポーターシステム，つまりラジカルスカベンジャー活性〔グルタチオン（GSH）産生〕による酸化ストレス抑制機構をもつ．抑肝散はこのような機序を介して，神経保護作用を示す．このように薬理作用が解明されてきている．よって不安，イライラ，不眠などにも用いられる．

　パニック障害には，桂枝加竜骨牡蛎湯，柴胡加竜骨牡蛎湯，半夏厚朴湯などを併用している．

■駆瘀血剤

　代表的な生薬は，桃仁，牡丹皮，当帰，芍薬，川芎，大黄，紅花などで，方剤としては桂枝茯苓丸，当帰芍薬散，桃核承気湯，大黄牡丹皮湯，通導散などである．瘀血とは，漢方医学では重要な概念であり臨床でもよく遭遇する．山本巌は「瘀血とは駆瘀血剤というものを使用してよくなる症候群のようなものである」と述べた[20]．現代医学的にいうならば「微小循環障害」ともいえるが，それだけでは解決できず複雑な病態であり「瘀血症候群」とでもいわなければ表現できない病態である．瘀血の症状は，眼輪部の色素沈着，顔面の色素沈着，舌の暗紫色化，舌裏面の静脈怒張，口唇や歯肉の暗赤色化，細絡，皮下溢血，手掌紅斑，臍傍圧痛抵抗，回盲部圧痛抵抗，S状部圧痛抵抗，季肋部圧痛抵抗，痔疾，月経障害などである．精神症状にもこの駆瘀血剤が有効である．

　気剤や柴胡剤と併用をする．とくに桃核承気湯や通導散では大黄や芒硝が含まれており瀉下作用が強いため腹痛を伴う下痢を生じる場合があり注意が必要である．瘀血の状態と便秘などの状態で薬剤選択をするが，桂枝茯苓丸や当帰芍薬散から開始するほうが無難である．また芎帰調血飲第一加減を用いることがあるが，桂枝茯苓丸と当帰芍薬散を合方することで代用している．

　気剤や柴胡剤では効果が期待できない場合には，積極的に駆瘀血剤を用いている．

■その他，黄連，大棗など

　黄連，黄芩は，イライラ，易怒性，興奮を抑える作用を有する．怒りっぽく，興奮し，目が充血，顔色が赤く，のぼせたりする場合に黄連解毒湯や三黄瀉心湯を用いる．また甘草，大棗，小麦には鎮けい鎮静作用を有しており甘麦大棗湯などを用いる．

■組み合わせの工夫

　気剤と柴胡剤を毎食前，もしくは柴胡剤を眠剤として用いる．焦燥感やイライラが強い場合には黄連解毒湯なども日中もしくは眠前に併用する．精神症状の日内変動があればそれに応じて処方を組み立てている．午前中にイライラするなら柴胡剤や黄連解毒湯などを朝食前に投与したり，夕方から眠前にイライラするなら夕食前や眠前に柴胡剤と黄連解毒湯などを組み合わせるなど臨機応変に用いることができる．

　がん患者の抗がん剤や麻薬などによる嘔気に対する既存の治療薬では効果がなく，抑うつ感を伴う場合に六君子湯を製氷し氷六君子湯として用いている[21]．4名のがん患者で嘔気・嘔吐，食欲不振をVAS (visual analog acale) を用いて評価し，氷六君子湯投与後の改善をみたところ，4名とも消化器症状が改善した．氷六君子湯は，最期まで食の大切さを訴える患者の願いを叶える手助けになると思われた (p.142)．

4　漢方薬選択のポイント

　漢方薬を処方する際に，まずは「証」にとらわれず薬物療法として考え，気剤，補剤といわれるような「虚証」に合うような薬から開始するほうが無難であり，柴胡剤を使用するときも，その柴胡などの生薬の作用や構成生薬の作用を理解して，消化器にやさしく飲みやすい薬から処方したほうがよい．また漢方薬の薬性に温めるものや冷やすものがあるため，患者の状態を変化させる可能性があることを認識する必要がある．便通の調子も考慮し，瀉下作用を有する駆瘀血剤の選択には注意を払う．漢方薬内服で効果も副作用も早い時期に現れるので十分な観察が必要である．漢方薬は，ベンゾジアゼピン系薬剤のような離脱を認めないので，漢方薬の向精神作用を期待して用いる場合には安心して処方できるメリットがある．また漢方薬を併用することでベンゾジアゼピン系薬剤や抗うつ薬の減量，もしく漢方薬への置換も可能である．

5　漢方薬使用の著効例

■症例1

　33歳女性．右乳がん部分摘出術を受け，抗がん薬の治療が開始された．2ヵ月目より急に不安になり，動悸，不眠，イライラが出現して死ぬのではないかと恐怖を感じることが頻回に出現し休職した．主治医からゾルピデム5mgを処方してもらっているが，仕事や日常生活に支障をきたしているため，心のケアの受診を勧められた．症状は「不安で仕方ない．不安で外出もままならない．イライラして夫にあたってしまう」と話し，入眠困難，眠れても数時間で目が覚める状態であった (STAI 状態不安65点)．

そこで半夏厚朴湯（7.5g/分3/日）を開始したところ3週間で症状は半減，そこで甘麦大棗湯（7.5g/分3/日）を追加したところ不安感，焦燥感，不眠も改善した．薬物療法・精神療法を約6ヵ月継続し，復職に向けて準備する頃に，「カツラがみんなにばれるのではないか」といった現実的な不安が出現したため，柴胡加竜骨牡蛎湯（5g/分2/日）を追加したところ，不安も消失しショートヘアの自分をさらけ出せて復帰できた（STAI 20点）．3ヵ月後には中止とした．

■ 症例2

38歳女性．左乳がん全摘出術を受け，抗がん薬治療が開始された．徐々に抑うつ気分，意欲低下，不眠を認め，主治医よりゾルピデム5mgを処方されたが中途覚醒を認めたため紹介となった．「気分が憂うつで子どもの世話ができない．好きなこともできない．喉もつまった感じで不安になる，体がだるいし食欲も低下した．吐き気もある」と訴えた（SDS 56点）．そこで茯苓飲合半夏厚朴湯（7.5g/分3/日）を開始したところ，2週目に入ってから，不安，喉のつまり，嘔気が消失した．しかし食欲低下と全身倦怠感があるため補中益気湯（7.5g/分3/日）を併用したところ1週目から食事がとれるようになった．障がいのある息子の世話でもイライラし，まだ熟眠感がないため，ゾルピデムに抑肝散加陳皮半夏（2.5g/眠前）を追加したところ睡眠もとれるようになった．現在も処方を継続しており，がんのつらさは継続しているが安定した日常生活を営んでいる（SDS 24点）．

治療開始の基本は，患者の希望を尊重することである．とくにがん患者の場合には，抑うつや不安といった精神状態のみならず，身体症状，とくに消化器症状に効果のある薬を選択すべきである．抗がん薬，鎮痛剤，麻薬，下剤など多くの薬剤を内服しているため，嘔気を抑え食欲を増加させ，さらに不安や抑うつ気分，イライラ，動悸といった精神症状を改善させたほうがよい．消化器にやさしい薬，つまり食欲低下，嘔気・嘔吐，消化不良などの消化器症状を改善し，抑うつ気分や不安を改善するような半夏厚朴湯，茯苓飲合半夏厚朴湯，六君子湯，香蘇散，柴胡桂枝湯などから開始したほうが安全であり，もし効果が少なければそれぞれを合方するとよい．

また，がん患者は嗅覚や味覚に敏感になっているため，エキス顆粒をお湯に溶かして飲むとかえって嘔気・嘔吐や食欲不振を招く場合がある．そこで前述した氷漢方も勧めている．患者が食欲低下やいたたまれないつらさを少しでも緩和するための方法の1つとして用いていることも重要で，とくに末期の状態では，経口摂取が徐々に不可能になっている段階では，氷漢方の選択もよいと考える．

がんという疾患が増加している現在，先人のすばらしい知恵と経験で作り上げてこられた漢方薬を現代でどのように使うかは，現在生きているわれわれが生活環境の変

化，食生活の変化，ストレス状況などを総合的に判断し，既存の考えにとらわれることなく漢方薬を組み合わせたりするなど工夫をしていく必要があろう．

(恵紙英昭)

参考文献

1) Mitchell AJ, et al. : Prevalence of depression,anxiety, and adjustment disorder in oncological, haematological, and palliative-care settings : a meta-analysis of 94 interview-based studies. Lancet Oncol, 12 (2) :160-174, 2011.
2) Kugaya A, et al. : Correlates of depressed mood in ambulatory head and neck cancer patients. Psycho-Oncology, 8 (6) : 494-499, 1999.
3) Okamura H, et al. : Psychological distress following first recurrence of disease in patients with breast cancer : prevalence and risk factors. Breast Cancer Res Treat, 61 (2) :131-137, 2000
4) Akechi T, et al. :Psychiatric disorders and associated and predictive factors in patients with unresctable-nonsmall cell lung carcinoma: a longitudinal study. Cancer, 92; 2609-2622, 2001.
5) Uchitomi Y, et al. : Depression and psychological distress in patients during the year after curative resection of non-small-cell kung cancer. J Clin Oncol., 21 (1) : 69-77, 2003.
6) Akechi T, et al. : Major depression, adjustment disorders, and post-traumatic stress disorder in terminally ill cancer patients: associated predictive factors. J Clin Oncol., 22 (10) : 1957-1965, 2004.
7) Akizuki N, et al. : Development of an impact thermometer for use in combination with the distress thermometer as a brief screening tool for adjustment disorders and/or major depression in cancer patients. J Pain Symptom Manage., 29 (1) : 91-99, 2005.
8) Massie Mj : Prevalence of depression in patients with cancer. J Natl Inst Monogr, 32 ; 57-71, 2004.
9) M-7aきもちのつらさ：日本緩和医療学会ホームページ，緩和ケア研修会資料ダウンロード，http://www.jspm-peace.jp/pdfdownload.php
10) Akizuki N, et al : Development of an Impact Thermometer for use in combination with the Distress Thermometer as a brief screening tool for adjustment disorders and/or major depression in cancer patients. J Pain Symptom Manage 29 : 91-99, 2005.
11)「気持ちのつらさ」のマニュアル：独立行政法人　国立がん研究センター　精神腫瘍学グループ　http://pod.ncc.go.jp/documents/DIT_manual.pdf
12) 高橋三郎，ほか訳：DSM-Ⅳ-TR　精神疾患の分類と診断の手引き，医学書院，東京，2003
13) 小川朝生，内富庸介編集：適応障害；精神腫瘍学のクイックリファレンス　p110-116，創造出版，東京，2009.
14) 小山誠次：古典に基づくエキス漢方方剤学　メディカルユーコン，京都，2001.
15) 板東正造：病名漢方治療の実際　山本巌の漢方医学と構造主義　メディカルユーコン，京都，2002.
16) 板東正造，福冨稔明：山本巌の臨床漢方上下，メディカルユーコン，京都，2010.
17) ツムラ医療用漢方製剤小冊子：株式会社ツムラ．
18) Iwasaki K, Satoh-Nakagawa T, Maruyama M : A randomizes observer-blind, controlled trial of the traditional Chinese medicine Yi-Gan San for improvement of behavioral and psychological symptoms and activities of daily living in dementia patients. J Clin Psychiatry 66 : 248-252, 2005
19) 堀口論文：脳には東も西もない　われら臨床医のこの一手，漢方薬，患者の幸せ，精神医学，54 (3)：249-267, 2012
20) 山本　巌：東医雑録 (1)．461-463，メディカルユーコン，京都，2004.
21) 恵紙英昭ら：緩和ケアにおける氷六君子湯 (iced rikkunshito) の役割，痛みと漢方，20：20-29, 2010.

⑤ 緩和ケアで期待される補完代替医療の科学的検証

1 補完代替医療とは

■ 補完代替医療の概念と定義

「補完代替医療」(Complementary and Alternative Medicine; CAM) とは，現代西洋医学（通常医療）を補う「補完する」医療（補完医療）と言葉通り「代替する」医療（代替医療）を組み合わせた用語であり，この2つの医療は，別々に異なるものもあるが，多くは分けることが困難な場合が多く，両者をまとめて補完代替医療と呼んでいる．具体的には，健康食品・サプリメント，瞑想，ヨーガ，鍼灸，整骨療法，電磁療法，芸術療法，音楽療法，アロマセラピー，伝統医療など多岐にわたる．さらに，これら補完代替医療と現代西洋医学に基づく医療（通常医療）を組み合わせることによって，患者の心と身体そして精神を総合的に考えて治療を行う「統合医療」という概念も生まれている．また，がん治療では，通常の手術・化学療法・放射線療法などに補完代替医療を組み合わせた「統合腫瘍学 (Integrative Oncology)」という研究分野も確立され，統合腫瘍学会[1] (http://www.integrativeonc.org/) も設立されている．

しかし，わが国の医療従事者における補完代替医療に関する認識は希薄で，これまでに系統だった研究はほとんどなされておらず，医学的，科学的見地からして信頼性の高い有用な情報に乏しい．一方で，インターネットやその他のメディアを通して補完代替医療に関する情報が大量に流されている現状があり，医療現場では，患者と家族が氾濫する情報に翻弄されている．さらに，購入した健康食品で謳われた効果とは裏腹に重度の肝障害を起こし死亡例まで出たことも報告されており，われわれ医療従事者としても決して看過できない状況になっている．そこで，わが国として補完代替医療の実情を早急に把握し，医療現場における位置づけを行い，現時点での標準的な考え方を広く国民に示す必要がある．

米国では1992年に，国として国民の健康を守り増進していく立場から米国国立衛生研究所 (National Institutes of Health; NIH) に代替医療事務局 (Office of Alternative Medicine; OAM) が設置され，さらに1998年になるとOAMは格上げされて国立補完代替医療センター (National Center for Complementary and Alternative

Medicine; NCCAM）〈http://nccam.nih.gov/〉となり，積極的に各種補完代替療法の臨床学的評価，情報収集・発信を行っている．なお，NCCAMによる補完代替医療の定義は「Complementary and alternative medicine (CAM) is a group of diverse medical and health care systems, practices, and products that are not generally considered part of conventional medicine. (2013年8月1日現在)」となっている．さらに米国の国立がん研究所（National Cancer Institute: NCI）内にはがん補完代替医療局 (Office of Cancer Complementary and Alternative Medicine; OCCAM)〈http://www.cancer.gov/cam/〉を置き，がん患者に広く利用されている補完代替医療を取り上げ，現時点までに得られた情報から科学的な評価を下すとともに，一部のものでは有用性を検討するための臨床試験に対して助成を行っている．しかし，米国において補完代替医療の範疇にある漢方薬が，わが国では保険適用として認められていることなど，補完代替医療の位置づけは保険制度や医学校での教育制度によって大きく異なっている．したがって，わが国における補完代替医療の利用実態は，欧米とは異なる独自の要素を多く含んでいると考えられ，自国で模索・確立すべきである．

■がん医療現場における利用実態

それでは，その補完代替医療の利用実態はどのようになっているのであろうか．がんの医療現場における補完代替医療の利用実態に関しては，2001年に厚生労働省がん研究助成金による研究班（「わが国におけるがんの代替療法に関する研究」班：主任研究者 兵頭一之介）が組織され，がんの医療現場における補完代替医療の全国規模の実態調査が初めて行われた．兵頭らの報告において，がん患者の44.6％（1,382/3,100人）が，1種類以上の補完代替医療を利用していることが明らかとなった[1]．海外の調査報告と比較してわが国に特徴的なのは，利用している補完代替医療において健康食品・サプリメントの比率が高いことがあげられる（表1）．なお，欧米の調査では，手術，化学療法，放射線療法などの通常医療に伴う副作用の軽減や，がんの進行に伴う身体的・心理的苦痛の軽減を目的にマッサージや鍼灸，グループセラピーなどの利用頻度が健康食品・サプリメントの利用頻度にならんで高いことが知られている．一方，わが国では，がんに対する直接的治療効果を目的に健康食品・サプリメントといった機能性

表1 利用している補完代替医療の種類

健康食品・サプリメント（漢方，ビタミンを含む）	96.2%
気功	3.8%
灸	3.7%
鍼	3.6%

（複数回答可） （文献1）より引用，一部改変）

表2 補完代替医療を利用しているがん患者の背景

補完代替医療を利用する目的	がんの進行抑制	67.1%
	治療	44.5%
	症状緩和	27.1%
	通常医療に補完するため	20.7%
補完代替医療の利用に関して医師からの問診	あり	15.5%
	なし	84.5%
補完代替医療の利用に関して医師に相談	した	39.3%
	しなかった	60.7%

(複数回答可) (文献1)より引用, 一部改変)

食品を用いていることが多いという実態が今回の調査で明らかとなった(**表2**). しかしこれらの健康食品・サプリメントなどの補完代替医療は,その利用する目的に対して本当に効果があるのか,副作用など気をつけなければならない点はないのか,不明な点が多く残されており大きな問題点となっている. また,補完代替医療利用率の差に関する患者背景としては,「化学療法を受けた患者」「緩和ケア病棟の患者」「人生観が変わった患者」「肺がん・乳がん・肝胆道系がんの患者」「60歳以下の患者」において利用率が高い結果となった. さらに,この調査では,補完代替医療利用者のおよそ6割が,十分に正確な情報を得ることもなく種々の補完代替医療を実施していることも明らかとなった.

兵頭らの報告において指摘された,がんの補完代替医療を取り巻くもう1つの問題点に,患者と医師との間における補完代替医療に関するコミュニケーション不足ということがある(**表2**). その背景の1つとして,医師および患者の補完代替医療に対するそれぞれの認識の違いがあげられる. がん患者の補完代替医療に対して期待している効果および利用目的は,前述した通り「がんの進行抑制」など,がんそのものに対する治療効果が多く,なかには藁にもすがる思いで利用しているケースもある. 一方で,医師は,医学部教育で,補完代替医療の系統だった講義・実習が行われていないことから,知識や経験がないことに加え,科学的検証に乏しい補完代替医療に関心を示さず,興味の対象外として放置している場合が多いとされる(**表3**)[2]. 事実,厚生労働省がん研究助成金(現がん研究開発費)による研究班によって実施された,臨床腫瘍医の補完代替医療に関する意識調査[2]においても,漢方,健康食品,鍼灸,カイロプラクティック,アロマセラピー,ホメオパシー,温泉療法,イメージ療法,ヨガ,タラソテラピー,催眠療法について,それぞれ「知識をもっているか」との問に対して,漢方を除くその他種々の補完代替医療について,75〜90%の医師が「知識はない」と回答している. また,補完代替医療を患者に実施・施行している医師も,漢方を除くと,0〜1.5%とごくわずかであった. さらに,健康食品・サプリメントと抗がん薬との薬

表3 臨床腫瘍医の補完代替医療に対する認識・対応

がん補完代替医療（健康食品類）に対する臨床腫瘍医の認識	とても有効	3%
	やや有効	2%
	たぶん無効	16%
	無効	65%
	無回答	14%
がん患者から補完代替医療（健康食品類）の相談を受けた経験を有する医師の対応	推奨した	12%
	推奨も中止の忠告もしなかった	74%
	中止するよう忠告	6%
	その他，無回答	8%
がん補完代替医療に用いられる健康食品類と抗がん薬との薬物相互作用に対する認識	可能性あり	79%
	ほとんどなし	15%
	無回答	6%

（文献2）より引用，一部改変）

物相互作用に関しては「可能性あり」と答えている臨床腫瘍医が8割近くもおり（**表3**），補完代替医療に対して不安や疑念を抱いている可能性も推測される．

これらの現状と諸外国との比較を踏まえ，わが国のがんの医療現場における補完代替医療の問題点を整理すると，①科学的根拠（エビデンス）不足，②コミュニケーション不足の2点に集約される．そこで，この2点の問題点について具体的事例をあげながら解説する．

2 補完代替医療の科学的根拠（エビデンス）

■氾濫する健康・医療情報

患者にとって，補完代替医療の情報源は多岐にわたっている．とくに近年はIT技術の発展により，大量の情報に誰でも簡単にアクセスできるようになってきている．しかし，情報量が多いからといって正確な判断ができるかといえばそういうわけではない．情報は，「真実」「バイアス」「偶然」のいずれかに分類され，さまざまな情報のなかから「真実」だけを選び出す作業が重要になってくる．その作業を医学・医療に関して系統的に行うための手順が科学的根拠に基づいた医療（Evidence based medicine；EBM）となる．

たとえば，患者がよく目にしたり耳にしたりする情報の1つに，経験談といわれる個人の感想を述べたものがある．しかし経験談では，病理診断や画像診断の結果など医学的見地からみて重要な情報が欠落していることが多く，また，書いた本人の記憶が正確かどうかなどの「思い出しバイアス」といった情報のゆがみも危惧される．医学

博士・大学教授などの権威者もしくはテレビや雑誌などの人気司会者・コメンテーターの意見も患者への認知力・影響力は大きい．しかし，このタイプの話はわかりやすく説得力があるように感じるものの，実際には具体的な裏づけ（科学的根拠）に基づかない主観的な意見のことが多いのが実情である．米国においては，最近，このような経験談や権威者の意見を用いた広告についてルールを定め規制していく動きもあり，今後わが国においても何らかの対応が必要と思われる．

　次に，新聞・テレビなどでも散見されることの多い，細胞や動物の実験による研究結果の報道記事がある．しかし，新規リード化合物が発見され，その後最終的に医薬品として承認される確率は，0.005％（20,000分の1）程度といわれており，実験室での研究成果がヒトに応用できるかどうかという点に関しては，「可能性がある」というのが現実的であろう．

■不足するヒトでの科学的検証

　これらを踏まえ，補完代替医療の科学的根拠とは，少なくともヒトでの検証が行われているかどうかという点が重要となってくる．ヒトを対象とした検証としては，症例報告，ケース・コントロール研究，コホート研究，ランダム化比較しない介入試験，ランダム化比較した介入試験などがあり，通常，医薬品として認められるためには，ランダム化比較した介入試験によって有効性が証明されなければならない．しかし現状では，患者が利用している健康食品・サプリメントなどの補完代替医療の多くは，ランダム化比較した介入試験はほとんど行われておらず，その有効性については検証されていない．つまり，現段階では補完代替医療は，がんに対して効果があるのかないのかわからないといわざるを得ない．そのため，医療現場における補完代替医療の位置づけ，現時点での標準的な考え方などが確立されていない．今後，よく計画されたヒト臨床試験による科学的根拠（エビデンス）が蓄積され，多くの不確かなことが補完代替医療の名のもとに漫然と継続されることなく，順次，有効・無効，有害・無害が明らかにされていくことが必要である．

■補完代替医療におけるEBM

　しかし科学的根拠（エビデンス）がないからといって，補完代替医療がすべて否定されるべきではない．科学的根拠がないということは，「効果がない」ということを意味しているわけではなく，「効果があるのかないのかわからない」という状況を表している．現代西洋医学が，原則としてEBMのもと，病気の状態から健康な状態に戻ることを目指して発展してきた一方で，治療を受ける患者の不安や恐怖など心理的な問題への対応や，抗加齢，美容などのこれまで西洋医学では病気として認識されていなかったものに対する医療，またライフスタイルをさらに向上させる医療などの領域においては，補完代替医療が活用できる可能性は十分にあると思われる．がんの緩和ケア領

域においても，プロバイオティクスなどの機能性食品や鍼灸，アロマトマッサージによる患者のQOL改善効果や，抗がん薬・放射線治療の副作用軽減効果がヒト臨床試験によって一部証明されているものもある[3, 4]．

また，わが国におけるEBMの考え方にもさまざまな問題が内在している点も取り上げておきたい．本来，科学的根拠に基づいた医療（EBM）とは，「研究によって得られた最良の根拠＝エビデンス（best research evidence），患者の価値観・意向（patients' preferences and actions），医療者の専門知識・技術（clinical expertise），診療の現場環境（clinical state and circumstances）の4つを考慮し，よりよい患者ケアのための意思決定を行うものである」とされている[5]．さらにEBMを実践するにあたっては，「治療方針の意思決定は，エビデンスではなく，医師と患者によってなされるべきである（Evidence does not make decision, people do.）」との記載もある[5]．しかし，ともすると，EBMの4つの要素のうちの1つに過ぎないエビデンスのレベルが高いとされる大規模ランダム化比較試験の知見が得られれば，EBMそのものが確立し，臨床現場の意思決定までもが決まってしまうという短絡的な解釈も見受けられる．そのため科学的根拠に乏しい補完代替医療は，医師にとって否定的にとらえられてきた面も否めない．しかし，EBMを実践し患者にどのようなケアを行うかを判断する際には，エビデンスだけでは決まらず，ほかの要素も考慮するために，ときにエビデンスの示すものとは異なった判断をすることがありうる．また，「エビデンスがない」ということが「治療の選択肢として俎上に載らない」ということを意味しているわけではない．とくに，エビデンスの希薄な補完代替医療の利用の可否を判断する際には，EBMにおける「患者の価値観・意向」「医療者の専門知識・技術」を考慮し，エビデンスの有無にかかわらず，次に述べる医師と患者とのコミュニケーションが重要性を帯びてくる．

3 コミュニケーションの重要性

なぜコミュニケーションが必要か

前述した補完代替医療における科学的根拠（エビデンス）の不足に加え，もう1つ問題点として取り上げるべきものとして，医療現場での補完代替医療に関するコミュニケーション不足がある．わが国の大学医学部においては，健康食品・サプリメントといった補完代替医療に関する講義はほとんど行われていないこともあり，医師の補完代替医療に関する知識不足は前述した通りである[2]．しかし，患者との信頼関係やよりよい診療環境を築くうえでも，補完代替医療の利用に関する問診などの積極的なコミュニケーションは必要とされる．がんの統合医療に関する学術団体，統合腫瘍学会（Society for Integrative Oncology; SIO）が2009年に発表した医療従事者向けの「Evidence-Based Clinical Practice Guidelines for Integrative Oncology[4]」（**表4**）

においても，項目1および2において補完代替医療に関する積極的なコミュニケーションが推奨されている．

■コミュニケーションのコツ

では，診療の現場において，補完代替医療を実際に利用する場合や，すでに患者が利用していて相談をもちかけられたときにどのように対応すべきなのか？　前述した通り，補完代替医療の「がんに対する直接的治療効果」に関して有効性を証明した報告は非常に少ない．逆に論文では報告されにくいのかもしれないが，無効性を証明した報告もほとんどない．現時点では，患者から補完代替医療の有効性について相談されたときには「効果があるのかないのかはわからない」と返答することしかできないのが現状であろう．しかし，患者から相談を受けたときに「わからない」と返答するだけでは患者は納得しないケースもあると思われる．むろん，補完代替医療の利用について頭ごなしに否定をしても問題の解決にはいたらない．逆に，患者は主治医に黙って補完代替医療を利用してしまう結果につながりかねない．

以下，参考までに，国立がん研究センターがん研究開発費による研究班が作成した「がんの補完代替医療診療手引き[6]」に記載されている日常診療で相談を受けたときの対応の要点を列記する．

> ❶直接的な抗がん効果が証明された補完代替医療はほとんどなく，標準治療に取って代わるような施術・療法は現時点では存在しません．その点を踏まえ西洋医学が主役で補完代替医療はサポート役であることを理解してもらう必要があります．これは，患者が補完代替医療に依存・傾倒して，標準治療を受ける機会を失わないようにするためにも非常に重要な点となります．また，説明にあたっては，患者を無理やり「説得」するのではなく，患者の心理的背景も汲み取り，最終的に患者自身が「納得」する形で判断できるようにコミュニケーションを図ることが大切です．
> ❷医薬品との薬物相互作用や健康被害（副作用）に関して危惧される情報があれば積極的に提供する必要があります．
> ❸安全性に問題がない場合，その補完代替医療を利用もしくは継続するかどうかは，あくまで患者の自己責任となりますが，突き放す対応をするのではなく，経過を十分に観察したうえで，「QOL改善など効果が実感できるか？」「もし効果が実感できたとしても購入にかかる金額はそれに見合うか？」など，症例ごとに個別に対応することが大切になります．

重要な点は，患者の利用実態の把握である．そして，利用している場合や興味・関心がある場合，まずは耳をかたむけ，その背景にある状況や問題点を知ることが必要となる．また，その患者の気持ちに寄り添い理解を示すことで，その後，通常の診療

表4 科学的根拠に基づいた統合腫瘍学のための臨床実践ガイドライン

項目		推奨度
【Clinical Encounter（受診時における問診）】 利点：よい臨床例あり，欠点：なし		
1	がん患者の初診時の問診の一環として補完代替医療の使用についてたずねなさい．	1C
2	すべてのがん患者は，しかるべき力のある専門家が，開かれた，根拠に基づいた患者中心のしかたで，補完医療の利点と限界についてガイダンスを受けるべきである．患者は，治療方法，特異的な治療の経過，可能性のあるリスクとベネフィット，現実的に期待できる点について十分に知らされるべきである．	1C
【Mind-Body Medicine（心身療法）】 利点：安全性あり・よいエビデンスあり，欠点：時間がかかる		
3	心身療法は，統合的なアプローチの一部として，不安，情緒的な動揺，慢性の疼痛を低減し，QOLを改善するために勧められる．	1B
4	サポートグループ，支持療法，芸術療法，認知行動療法，ストレスマネジメントは，統合的なアプローチの一部として，不安，情緒的な動揺，慢性の疼痛を低減し，QOLを改善するために勧められる．	1A
【Touch Therapies（接触療法）】 利点：安全性あり・施術をすぐに受けられる，欠点：なし		
5	不安や痛みを訴えるがん患者には，がんに関連した訓練を受けたマッサージ療法士によるマッサージ療法が，統合的な治療の一部として勧められる．	1C
6	深くあるいは強く圧力をかけることは，がんのすぐ近くの部位，腫大化したリンパ節，放射線治療を行った場所，静脈内留置カテーテルのような医療機器のある場所，術後の変化のような解剖学的なゆがみのある場所の近く，あるいは出血傾向のある患者においては勧められない．	2B
【Physical Activity（身体活動）】 利点：よいエビデンスあり・安全性あり，欠点：なし		
7	定期的な運動は，がん治療において多くの有益な作用をもたらす可能性がある．患者は，基礎的な健康状態を増進するための身体活動に関するガイドラインに従うために，資格を有した専門家に紹介されるべきである．	1B （治療後の乳がん患者のみ 1A）
【Energy Therapies（エネルギー療法）】 利点：安全性あり，欠点：よいエビデンスなし		
8	生命エネルギーフィールド（レイキ，セラピューティック・タッチ，ヒーリングタッチ，気功など）の考え方に基づく療法は安全であり，ストレスを軽減したり，生活の質（QOL）を改善したりするのに何らかの効果をもたらすかもしれない．疼痛や倦怠感の軽減など症状の管理に対する有効性については，限定的なものであるが科学的根拠が報告されている．	不安軽減：1B 疼痛，倦怠感などの軽減：1C
【Acupuncture（鍼治療）】 利点：よいエビデンスあり，欠点：施術を直ちには受けられない		
9	鍼治療は，疼痛の管理が不良のとき，抗がん剤もしくは手術時の麻酔に関連する吐気・嘔吐の管理が不良のとき，その他の治療において副作用が臨床的に明らかなときは，補完医療として推奨できる．	1A
10	放射線照射による口腔乾燥症に対し，鍼灸は補完医療として推奨できる．	1B

項　目		推奨度
11	鍼治療は，閉経後の女性における血管運動性の症状＝顔面紅潮の治療に対して，偽物の鍼を使ったとき以上の効果は認められない．しかしながら，薬物治療で効果が認められない重篤な症状を抱えている患者においては，鍼治療の臨床試験への参加を考慮してもよい．	1B
12	他の手段を用いても喫煙を止めない患者，がんに関連した呼吸困難や倦怠感，化学療法によって引き起こされた神経障害，開胸術後の疼痛などの症状に苦しんでいる患者に対して，鍼治療の臨床試験は有用かもしれない．ただし，鍼治療の臨床試験はもっと行われる必要がある．	2C
13	鍼治療は，資格のある施術者によってのみ実施されるべきである．また，出血傾向のある患者においては注意深く慎重に用いられるべきである．	1C
【Diet and Nutritional Supplements（食事と栄養補助食品）】 利点：多くの患者が興味を持つ，欠点：副作用の可能性がある		
14	食事とがん予防に関する研究は，安全な食糧供給事情，さまざまな飲食物の入手事情を含む食糧事情全体を通じてどのような食事成分を消費しているかを集団において検討した結果に大部分は基づいている．このため，栄養学的な適切さは，多種多様な食事を摂ることで達成されるべきであるということになり，栄養補助食品は通常必要ないとされる．	1B
15	がん患者は，基礎的な健康を増進するために適切な栄養摂取に関してアドバイスを受けることが推奨される．	1B
16	学術論文の最新レビューに基づくと，栄養補助食品は，がん予防のためには推奨できない．	1A
17	がんの治療を開始する前に栄養補助食品の利用実態について患者に確認することは推奨できる．また，治療中における食事や栄養補助食品に関する指針や方向づけ，最適な栄養状態の推進，がんや治療に関連する症状の管理，増加する必要栄養量の充足，栄養不足の是正に関して，患者を訓練された専門家に紹介することは推奨できる．	1B
18	植物由来の製品や大量のビタミン・ミネラルを含む栄養補助食品について，副作用の危険性やほかの医薬品との相互作用の可能性を調べることは推奨できる．抗がん剤を含む医薬品に対して不利に相互作用する可能性が高い場合は，免疫療法，化学療法，放射線療法と併用はすべきではなく，また手術前にも使用すべきではない．	1B
19	抗がん効果があるといわれている植物性素材も含めて栄養補助食品を利用したいと考えているがん患者にとって訓練を受けた専門家に助言を求め相談することは推奨される．相談の際，専門家はサポートを行い，現実的な予測について議論し，可能性のある効果とリスクについて調査しなければならない．それら栄養補助食品の利用は，入手可能なエビデンスに基づいた効果対リスク比が臨床的に評価され，副作用についても緊密にモニタリングされた臨床試験という状況においてのみ実施されることが推奨される．	1C
20	治療中の栄養強化も同様に，がん生存者＝キャンサーサバイバーはサプリメントの利用実態について評価されるべきであり，適応があれば具体的な栄養補充を行うため，または，栄養不足を是正するための評価を行うために訓練された専門家に紹介されるべきである．高齢のがん生存者の場合は，栄養強化は栄養不足を減らす事ができるかもしれない．しかし，既にサプリメントを利用しているような患者の場合，サプリメントがさらに必要となりそうなケースは通常ごくわずかしかない．	2B

注：推奨グレード
　　1A：強く勧められる（質の高い根拠あり）　　2A：弱く勧められる（質の高い根拠あり）
　　1B：強く勧められる（質の中程度の根拠あり）　2B：弱く勧められる（質の中程度の根拠あり）
　　1C：強く勧められる（質の低い根拠あり）　　2C：弱く勧められる（質の低い根拠あり）

（文献4）より引用）

を行ううえでの信頼関係も築くことができる．医師がすべての補完代替医療について知識を身につけておく必要はなく，患者に，信頼できる情報の入手方法や調べ方をわかりやすく伝えるだけで十分であるとされる．また，必要に応じて，看護師，薬剤師，栄養士などの協力を得ることで効率的にコミュニケーションを図ることも可能である．当然，患者が理解・納得したうえで，補完代替医療を「利用しない」という選択肢もあってしかるべきである．

なお，健康食品・サプリメントに関する医薬品との薬物相互作用や健康被害（副作用）の情報については，独立行政法人国立健康・栄養研究所のホームページ内の『「健康食品」の安全性・有効性情報』(http://hfnet.nih.go.jp/)が，わが国では最大のデータベースとなる．このサイトでは，各種健康食品・サプリメントの素材に関する安全性のほか，有効性を検証した研究報告や有効成分分析の情報も提供されている．個別の製品に関する情報の掲載はないものの，各種素材に関して参考文献も付されている．

また，筆者が参画している国立がん研究センターがん研究開発費（旧がん研究助成金）による研究班が，がん患者向けの情報提供資料として作成した「がんの補完代替医療ガイドブック」を紹介したい．本ガイドブックでは，補完代替医療を利用する前に広く情報を集め，有効性や安全性，費用などを検討する必要があると注意を促している．また，インターネットや書籍から情報を収集するときは，情報の出典は事実に基づいているか，製品を勧めたり販売したりしていないかなど，情報収集のポイントもチェックリスト形式で掲載した．さらに，患者と医療者との間におけるコミュニケーションツールとして活用できるようにさまざまな工夫を凝らしているので，診療にあたっている先生方においてはぜひ利用していただきたい．本ガイドブックは，PDFファイルとして四国がんセンターのホームページ (http://www.shikoku-cc.go.jp/hospital/guide/useful/newest/cam/dl/index.html) から無料でダウンロードできる．

最後にわが国の医療システム全体の問題点として，補完代替医療の将来的なあり方を考えると，医療が通常・補完代替あるいは主流・非主流などと相対していることは，ある意味，患者にとって不幸であり，それを許容することは医学の怠慢とも考えられる．今後，補完代替医療の研究が進み，よりよい医療が国民に提供できる日が訪れることが望まれる．

（大野　智）

参考文献

1) Hyodo I, et al. : Nationwide survey on complementary and alternative medicine in cancer patients in Japan. J Clin Oncol, 23 : 2645-2654, ASCO, 2005.
2) Hyodo I, et al. : Perceptions and attitudes of clinical oncologists on complementary and alternative medicine : a nationwide survey in Japan. Cancer, 97 : 2861-2868, 2003.
3) 独立行政法人国立がん研究センターがん研究開発費（課題番号：21分指-8-④）「がんの代替医療の科学的検証に関する研究班」：がんの補完代替医療ガイドブック，第3版．2012. Available from 〈http://www.shikoku-cc.go.jp/hospital/guide/useful/newest/cam/dl/index.html〉.
4) Deng GE, et al. : Evidence-Based Clinical Practice Guidelines for Integrative Oncology : Complementary Therapies and Botanicals. J Soc Integr Oncol, 7 : 85-120, 2009.
5) Haynes RB, et al. : Physicians' and patients' choices in evidence based practice. BMJ 324 : 1350, 2002.
6) 独立行政法人国立がん研究センターがん研究開発費（課題番号：21分指-8-④）「がんの代替医療の科学的検証に関する研究」班（編集）：がんの補完代替医療—診療手引き，2012. Available from 〈http://www.shikoku-cc.go.jp/hospital/guide/useful/newest/cam/dr/index.html〉.

6 漢方療法のリスクマネジメント

　がん診療に漢方薬を活用するために大切なことは，がん患者へ安全に，安心して使えるルール作りである．これまでのがん診療における漢方薬の使用方法は，病態把握をすることなく「病名投与」と呼ばれる選択方法で行われてきた．しかし，漢方薬による間質性肺炎のために死亡した症例などの報告を考えると慎重に行うべきであると考える．本書においては，できる限りエビデンスのある活用方法を中心に薬学的側面から安全性が担保されているものを選択した．さらに経験医学的な知識を加えながら病態に則した使用方法ができるよう工夫した．

　また，実際にがん診療に漢方医学を活用するにあたり，副作用，併用禁忌，併用注意，慎重投与について解説をした．また，保険医療で漢方薬を使用するうえでの一般的ルールについても記載した．

1 漢方薬および生薬製剤の安全性と副作用

　漢方薬および生薬製剤の薬効は，長年の臨床経験に基づいたもので，その安全性も経験的に確認されたものであり，副作用の発現は一般に多くないと考えられている．1996年に薬物アレルギーによると判断される薬剤性肝機能障害を生じた症例が多数報告されて以来，漢方薬および生薬製剤においても，日常診療上で服薬指導を十分行い，医療関係者は副作用に対する知識と対処方法を熟知する必要がある．

■漢方薬および生薬製剤の安全性

　安全性に関して，わが国においては生産者ならびに製薬会社が，日本漢方生薬製剤協会（http://www.nikkankyo.org/）を中心に日本薬局方などに基づいた安全基準に加え，さらに厳しい品質管理に取り組んでいる．原料生薬の多くが中国からの輸入品であることから，残留農薬やカビや微生物の繁殖などに対して，多くの検査基準を設けている．

漢方薬および生薬製剤の品質

　日本薬局方に基づいて漢方薬および生薬製剤は，その品質と含有成分に関して規定されている．日本薬局方は，薬事法第41条により医薬品の性状及び品質の適正を図るため厚生労働大臣が薬事・食品衛生審議会の意見を聴いて定めた医薬品の規格基準書である．

　「薬局方」の語源は中国北宋時代に公布された「和剤局方」で，江戸時代後期に蘭学者が「和蘭局方」と翻訳した．日本薬局方は，1886（明治19）年6月に公布され，1887（明治20）年7月から施行された．日本薬局方は100年有余の歴史があり，初版は明治19年6月に公布され，今日にいたるまで医薬品の開発，試験技術の向上に伴って改訂が重ねられ，現在は，第十六改正日本薬局方が公示されている．

　日本薬局方の構成は通則，生薬総則，製剤総則，一般試験法及び医薬品各条からなる．

- **生薬総則**：生薬総則および生薬試験法を適用する生薬のリストを記載．
- **製剤総則**：製剤全般に共通する事項と28種類の剤形（例：錠剤など）を規定し，製造法や貯法などを記載．
- **一般試験法**：製剤総則や医薬品各条に共通な試験法，医薬品の品質評価に有用な試験法をまとめたもの．
- **医薬品各条**：原薬，製剤及び添加剤等について1483品目（化学薬品等1239品目，生薬等244品目）が収載され，それぞれ日本名，英名，構造式，性状，確認試験，定量法，貯法などの規格と試験方法を記載．

漢方薬を投与するとき，患者へ説明すべき副作用

　漢方薬による副作用として，最も多いものは胃腸障害である（**表1**）[1]．上部消化管症状，便通異常を含む下部消化管症状が多く，続いて皮膚症状である．発疹，薬疹，かゆみなどアレルギー反応によるもの，甘草による副作用と考えられる低カリウム血症，めまい，のぼせ，血圧上昇，頭痛などがあり，附子による副作用を考慮する必要がある．

　このため，漢方薬を処方する場合は必ず患者へ副作用についての説明を行う必要がある．

表1　漢方薬で経験した副作用

胃腸障害	50.8%	めまい	1.4%
発疹	19.6%	のぼせ	1.2%
浮腫	6.0%	血圧	1.2%
薬疹	3.7%	頭痛	1.0%
低K血症	1.4%	動悸	0.9%
かゆみ	1.4%	附子中毒	0.9%

（文献1）より引用）

2 漢方薬および生薬製剤の服薬指導時の注意点

■湯液の意味
　漢方薬には「○○湯」「○○丸」「○○散」という名前がつけられている．本来，湯液として服用されるものを「○○湯」，ハチミツなどで丸めた丸剤は「○○丸」，粉にして散剤の形になっているものは「○○散」と呼ばれていた．現在はエキス製剤が汎用されているが，消化管からの吸収を促進させるためにはエキス製剤をお湯に溶き，湯液として内服させる．「○○丸」は元来少量の温めた日本酒で服用することとなっている．「○○散」は湯または少量の酒とともに服用することにより吸収を早め，副作用が少なくなる．

■服薬時間
　保険収載では，食前ならびに食間となっている場合が多い．漢方薬の適量投与を考慮した場合は，できる限り等間隔で内服させる．最も多い漢方薬の副作用は胃腸障害であり，「地黄」「当帰」「川芎」が配合されている漢方薬では胃腸障害を起こしやすい．このため服薬時間については食後に服用させる配慮が必要となる．

■投与量の増減と漢方薬同士の併用
●投与量の増減について
　年齢，体重，症状により増減させる．エキス製剤においては満量を成人1日用量とする．小児用量は，**表2**を基準にするとよい．

表2 vom Harnack換算表

未熟児	新生児	1/2歳	1歳	3歳	7～12歳	12歳	成人
1/10	1/8	1/5	1/4	1/3	1/2	2/3	1

■経管栄養からのエキス製剤投与
　エキス製剤を経管栄養から投与する場合は，簡易懸濁法を用いて行うとよい[3]．55℃以上のお湯にエキス製剤を入れると簡単に湯液ができる．ここへ水を追加して温度調節を行った後にカテーテルからカテーテルチップなどで投与を行う．

3 漢方薬同士の併用について

漢方薬を合わせて使用する場合は，それぞれの構成生薬を確認して用いる必要がある．

■ 麻 黄

気管支喘息に使用するエフェドリンは，「麻黄」から1885年，長井長義が分離した．麻黄を含んだ処方同士を投与した場合，副作用として，不眠，動悸，頻脈，興奮，血圧上昇，発汗過多，排尿障害などの症状が出現する．

■ 甘 草

肝機能障害に使用されるグリチルリチン酸の原材料である．甘草を1日用量として2.5g以上含有する漢方薬に対しては，偽アルドステロン症を発症する危険性があるため禁忌がある[3]．副作用として，手足のしびれ，つっぱり感，こわばり，四肢脱力，筋肉痛，血圧上昇，浮腫，体重増加，不整脈などの症状が出現する．ミオパチーによる四肢の筋肉痛，しびれ，頭痛，口渇，食思不振などもある．甘草を含む処方の総量が1日2.5gを超えないように注意する必要がある．

■ 附 子

トリカブトの根である附子は，アコニチン類を主要活性成分とする神経毒を有する．加圧加熱処理により毒性が弱くなっているが，用量依存性に毒性が増すので注意を要する．副作用として，動悸，のぼせ，舌のしびれ，悪心，頭痛などの症状が出現する．感受性には個人差があり，附子を含む製剤を併用する場合や附子を追加投与する場合は，低用量から徐々に増量するよう心がける必要がある．

■ 大 黄

下剤として用いられているセンノシドの原材料である．大腸粘膜およびアウエルバッハ神経叢に作用して大腸の蠕動運動を促進，かつ水分の吸収を抑制して便通を促す．副作用として，下痢，腹痛などの症状が出現する．

■ 芒 硝

硫酸ナトリウムであり，下剤として用いられている．副作用として，下痢，腹痛などの症状が出現する．

4 併用禁忌，慎重投与，併用注意

■ 小柴胡湯

1995年 Cancer誌に掲載された "Prospective study of chemoprevention of hepatocellular carcinoma with Sho-saiko-to ." に非B型肝硬変における累積生存率で，小柴胡湯内服群と非内服群に有意差をもって内服群の予後改善作用を認めたため，一時，肝硬変患者への投与が増えた．その後，間質性肺炎を含む多くの副作用が報告されるようになり，死亡例が認められた[6]．

現在，小柴胡湯については，以下の症例に対しては，禁忌である．
① インターフェロン製剤を投与中の患者
② 肝硬変，肝がんの患者〔間質性肺炎が起こり，死亡などの重篤な転帰にいたることがある．〕
③ 慢性肝炎における肝機能障害で血小板数が10万/mm^{3}以下の患者〔肝硬変が疑われる．〕

小柴胡湯による間質性肺炎は，50〜70代に多い．基礎疾患としては，慢性肝炎，肝硬変，肺疾患の併発あるいは既往歴のある症例に多く，投与開始後2ヵ月以内に発症する症例が多いとの報告がある[7]．

■ 麻黄を含む処方

エフェドリンを含有する製剤，モノアミン酸化酵素（MAO）阻害剤，甲状腺製剤，カテコールアミン製剤，キサンチン系製剤との併用は不眠，発汗過多，動悸，全身脱力感，精神興奮などの症状が出現することがあるため，慎重投与とされる．

■ 甘草を含む処方

甘草を1日用量として2.5g以上含有する漢方薬は，フロセミド，エタクリン酸，サイアザイド系利尿薬との併用は使用注意とされている．わが国での統計では，男：女＝1：2，年齢は50〜80代が多く，低身長，低体重などの体表面積が小さな者や高齢者に副作用が生じやすいとされる．高血圧や心不全に対して利尿薬が投与されている場合や糖尿病に対してインスリンが投与されている場合は，低カリウム血症を生じやすく，重篤化しやすいので注意が必要である．グリチルリチン酸配合剤の大量静脈投与症例，副腎皮質ステロイド，甲状腺ホルモン薬の併用も低カリウム血症を惹起しうる．

甘草を含む処方を内服する患者は，投与開始後あるいは投与量変更時には，1ヵ月以内，維持期でも3〜6ヵ月に1回の定期的な血清カリウム値のチェックや心電図測定が重要である[4]．

5 西洋薬との相互作用

■大黄を含む処方

大黄は薬理学的に瀉下作用を有するため，下剤との併用で下痢，腹部膨満感，腹痛などの症状が出現する．大黄は胃から小腸では吸収されず，大腸まで到達し腸内細菌叢によって配糖体部分が外され活性体レインアンスロンとなる．作用機序は，粘膜下のプロスタグランジンEを増加させ自然な蠕動運動を誘発させる．粘膜下神経叢の興奮を介した腸管平滑筋運動亢進，Na, K, ATPase, phosphodiesteraseの阻害による水分・塩類・グルコース・キシロースなどの吸収阻害などによる瀉下活性である．

大黄の活性化には，腸内細菌叢が重要な役割をなしているため，抗菌薬などにより腸内細菌叢が変化した場合は，瀉下作用が減弱する場合もある．

■タンニンを多く含む処方

大黄，牡丹皮，芍薬，桂皮などに多く含まれるタンニンは鉄や蛋白質と結合し，鉄剤や酵素製剤の作用を減弱する可能性がある．

■カルシウムを多く含む処方

石膏，竜骨，牡蠣，滑石などはカルシウムを多く含むため，テトラサイクリン系抗菌薬，ニューキノロン系抗菌薬との併用で難吸収性キレートを形成し，吸収を低下させる可能性がある．炭酸カルシウム，リン酸カルシウムなどを成分とするため制酸作用があり，消化管内pHを高くすることで薬剤の吸収に影響をおよぼす可能性がある．また，これらの鉱物生薬はACE阻害薬との併用で吸収率が低下する．

■膠飴を含む処方

α-グルコシダーゼ阻害薬アカルボースは，経口血糖降下薬として小腸粘膜上皮細胞に存在する二糖類分解酵素（α-グルコシダーゼ）の作用を競合的に阻害して二糖類から単糖への分解を抑制する．主な副作用として未消化の二糖類が腸内細菌によって酢酸，酪酸，乳酸などの有機酸が生成されること，短鎖カルボン酸や水素ガス，メタンガスなどが生成されることにより腹部膨満感，便通異常などが起こる．膠飴はマルトースやデキストリンなどの二糖類を多く含むため，α-グルコシダーゼ阻害薬アカルボースとの併用でさらに腸管内の糖質が増えることでガスの産生量が増え，症状の悪化をきたす可能性がある[8]．

■胃内pHを高める処方

漢方薬には有機酸のような酸性成分，アルカロイドのような塩基性成分があり，消

化管内pHにより吸収速度に影響がある．胃酸分泌が亢進した場合は，有機酸のような酸性成分は脂溶性が高まり吸収が促進される．アルカロイドなどの塩基性成分の脂溶性は低下し吸収は弱まる[9]．麻黄や附子のようにアルカロイドを多く含む生薬の場合は，制酸薬，抗コリン薬，H_2受容体遮断薬，プロトンポンプ阻害薬などとの併用により作用が増強することがある．

■ 代謝酵素に影響を与える処方

グレープフルーツに含まれるフラノクマリン化合物が肝内CYP3A4を失活させることによりジヒドロピリジン系カルシウム拮抗薬の代謝を抑制し血中濃度を上昇させる．ミカン科植物由来の枳実，呉茱萸，山椒，陳皮，青皮など，セリ科植物由来の羌活，川芎，当帰，白芷，防風などはCYP3A4を含む．

6 保険診療におけるルール

現在，保険診療と保険外診療を混合して行うことは一部の診療を除いては認められていない．つまり，がん診療に漢方医学を活用する場合においても，すべてを保険診療の枠内で行うためには，漢方薬も保険診療のルールを遵守し使用することが基本となる．保険診療に用いられる漢方薬には，方剤ごとのエキス顆粒やエキス錠，浸煎薬，湯薬，これらに組み合わせて用いられる生薬製剤がある．そこで本項では，漢方エキス製剤を保険診療の枠内で使用する際の留意点をまとめることとする．

■ 漢方薬といえども，保険診療においては「適応症（効能・効果）」が示されている

保険診療で漢方薬を使用する場合，西洋薬と同様に，診療録に適応症（傷病名・疑い病名）を記載することが義務づけられている．保険適用については，医療用医薬品添付文書（以下，添付文書）に記載されている，薬事法で製造承認を受ける際に認められた「効能・効果」欄を参照するとよい．ただし，注意すべきは，製薬会社間で漢方エキス剤の「効能・効果」の記載が異なっている点である．この違いは製造承認の時期により生じたもので，昭和51年以降に製造承認を受けた医療用漢方エキス剤は，一般用漢方製剤承認基準（最終改正：薬食審査発第0401第2号平成22年4月1日）の効能・効果をもとにして承認を受けていることに起因する．

浸煎薬や湯薬は，個々の生薬製剤には効能・効果はないが，傷病名に対応して組み合わせた処方となることから保険適用となる．また，漢方エキス剤に同一剤で生薬製剤を加えて処方される場合の保険適用は認められているが，1種類では効能・効果が承認されていないサフランやテンマなどの生薬製剤を単独で処方する場合は保険適用

とならない．現在，多くの診療報酬請求がオンライン請求で行われている．このため，院外処方の薬剤の内容も医科の傷病名との突合審査にかかることから，傷病名に対応した効能・効果が認められている適切な漢方薬を処方することが求められる．西洋薬と比較した際，対応しにくい点の1つではあるが，漢方薬の特性を把握すれば，医師の裁量を最大限発揮できるという利点ととらえることもできるだろう．

■投与量については，定められた用法・用量で行う

医療用医薬品の1日投与量は，添付文書の「用法・用量」欄に記載されている．たとえば，「通常，成人1日XXgを2～3回に分割し，食前又は食間に経口投与する．なお，年齢，体重，症状により適宜増減する．」のように記載されている．

ここで問題となるのは，適宜増減，つまり医師の裁量による投与量の増減である．保険診療における最大投与量は，添付文書に記載されている用量であり，これ以上の投与量は認められていない．患者の年齢，体重，症状などにより医師が処方を決定する際の"適宜増減"による増量は，1日投与量が満量を意味すると判断される．

漢方薬を1日満量投与した場合，何剤までなら保険診療枠内で使用することが可能であろうか？　エキス顆粒では，標準的な1日量を7.5gとするものが多いが，1日量が9gのものもある．さらに，大建中湯や小建中湯（1日15g），黄耆建中湯（1日18g）のように1日量が多く，1回2包を服用するものがある．実際に漢方薬を服用してみると，一度に2～3包を内服するのが限界だということが理解できるだろう．

保険診療で認められている処方数では，都道府県により審査の基準は異なっており，おおむね2処方までの満量投与は認められている傾向にあり，3処方以上の満量投与は査定対象とされることもあるので，地域による実情に留意することが必要である．

■西洋医学の薬剤との併用は，同種同効薬や重複成分を考慮する

同種同効薬を併用すれば，作用が増強され副作用が発現するリスクが高まるため，漢方薬の多剤併用は慎重に行われなければならない．西洋薬でもH_2受容体拮抗薬とプロトンポンプ阻害薬，胃粘膜保護薬などの同効薬を多剤併用した際，査定の対象になる場合がある．同様に慢性胃炎に対して西洋薬を投与している症例に対して，さらに漢方薬を慢性胃炎の治療薬として追加した場合にも，査定対象となる場合があるので注意を要する．また，高血圧症に対する治療薬，脂質異常症に対する治療薬，精神疾患に対する治療薬，消化器疾患に対する治療薬などで多剤併用となる場合は，査定対象となる場合があるために注意が必要となる．

西洋薬と成分が重複する場合は，過量投与の危険性もある．たとえば，グリチロン®配合錠は，その成分としてグリチルリチン酸を含有するが，漢方エキス剤の成分に甘草が含まれている方剤と併用すると，グリチルリチン酸が過量となり，血清カリウムが低下する副作用を惹起する可能性がある．漢方エキス剤同士の併用においても，生

薬の組成に対しては同様に注意しなければならない．

　がん診療における漢方薬の活用は不可欠である．化学療法の副作用で苦しんでいるがん患者を救う手立てとして漢方薬は大いに役立つ．さらに，がん疼痛コントロールにおいても有効な一手となる．しかし，がん診療に漢方薬を安全・安心に活用するためには，漢方薬に関する副作用，併用禁忌，併用注意，相互作用などを十分理解する必要がある．各生薬の薬理作用を理解したうえでがん診療に漢方薬を役立てることができれば，さらに応用範囲が広がる．また，安全・安心が必要であるのみならず，保険診療枠内でルールを遵守した活用が求められる．

（今津嘉宏）

参考文献

1) 日本東洋医学会健康保険対策委員会：漢方と健康保険に関するアンケート回答のまとめ（第2回）．日本東洋医学雑誌，38(3)：47-73，1988.
2) 財団法人日本公定書協会臨：一般用漢方処方の手引き．じほう，東京，2009.
3) 倉田なおみ：Rp.レシピ，10(1)：67-69，2011.
4) 重篤副作用疾患別対応マニュアル 偽アルドステロン症　http://www.info.pmda.go.jp/
5) 学生のための漢方医学テキスト　5.服薬指導　日本東洋医学会学術教育委員会編集，p.62-63，2007.
6) Oka H, et al. : Prospective study of chemoprevention of hepatocellular carcinoma with Sho-saiko-to (TJ-9). Cancer, 76 (5) : 743-749, 1995.
7) 築山邦規，ほか：小柴胡湯による薬剤性誘起性肺炎の1例．日胸疾会誌，27(12)：1556-1561，1989.
8) 重篤副作用疾患別対応マニュアル 偽アルドステロン症　http://www.info.pmda.go.jp/
9) 国分秀也，ほか：α-グルコシダーゼ阻害薬服用後に生ずるイレウス様症状対策の薬学的研究．第6回日本病院薬学会年会講演要旨集，p475，1996.

7 在宅がん患者のセルフメディケーションと漢方薬

　地域で支える医療が進むなかで，がん患者への在宅医療も同様に広がっている．従来のがん診療は診断から治療までを一貫してがん拠点病院が行ってきた．今後は，それぞれの役割を地域で分担することを目的に，たとえば，術後の化学療法を中核病院と連携して行う形や緩和ケアを在宅支援診療所と共に行うネットワークづくりなどが行われていくこととなる．しかし，それぞれの地域で医療機関や医療従事者の数も異なるなかで，在宅医療を進めるには，地域ごとで綿密な話し合いをもちながらつくり上げていく必要がある．

　がん拠点病院に勤務する医療従事者は，地域と情報を共有することを前提に医療を行う必要がある．在宅医療を行う医療従事者は，がん診療に関する知識を身につける必要がある．がん患者は日常生活を安全に安心して暮らせる環境を得る必要がある．そのためには，医療従事者がそれぞれの環境に閉じこもることなく，双方の環境を理解し連携を取り合って情報交換をスムーズに行う必要があり，がん患者に対して住み慣れたわが家で生活できる環境づくりを応援するバックアップ体制を構築することが大切になってくる．

　がん患者ならびにその家族が生活する中心を在宅に求める場合は，医療についての問題をすべて医療機関にゆだねるのではなく，自分たちの健康は自らの手で管理する姿勢が大切になってくる．がん診療にかかわる医療の問題についてはがん専門医や薬剤師，看護師へ相談することとなるが，日常生活における健康管理については自分たちで行うことが重要となる．そのためには各家庭で自分たちのための「薬箱」を準備し，セルフメディケーションを行うことが必要となる．

1 「薬箱」をがん患者へ届ける

　がん患者は，外科手術，化学療法，放射線治療など侵襲を伴う医療を受けていることが多く，終末期医療として疼痛管理，栄養管理など多岐にわたるトータルなケアが必要となる．術後は腸閉塞になり緊急入院となったり，化学療法中には副作用による骨髄抑制，免疫力低下により感染症を併発したり，さまざまな状況に対して医療が必

要となる．事前の対処が可能な場合はよいが，急変時には在宅支援診療所では対応不能な場合もある．

　一方で日常生活で遭遇する初期救急（1次救急）で対処可能なケースも多く，時期を逸しなければ「救急車発動」までいたらない場合も多い．しかし，がん患者には「わたしは『がん』だから，特別な医療が必要だ」との思いが強く，普段なら病院へ受診することがないような病態でも地域の医療のお世話になることとなる．医療者側が事前に各症例に合わせた居宅での対応を指導，教育することにより在宅でがん患者ならびに家族で十分対応可能である．主治医，薬剤師，看護師など医療者側が起こり得る病態を事前に想定し，がん患者ならびに家族へ十分説明を行い，セルフメディケーションを想定した常備薬を設置＝「薬箱」を活用する必要がある．

　「薬箱」とは，その昔，富山の薬売りが定期的に各家庭を訪問して，それぞれの家庭に合った薬を常備薬として「薬箱」に入れておいたシステムに近いが，根本的に異なる理念に基づく．この場合の薬箱は病者を中心とした家庭単位の個別化という理念に基づくべきである．したがって，家庭医あるいは在宅医療担当医の指導と薬剤師による適正化及び管理が重要となる（実際にがん治療に活用する「薬箱」は，配置薬ではなく，もうひと工夫必要となる）．最近ではドラッグストアが多く，場合によっては24時間対応することもあるため，このシステムは見受けられなくなってきた．しかし，今回の震災では医療機関自体が津波で被害に遭い，医療を受けることすらできなくなってしまった局面で，各家庭に最低限の薬品が常備されていれば対応可能であった疾患も多かったと予想される．同様に，在宅医療を下支えし，普及させるためには，安全管理の側面からも「医療の場」の最小単位である家庭において初期救急ができる環境整備が必要とされ，新たな理念に基づく「薬箱」の工夫が求められる．

2　がん患者家族との連携について

　在宅医療を提供する医療チームとがん患者家族との連携が，これからの在宅医療にもっとも重要とされる．おもにがん患者を支えるのは家族であり，在宅医療スタッフは援護者である．がん患者家族とうまくコミュニケーションをとって医療を進めていく必要がある．

　がん患者の体調の変化をいち早く感じるのは家族であり，食事摂取量の変化や夜間の様子など，多くの情報をもっている．この情報を効率よく在宅医療スタッフへ伝達するためには，ルールづくりが必要となる．どんな情報が必要なのかを事前によく説明をしておくことが重要である．

　一般病棟でも経験する急な発熱や不眠，便通障害などに対しては，すぐに医療機関を受診するのではなく，自宅で対応できる環境整備が必要である．医師，薬剤師，看

護師などの医療従事者とよく相談のうえ，薬箱に常備薬を整え，常日頃から緊急の場合に備えておくことが重要となる．東北大震災のような自然災害が今後いつ発生するか予測できないなかで，自らの健康を自らの手で守るセルフメディケーションは，がん患者およびその家族にとっても大切なことである．在宅医療では，常備薬の活用を念頭に置いた取り組みをすることにより，在宅医療スタッフが夜間呼び出される機会を減らし，医療資源を有効に活用することにつながり医療経済学的にも有効で，緊急時への安全管理としても重要な働きをする．

3 「薬箱」にはなにを入れるのか？

　がん患者必携ガイドブック（http://ganjoho.jp/）がつくられ，がんになったらどんな情報が必要かが，全国的に整備されてきている．そこで，家庭において必要とされる常備薬は家族構成によっても異なるが，がん患者にとって必要なものは，そのとき受けているがん治療と併用しても弊害がない薬剤でなければならない．さらに安価で管理がしやすいものでなければならない．

　がん治療と併用することを考えると，漢方薬の重要性がきわ立つ．外科手術，化学療法，放射線療法といった侵襲を伴うがん治療においてエビデンスに基づいた情報があり，安全に使用することができる．疼痛管理，栄養管理といった緩和ケアにおいても同様である．家庭の医療においては症状に対する治療薬としてすでに多くの経験をもち，医療用医薬品と同じ生産ラインで製造された製薬会社が提供するOTC医薬品としての漢方薬が多く活用されている．

　医薬用医薬品とOTC医薬品は販売ルートが異なってはいるが，同じ製薬会社が製造した同種同名の漢方薬の多くは，薬剤としては同じであり，しっかりとしたレギュレーションコントロールがされている．このことより医薬用医薬品としての漢方薬を製造している製薬会社が販売しているOTC医薬品としての漢方薬であれば，医療における文献的情報やエビデンスをもとにがん患者の家庭での医療へも安心して活用することができる．

　これまで各家庭に設置されている薬箱は，富山の薬売りのように各都道府県で決められた種類の薬品を設置するという「設置薬」であった．今後のがん診療に活用する薬箱に設置する「常備薬」は，各がん患者の状態に合わせ，医師，薬剤師，看護師が連携を取って選定した品揃えになる．

■感冒薬

　漢方薬というと徐々に効果が現れマイルドというイメージがある．実際にはインフルエンザなどの感染症に対する漢方治療は，速効性と有効性[1]がある．漢方医学の基

礎となる『傷寒論』は急性疾患の治療について記載された書物であった．がん患者が感冒に罹患した場合の対応策について日常生活を含めてまとめる．

● かぜに罹患した場合の食事，入浴など日常生活の指導について，漢方医学では「体を冷やさない」ことを基本に行う．

- 体を冷やさないように心がける．主婦の場合は冷たい水で炊事を行うことも避ける．食事は胃腸から体を温めるように，お粥などを選ぶ．具材としてはネギ，生姜などを使い，香辛料，発酵食品，油の多い物，肉類を控えるようにする．入浴はせず厚着をして早めに就寝するよう勧める．汗が出始めたら何度も下着を替えて体が汗で冷えないように心がける．

● かぜの季節にがん患者の免疫を賦活化する目的で，補中益気湯を投与する．

- 化学療法などのがん治療を受けているがん患者に対するインフルエンザワクチン予防接種はタイミングが難しい．そこで抗体産生増強作用を有する補中益気湯をかぜの季節に内服を開始する[2,3]．
- インフルエンザワクチンによるH3N2抗体産生増強作用は，麻黄附子細辛湯で認められている[4]．

● インフルエンザ感染時は，オセルタミビル（タミフル）の代わりに麻黄湯を投与する．

- 38℃以上のインフルエンザ様症状をもつ0～13歳の患者60名において解熱までの期間が，オセルタミビル単独24時間，オセルタミビル＋麻黄湯 18時間，麻黄湯単独 15時間と有意に麻黄湯単独投与群が短く，免疫状態が低下したがん患者においては麻黄湯を選択する[5,6]．

● かぜに罹患した場合は，総合感冒薬ではなく麻黄附子細辛湯を投与する．

- かぜ症状が出現してしまった状態で治療を開始する場合は，発熱，咽頭痛・違和感，咳，痰などの症状消失期間が有意に短縮できる[7]．

● 2次感染として起こる細菌感染について，補中益気湯が細菌感染率を下げる．この場合，ニューキノロン系抗菌薬レボフロキサシン（クラビット®）と補中益気湯，六君子湯，十全大補湯の併用は，薬物動態に影響を与えない．

- 救急外来に受診した患者へ補中益気湯を投与するとMRSAの保菌，感染症が抑制されたことから，ストレス後の免疫低下状態における細菌感染を予防することが期待できる[8,9,10]．
- 漢方薬は腸内細菌叢へ影響をおよぼすことが知られている．細菌感染に対する抗生物質投与との併用においても漢方薬を安心して使用することができる[11]．

■ 急な痛み

がん患者に対するペインコントロールは，多くの施設でWHOの「がんの痛みからの解放——WHO方式がん疼痛治療法——第2版（1996年）」により行われている．しかし，がんに関連する痛みではなく，日常的に経験する疼痛は，こむら返りや，腰

痛である.

- **●肝硬変患者に対するこむら返りには,芍薬甘草湯が有効である.**
  - 臨床的には,肝硬変患者以外においても頻用される.運動(ゴルフなど)時の筋けいれんに対して速効性を有する.しかし,芍薬甘草湯に含まれる甘草による偽アルドステロン症の発生に注意して使用する[12].
- **●いわゆるぎっくり腰に対して筋緊張を目標として対症療法的な臨床使用が可能である.**
  - 湿布剤や硬膜外ブロックなどとともに1つの選択肢となる[13].

■化膿に

まだ,抗菌薬が発見されていなかった時代に漢方薬は抗菌薬の代わりに使用されていた.抗菌薬に抗炎症薬を加えたものと考え,多剤併用するのではなく,漢方薬一剤で治療が行える点が優れている.

- **●麦粒腫に対して排膿散及湯は,抗菌薬点眼およびステロイド点眼との併用で自覚症状の改善を促進する.**
  - 排膿散及湯には,多能性幹細胞の増加,分化ならびにG-CSFの活性を誘導し,好中球減少の抑制作用があると考えられている[14]
  - 臨床報告では,副鼻腔炎[15],肛門周囲膿瘍[16]などにも用いられている.

■いわゆる胃薬

漢方薬には,多くの胃薬がある.人参湯類,参耆剤,柴胡剤,利水剤と症状に合わせて選択することとなる.速効性を期待する場合や慢性的な症状を改善する目的など,用途に合わせることができる.

- **●いわゆる胃の調子が悪いときに,六君子湯や半夏瀉心湯を用いる.**
  - 六君子湯と半夏瀉心湯については,これまでの研究で多くのエビデンスが構築されている.六君子湯についてはグレリンを介した作用機序も解明されてきており,西洋薬と同じような使用方法が可能となってきている[17].急性胃炎,慢性胃炎の急性増悪に対して症状と内視鏡所見の改善を認めている[18〜24].
  - 周術期の悪心,嘔吐に対しても六君子湯は有用である[25].

■便通障害

下痢や便秘には,さまざまな漢方薬の選択肢がある.便秘の場合は,大黄,芒硝などの下剤が含まれた処方を選択する場合と山椒などの腸管蠕動亢進作用を有する生薬が含まれた処方を選択する場合がある.下痢の場合は,芍薬,生姜を含む処方を選択するなど,多くの選択肢がある.

- ●桂枝加芍薬湯は，下痢にも便秘にも有効である．
  - 下痢と便秘のどちらの病態にも使用することができる桂枝加芍薬湯は家庭内常備薬にふさわしい薬剤である[26, 27]．
- ●便秘には大黄甘草湯を用いる．
  - 大黄単剤で用いるよりも作用がマイルドで，投与量を軽減できる利点がある．徐々に下剤の量が増えてしまうような症例では，西洋薬と併用すると投与量が加減できる[28〜30]．

　がん治療は，これまでのがん拠点病院への通院と入院による治療から地域の中核病院，在宅支援診療所との連携による地域のネットワークでつくり上げていく方向にある．医療に頼らず，がん患者ならびに家族が自らの健康を守るためにはOTC医薬品としての漢方薬を活用し，子どもから高齢者にいたるまで，すべての年齢層に安全で安心して健康管理ができるように「薬箱」を活用することが求められる．地域の協力によりがん患者が地域で生活できる環境を確実に整えていけるよう心から願う．

（今津嘉宏／鈴木順子）

参考文献

1) Kubo T, et al. : Antipyretic effect of Mao-to, a Japanese herbal medicine, for treatment of type A infuluenza infection in children. Phytomedicine, 14 : 96-101, 2007.
2) Hamazaki K, et al. : No effect of a traditional Chinese medicine, Hochu-ekki-to, on antibody titer after influenza vaccination in man : a randomized, placebo-controlled, double-blind trial. Phytomedicine, 14 : 11-14, 2007.
3) Takagi, et al. : Antibody response of Kampo-hozai after infuluenza B immunization in old mice. The Japanese Society for Vaccinology, 6 : 72, 2002
4) 岩崎　鋼，ほか：麻黄附子細辛湯が高齢者におけるインフルエンザワクチン接種に及ぼす影響．漢方と免疫・アレルギー 17 : 97-103, 2004.
5) Kubo T, et al. : Antipyretic effect of Mao-to, a Japanese herbal medicine, for treatment of type A influenza infection in children. Phytomedicine, 14 : 96-101, 2007.
6) 黒木春郎，ほか：インフルエンザに対する洋漢統合医療の検討—第3報—．漢方と免疫・アレルギー，19 : 17-25, 2006.
7) 本間行彦，ほか：かぜ症候群に対する麻黄附子細辛湯の有用性—封筒法による比較試験—．日本東洋医学雑誌，47 : 245-252, 1996.
8) 関　知子，ほか：補中益気湯のMRSA定着・感染予防効果の検討．漢方医薬学雑誌，23 : 196-197, 1999.
9) 植田俊夫，ほか：補中益気湯（TJ-41）のMRSA保菌抑制効果の検討：第一報．Progress in Medicine, 19 : 1000-1003, 1999.
10) 鈴木淳一，ほか：Immuno-compromised host に対する補中益気湯の免疫栄養改善効果—MRSA 対策をめざして—．Progress in Medicine, 22 : 1362-1363, 2002.
11) Hasegawa T, et al. : ffects of traditional Chinese medicines on pharmacokinetics of levofloxacin. Antimicrobial Agents and Chemotherapy, 39 : 2135-2137, 1995.
12) 熊田　卓，ほか：TJ-68 ツムラ芍薬甘草湯の筋痙攣（肝硬変に伴うもの）に対するプラセボ対照二重盲検群間比較試験．臨床医薬，15 : 499-523, 1999.
13) 玉川　進，ほか：腰痛症に対する芍薬甘草湯と五積散の効果．痛みと漢方，7 : 83-85, 1997.

14) 高間直彦, ほか：内麦粒腫に対する排膿散及湯の有効性. 眼科臨床医報, 100：9-11, 2006.
15) 八重樫弘信, ほか：副鼻腔気管支症候群に対するエリスロマイシン療法に排膿散及湯の併用が有効だった1例, 日本呼吸器学会第50回, 48（増刊）:1343-3490, 2009.
16) 川原央好, ほか：乳児期早期に発症した肛門周囲膿瘍に対する排膿散及湯による治療経験（会議録）. 日本小児外科学会雑誌, 46(1)：142-143, 2010.
17) 太田康幸：急性胃炎および慢性胃炎の急性増悪）に対する医療用漢方製剤の多施設臨床評価－gefarnate を対照薬とした比較試験－. 診断と治療. 78：2935-46, 1990.
18) 三好秋馬, ほか：胃炎（急性胃炎および慢性胃炎の急性増悪期）に対する TJ-43 ツムラ六君子湯の臨床評価－水溶性アズレン配合剤を対照薬とした多施設比較試験－. 診断と治療, 79：789-810, 1991.
19) 竹本忠良, ほか：上腹部愁訴を有する胃炎に対する TJ-43 ツムラ六君子湯の臨床的有用性の検討－セトラキサートを対照薬とした多施設比較試験－. 消化器科, 12：223-234, 1990.
20) 小松崎修：上腹部不定愁訴に対するツムラ六君子湯の臨床効果－対照薬との比較とくに薬剤投与前後における内視鏡像および胃粘膜生検組織像の検討を中心に－. 漢方医薬学雑誌, 17：120-131, 1993.
21) Tatsuta M, et al.：Effect of treatment with Liu-Jun-Zi-Tang (TJ-43) on gastric emptying and gastrointestinal symptoms in dyspeptic patients. Alimentary Pharmacology & Therapeutics, 7：459-462, 1993.
22) 三好秋馬, ほか：慢性胃炎などの不定の消化器愁訴に対するTJ-43 ツムラ六君子湯の臨床評価－cisapride を対照薬とした多施設比較試験－. Progress in Medicine, 11：1605-1631, 1991.
23) 山口武人, ほか：胃食道逆流症に対する六君子湯の有用性. Medical Science Digest, 33：748-752, 2007.
24) 原澤 茂, ほか：運動不全型の上腹部愁訴（dysmotility-like dyspepsia）に対するTJ-43 六君子湯の多施設共同市販後臨床試験－二重盲検群間比較法による検討－. 医学のあゆみ, 187：207-229, 1998.
25) 奥野聡子, ほか：臨床経験 術後悪心・嘔吐（PONV）に対する六君子湯による予防的治療. 麻酔, 57：1502-1509, 2008.
26) 石井 史, ほか：過敏性腸症候群に対するTJ-10柴胡桂枝湯とTJ-60桂枝加芍薬湯の治療効果の比較ならびに潰瘍性大腸炎に対する TJ-114柴苓湯の治療効果の検討. Progress in Medicine, 13：2893-2900, 1993.
27) 佐々木大輔, ほか：過敏性腸症候群に対する桂枝加芍薬湯の臨床効果－多施設共同無作為割付群間比較臨床試験－. 臨牀と研究, 75：1136-1152, 1998.
28) 三好秋馬, ほか：新たな判定基準によるツムラ大黄甘草湯エキス顆粒（医療用）（TJ-84）の便秘症に対する臨床効果. 消化器科, 22：314-328, 1996.
29) 三好秋馬, ほか：ツムラ大黄甘草湯エキス顆粒（医療用）（TJ-84）の二重盲検法による便秘症に対する臨床効果. 消化器科, 18：299-312, 1994.
30) 原澤 茂, ほか：便秘症に対する漢方治療の再評価 大黄甘草湯（TJ-84）の有用性. 消化器癌, 6：271-277, 1996.

あとがき
―がん漢方と医療連携―

　2007年6月，がん対策推進基本計画において，がん診療連携拠点病院は5大がん（肺がん・胃がん・肝臓がん・大腸がん・乳がん）について地域連携クリティカルパス（以下，パス）の整備が義務付けられた．これまで診療情報提供書などを活用し，医師は患者情報を双方向に共有してきたなかで，病病連携を図る重要性を十分理解してきた．しかし，医師とともにパスを活用する歯科医師，薬剤師，看護師，管理栄養士など，医療を支えるさまざまな職種，さらに介護・福祉分野との連携および情報の共有化については，課題の1つである．

　また，がん診療連携拠点病院と在宅療養支援診療所がパスを有効に活用するためには，在宅療養支援診療所の医療スタッフも，がん治療に関する知識を十分に理解し，情報を把握する必要があるだろう．一方で，がん診療連携拠点病院からの情報提供のあり方についても工夫が必要であろう．

　地域完結型医療を目指すために在宅療養支援診療所が担う重要な役割は，①インフルエンザなどに対する感染制御および管理，②社会的ストレスに伴う精神的サポート，③がん患者のみならず家族を支える医療の提供，そして，④術後の体調管理および化学療法による副作用への対応などがあげられる．これらの使命を果たすために，各々のフェーズで漢方薬を適切に処方することは，医師にとって大きな武器となるだろう．

　さらに，処方薬に留まらず，さまざまなシーンで家族が対応できるよう，家庭内に「薬箱」を設置し，常備薬として漢方薬の使い方を指導してほしい．在宅でがん治療を継続している間でも，日常生活においてはさまざまな疾患に罹患する可能性がある．医療機関での診療を必要としない程度のかぜ，軽い胃腸障害に対して，常備している漢方薬で対処することにより，過剰な医療資材の使用は軽減し，医療機関へ同行する家族の負担も軽減されるであろう．「薬箱」を各家庭に設置することにより，患者あるいは家族自らが，病気に対応する医療システムの構築を期待したい．そのためには在宅療養支援診療所の医師の指導のみならず，歯科医師，薬剤師，看護師など地域医療スタッフのチームワークが重要な鍵となるだろう．

　今後のがん診療において，漢方医学的手法，そして安心・安全な漢方薬を取り入れ，基幹病院と在宅療養支援診療所が，それぞれの役割を十分に果たすための一助として本書が少しでもお役に立てば，編者にとって望外の喜びである．そして「がん漢方」の実践により，医療，介護，福祉領域における各職種の特殊性を生かした活動が，医療連携の場に構築するきっかけになることを期待する．

北里大学薬学部
今津嘉宏

漢方薬索引

▶ あ行

安中散（アンチュウサン） ……………… 50
茵蔯蒿湯（インチンコウトウ） …………… 12
茵蔯五苓散（インチンゴレイサン） …… 12, 55
温経湯（ウンケイトウ） …………………… 46
温清飲（ウンセイイン） …………………… 45
越婢加朮湯（エッピカジュツトウ） ……… 84
黄耆（オウギ） ……………………… 46, 159
黄耆建中湯（オウギケンチュウトウ） …… 128
黄連（オウレン） ………………………… 161
黄連解毒湯（オウレンゲドクトウ） …… 45, 55

▶ か行

葛根湯（カッコントウ） ………………… 31, 33
加味帰脾湯（カミキヒトウ） …………… 12, 159
加味逍遙散（カミショウヨウサン）
　　　　　　　　………… 12, 34, 46, 47, 84, 160
甘草（カンゾウ） ……… 9, 45, 50, 106, 160, 179, 180
枳実（キジツ） …………………………… 45
帰脾湯（キヒトウ） ……………………… 12
荊芥連翹湯（ケイガイレンギョウトウ） … 45
桂枝（ケイシ） …………………………… 160
桂枝加竜骨牡蛎湯（ケイシカリュウコツボレイトウ）
　　　　　　　　………………………………… 16
桂枝茯苓丸（ケイシブクリョウガン）
　　　　　　　　………… 12, 31, 34, 46, 47, 161
桂皮（ケイヒ） ……………………… 43, 82
建中湯類（ケンチュウトウルイ） ……… 128
膠飴（コウイ） …………………………… 181
黄香（コウカ） …………………………… 82
紅花（コウカ） …………………………… 161
香蘇散（コウソサン） …………… 157, 158
香附子（コウブシ） ……………………… 45
五積散（ゴシャクサン） ………………… 47
牛車腎気丸（ゴシャジンキガン）
　　　　　　　　………… 18, 20, 31, 32, 33, 34,
　　　　　　　　……………… 35, 50, 92, 108, 144
呉茱萸湯（ゴシュユトウ） …………… 13, 50, 56
五苓散（ゴレイサン） ……… 12, 88, 140, 144, 150

▶ さ行

柴陥湯（サイカントウ） …………………… 45
柴胡（サイコ） ……………… 13, 45, 159, 160
柴胡加竜骨牡蛎湯（サイコカリュウコツボレイトウ）
　　　　　　　　………………… 45, 160, 163
柴胡桂枝乾姜湯（サイコケイシカンキョウトウ）
　　　　　　　　……………………… 45, 160
柴胡桂枝湯（サイコケイシトウ） ……… 45
柴胡剤（サイコザイ） ………… 14, 159, 162
柴胡清肝湯（サイコセイカントウ） …… 45
柴朴湯（サイボクトウ） ……………… 12, 50
柴苓湯（サイレイトウ） ……… 12, 86, 90, 144
三黄瀉心湯（サンオウシャシントウ） … 45
山梔子（サンシシ） ……………………… 159
酸棗仁湯（サンソウニントウ） ……… 12, 56
地黄（ジオウ） …………………………… 46
四逆散（シギャクサン） ………………… 50
四君子湯（シクンシトウ）
　　　　　　　　………… 10, 45, 47, 55, 128, 159
柿蒂湯（シテイトウ） …………………… 56
四物湯（シモツトウ） ……………… 10, 46, 84
芍薬（シャクヤク） ……………… 106, 160, 161
芍薬甘草湯（シャクヤクカンゾウトウ）
　　　　　　　　………………… 56, 104, 144
潤腸湯（ジュンチョウトウ） …………… 144
十全大補湯（ジュウゼンダイホトウ）
　　　　　　　　………… 10, 33, 46, 47, 50, 56, 76, 82, 87,
　　　　　　　　………… 88, 113, 130, 134, 138, 145, 149
生姜（ショウキョウ） …………………… 45
小建中湯（ショウケンチュウトウ） …… 12, 128, 180
小柴胡湯（ショウサイコトウ） ……… 12, 33, 45, 50, 76
小青竜湯（ショウセイリュウトウ） …… 50
升麻（ショウマ） ………………………… 159
真武湯（シンブトウ） …………………… 12
清上防風湯（セイジョウボウフウトウ） … 45
蒼朮（ソウジュツ） ………………… 158, 160

194

▶ た行

大黄（ダイオウ）……………9, 160, 161, 179, 181
大黄牡丹皮湯（ダイオウボタンピトウ）……46, 161
大建中湯（ダイケンチュウトウ）
　　　　　　　　……17, 50, 71, 73, 128, 144
大柴胡湯（ダイサイコトウ）…………………50
大棗（タイソウ）……………………45, 161
沢瀉（タクシャ）……………………………47
竹茹温胆湯（チクジョウンタントウ）……12, 45
釣藤鈎（チョウトウコウ）…………………160
猪苓（チョレイ）……………………………47
猪苓湯（チョレイトウ）……………………144
陳皮（チンピ）………………………45, 159
通導散（ツウドウサン）………………46, 161
桃核承気湯（トウカクジョウキトウ）
　　　　　　　　　　　　………31, 46, 161
当帰（トウキ）………13, 47, 159, 160, 161
当帰芍薬散（トウキシャクヤクサン）
　　　　　　　　………12, 31, 46, 47, 161
桃仁（トウニン）……………………………161

▶ な行

二陳湯（ニチントウ）………………12, 55
女神散（ニョシンサン）……………………45
人参（ニンジン）……………………………45
人参湯（ニンジントウ）…………128, 145, 159
人参養栄湯（ニンジンヨウエイトウ）
　　　　　　　　………33, 46, 47, 84, 118, 134

▶ は行

白朮（ハクジュツ）…………………………45
麦門冬湯（バクモンドウトウ）…………34, 139
半夏（ハンゲ）………………45, 157, 159
半夏厚朴湯（ハンゲコウボクトウ）
　　　　　　　　………12, 55, 56, 138, 157
半夏瀉心湯（ハンゲシャシントウ）
　　　…18, 21, 23, 45, 50, 55, 84, 97, 139, 140
茯苓（ブクリョウ）………………45, 47, 160

茯苓飲（ブクリョウイン）……………55, 128
茯苓飲合半夏厚朴湯
（ブクリョウインゴウハンゲコウボクトウ）……157, 163
附子（ブシ）……………………9, 13, 179
防已（ボウイ）………………………………9
芒硝（ボウショウ）………………………9, 179
防風通聖散（ボウフウツウショウサン）……47
牡丹皮（ボタンピ）…………………………161
補中益気湯（ホチュウエッキトウ）
　　　　………32, 35, 44, 47, 50, 64, 66, 76,
　　　　　　　101, 127, 129, 134, 145, 159
牡蠣（ボレイ）……………………………160

▶ ま行

麻黄（マオウ）…………………9, 179, 180
木香（モッコウ）……………………………45

▶ や行

抑肝散（ヨクカンサン）
　　　　………12, 45, 56, 144, 145, 149, 160
抑肝散加陳皮半夏（ヨクカンサンカチンピハンゲ）
　　　　　　　　　　　　　　…………163

▶ ら行

六君子湯（リックンシトウ）
　　　　………10, 12, 18, 44, 47, 50, 55,
　　　　　　　88, 128, 144, 149, 159,
立効散（リッコウサン）………………144, 150
竜胆瀉肝湯（リュウタンシャカントウ）………12

事項索引

▶ 数字・欧文

- 5-FU ··················· 81, 96
- CAM ····················· 165
- CARS ····················· 62
- CDDP ····················· 86
- CPT-11 ···················· 96
- IFN-γ ····················· 64
- IL-18 ····················· 64
- NSAIDs ··················· 32
- RCT ······················· 7
- SIRS ····················· 60
- SNRI ···················· 153
- SSRI ···················· 153
- TNF-α ···················· 64

▶ あ行

- アイスボール ············· 146
- アカルボース ·············· 50
- 悪液質 ···················· 10
- アストフィリン ············ 50
- アドヒアランス ············ 51
- イリノテカン ·········· 16, 96
- イレウス ·················· 71
- 陰虚証 ···················· 81
- インターフェロン製剤 ······ 50
- 陰陽 ······················· 8
- 栄養管理 ················· 124
- エトポシド ················ 96
- エルロチニブ ·············· 96
- 黄疸 ······················ 12
- 嘔吐 ·················· 55, 88
- オキサリプラチン ······ 16, 91
- 瘀血 ············· 31, 44, 46, 161
- 悪心 ······················ 88
- 温熱薬 ···················· 81

▶ か行

- カペシタビン ·············· 81
- カルシウム ··············· 181
- カルボプラチン ········ 86, 87

- 癌証 ······················ 27
- 寒熱 ······················· 8
- 緩和 ················ 9, 135, 165
- がん性腹膜炎 ·············· 33
- 気鬱 ·················· 43, 45
- 気逆 ·················· 43, 45
- 気虚 ············· 41, 44, 127, 136
- 気血水 ················· 8, 38
- 気血両虚 ··················· 9
- 気剤 ·················· 13, 157
- 吃逆 ······················ 56
- 虚実 ······················· 8
- 駆瘀血剤 ··············· 31, 112
- 薬箱 ····················· 185
- グリチルリチン ······· 19, 50, 106
- グレリン分泌 ·············· 11
- 血虚 ··············· 43, 46, 136
- ゲフィチニブ ·············· 96
- 下痢 ················ 21, 54, 96
- 倦怠感 ··················· 142
- 口渇 ······················ 55
- 口腔乾燥 ·················· 34
- 口内炎 ················ 22, 55
- 更年期様症状 ·············· 34
- 呼吸不全 ·················· 33
- 五臓 ······················· 8

▶ さ行

- 在宅 ····················· 185
- 坐剤 ····················· 146
- サプリメント ············· 174
- 三大補剤 ·················· 28
- ジゴキシン ················ 50
- シスプラチン ········ 86, 88, 96
- しゃっくり ················ 56
- 手術侵襲 ·················· 60
- 術後 ·················· 71, 76
- 術前投与 ·················· 60
- 消化器症状 ··········· 142, 144
- 傷寒論 ···················· 28
- 食思不振 ············ 18, 55, 88

参考剤	28, 127	表裏	8
腎虚	32	ピリミジン拮抗薬	81
神経障害性疼痛	104	不眠	56
水毒	44, 47	フルオロウラシル系薬剤	81
精神症状	142, 145, 156	プレビオティクス	8
西洋薬	49	プロバイオティクス	8
セルフメディケーション	185	分子標的薬	91
ゼローダ®	81	ペオニフロリン	106
セロトニン 3, 4 型受容体	71	便秘対策	54
川芎	47, 160, 161	補完代替医療	165
全身倦怠感	55, 145	補気剤	9
全身性炎症性反応症候群	60	補血剤	9
せん妄	56	補剤	13, 28, 47, 112
		補腎剤	32

▶ た行

代償性抗炎症反応症候群	62
帯状疱疹後神経痛	33
タキサン系薬	103
タンニン	181
ティーエスワン®	81
低栄養状態	126
テオフィリン	50
湯液	178
疼痛	53, 142, 143
投与量	178
ドセタキセル	103

▶ ま行

末梢神経障害	20, 91, 104
脈診	40
無作為比較試験	7
メタ解析	7
メトトレキサート	96

▶ や行

ユーエフティ®	81
抑うつ	32

▶ な行

ニカルジピン	50
二重盲検	7
ニフェジピン	50
ニューキノロン系抗菌薬	50

▶ ら行

理気剤	13, 112
利水剤	47, 112
リンゴ酸ナトリウム	87
冷凍綿棒	147
六病位	8

▶ は行

排便	54
嘔気	55
パクリタキセル	103
白金錯化物	86
脾肺	81

▶ わ行

和剤	112

■ 監修者・編者紹介

北島政樹 MASAKI Kitajima

1966年	慶應義塾大学医学部卒業（45回生）
1975年	Harvard Medical School & Massachusetts General Hospital 外科フェローとして2年間留学
1989年	杏林大学第一外科 教授
1991年	慶應義塾大学外科学教室 教授
1995年	慶應義塾大学病院 副院長
1999年	慶應義塾大学病院 病院長
2001年	慶應義塾大学医学部 医学部長
2009年	国際医療福祉大学三田病院がん治療研究センター長
	国際医療福祉大学 学長

今津嘉宏 YOSHIHIRO Imazu

1988年	藤田保健衛生大学医学部卒業
1988年	慶應義塾大学医学部外科学教室 助手
1989年	国民健康保険組合南多摩病院外科 医員
1990年	国立霞ヶ浦病院外科 医員
1991年	慶應義塾大学医学部外科 助手
1994年	恩賜財団東京都済生会中央病院外科 医員
2002年	恩賜財団東京都済生会中央病院外科 副医長
2009年	慶應義塾大学医学部漢方医学センター 助教
2011年	北里大学薬学部 非常勤講師

がん漢方

Ⓒ 2012

定価（本体3,000円＋税）

2012年 8 月10日　1版1刷
2016年 8 月 1 日　4刷

監修者　北島政樹
編　者　今津嘉宏
発行者　株式会社　南山堂
　　　　代表者　鈴木　肇

〒113-0034　東京都文京区湯島4丁目1-11
TEL 編集(03)5689-7850・営業(03)5689-7855
振替口座　00110-5-6338

ISBN 978-4-525-42581-4　　Printed in Japan

本書を無断で複写複製することは，著作者および出版社の権利の侵害となります．
JCOPY ＜(社)出版者著作権管理機構 委託出版物＞
本書の無断複写は著作権法上での例外を除き禁じられています．複写される場合は，そのつど事前に，(社)出版者著作権管理機構(電話 03-3513-6969, FAX 03-3513-6979, e-mail: info@jcopy.or.jp)の許諾を得てください．

スキャン，デジタルデータ化などの複製行為を無断で行うことは，著作権法上での限られた例外（私的使用のための複製など）を除き禁じられています．業務目的での複製行為は使用範囲が内部的であっても違法となり，また私的使用のためであっても代行業者等の第三者に依頼して複製行為を行うことは違法となります．